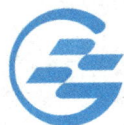

全国中医药行业高等职业教育"十二五"规划教材

药事管理与法规

（供中药、中药鉴定与质量检测技术、现代中药技术、药学专业用）

主　编　万仁甫（浙江医药高等专科学校）

副主编　俞双燕（江西中医药大学）

　　　　张琳琳（山东中医药高等专科学校）

　　　　查道成（南阳医学高等专科学校）

编　委　（以姓氏笔画为序）

　　　　王立青（重庆三峡医药高等专科学校）

　　　　王红芳（河北中医学院）

　　　　王克荣（北京卫生职业学院）

　　　　张立婷（辽宁医药职业学院）

　　　　茅鸯对（浙江医药高等专科学校）

　　　　倪晓莉（浙江医学高等专科学校）

中国中医药出版社

·北京·

图书在版编目（CIP）数据

药事管理与法规/万仁甫主编 . —北京：中国中医药出版社，2015.7（2019.1重印）

全国中医药行业高等职业教育"十二五"规划教材

ISBN 978 – 7 – 5132 – 2544 – 1

Ⅰ . ①药…　Ⅱ . ①万…　Ⅲ . ①药政管理 – 高等职业教育 – 教材　②药事法规 – 高等职业教育 – 教材　Ⅳ . ①R95

中国版本图书馆 CIP 数据核字（2015）第 116686 号

中 国 中 医 药 出 版 社 出 版

北京市朝阳区北三环东路 28 号易亨大厦 16 层

邮政编码　100013

传真　010 64405750

廊坊市晶艺印务有限公司印刷

各地新华书店经销

*

开本 787 × 1092　1/16　印张 23.25　字数 530 千字

2015 年 7 月第 1 版　2019 年 1 月第 4 次印刷

书　号　ISBN 978 – 7 – 5132 – 2544 – 1

*

定价　68.00 元

网址　www.cptcm.com

全国中医药职业教育教学指导委员会

张美林（成都中医药大学附属针灸学校党委书记、副校长）

张登山（邢台医学高等专科学校教授）

张震云（山西药科职业学院副院长）

陈　燕（湖南中医药大学护理学院院长）

陈玉奇（沈阳市中医药学校校长）

陈令轩（国家中医药管理局人事教育司综合协调处副主任科员）

周忠民（渭南职业技术学院党委副书记）

胡志方（江西中医药高等专科学校校长）

徐家正（海口市中医药学校校长）

凌　娅（江苏康缘药业股份有限公司副董事长）

郭争鸣（湖南中医药高等专科学校校长）

郭桂明（北京中医医院药学部主任）

唐家奇（湛江中医学校校长、党委书记）

曹世奎（长春中医药大学职业技术学院院长）

龚晋文（山西职工医学院/山西省中医学校党委副书记）

董维春（北京卫生职业学院党委书记、副院长）

谭　工（重庆三峡医药高等专科学校副校长）

潘年松（遵义医药高等专科学校副校长）

秘书长　周景玉（国家中医药管理局人事教育司综合协调处副处长）

前　言

中医药职业教育是我国现代职业教育体系的重要组成部分，肩负着培养中医药多样化人才、传承中医药技术技能、促进中医药就业创业的重要职责。教育要发展，教材是根本，在人才培养上具有举足轻重的作用。为贯彻落实习近平总书记关于加快发展现代职业教育的重要指示精神和《国家中长期教育改革和发展规划纲要（2010—2020 年）》，国家中医药管理局教材办公室、全国中医药职业教育教学指导委员会紧密结合中医药职业教育特点，充分发挥中医药高等职业教育的引领作用，满足中医药事业发展对于高素质技术技能中医药人才的需求，突出中医药高等职业教育的特色，组织完成了"全国中医药行业高等职业教育'十二五'规划教材"建设工作。

作为全国唯一的中医药行业高等职业教育规划教材，本版教材按照"政府指导、学会主办、院校联办、出版社协办"的运作机制，于2013年启动了教材建设工作。通过广泛调研、全国范围遴选主编，又先后经过主编会议、编委会议、定稿会议等研究论证，在千余位编者的共同努力下，历时1年半时间，完成了84种规划教材的编写工作。

"全国中医药行业高等职业教育'十二五'规划教材"，由70余所开展中医药高等职业教育的院校及相关医院、医药企业等单位联合编写，中国中医药出版社出版，供高等职业教育院校中医、针灸推拿、中医骨伤、临床医学、护理、药学、中药、中药鉴定与质量检测技术、现代中药技术、中药制药技术、中草药栽培技术、医药营销、药品经营与管理、中医保健康复技术、康复治疗技术、医学美容技术等16个专业使用。

本套教材具有以下特点：

1. 坚持以学生为中心，强调以就业为导向、以能力为本位、以岗位需求为标准的原则，按照高素质技术技能人才的培养目标进行编写，体现"工学结合""知行合一"的人才培养模式。

2. 注重体现中医药高等职业教育的特点，以教育部新的教学指导意见为纲领，注重针对性、适用性及实用性，贴近学生、贴近岗位、贴近社会，符合中医药高等职业教育教学实际。

3. 注重强化质量意识、精品意识，从教材内容结构、知识点、规范化、标准化、编写技巧、语言文字等方面加以改革，具备"精品教材"特质。

4. 注重教材内容与教学大纲的统一，教材内容涵盖资格考试全部内容及所有考试要求的知识点，满足学生获得"双证书"及相关工作岗位需求，有利于促进学生就业。

5. 注重创新教材呈现形式，版式设计新颖、活泼，图文并茂，配有网络教学大纲指导教与学（相关内容可在中国中医药出版社网站 www.cptcm.com 下载），符合职业院校学生认知规律及特点，以利于增强学生的学习兴趣。

在"全国中医药行业高等职业教育'十二五'规划教材"的组织编写过程中，得到了国家中医药管理局的精心指导，全国高等中医药职业教育院校的大力支持，相关专家和各门教材主编、副主编及参编人员的辛勤努力，保证了教材质量，在此表示诚挚的谢意！

我们衷心希望本套规划教材能在相关课程的教学中发挥积极的作用，通过教学实践的检验不断改进和完善。敬请各教学单位、教学人员及广大学生多提宝贵意见，以便再版时予以修正，提升教材质量。

国家中医药管理局教材办公室

全国中医药职业教育教学指导委员会

中国中医药出版社

2015 年 5 月

编写说明

《药事管理与法规》是高等医药卫生院校中药、药学、中药鉴定与质量检测技术、现代中药技术等专业高职高专学生的一门专业基础课，也是医药行业特有工种职业技能鉴定、初级药师、执业药师资格考试的必考科目之一。国务院2014年6月印发的《关于加快发展现代职业教育的决定》明确指出："加快发展现代职业教育的基本原则之一就是服务需求、就业导向。服务经济社会发展和人的全面发展，推动专业设置与产业需求对接，课程内容与职业标准对接，教学过程与生产过程对接，毕业证书与职业资格证书对接，职业教育与终身学习对接。"《药事管理与法规》课程侧重于讲解药事管理法律法规、部门规章及规范性文件，具有政策性、法律性、实务性、时效性等特点。基于此，本教材在结构设置、编写体例、典型任务的选取上均力求体现高职高专教育项目化教学的需要，以接近或达到现代职业教育的要求。

本教材包括导学及药学职业认知、药品监督管理、药品辨识、药品信息管理、药品经营管理、医疗机构药事管理、药品生产管理、药品研发注册、中药管理、特殊管理药品的管理、药品知识产权保护共计十二个教学单元，着眼于高职高专中药、药学类及相关专业学生和在职人员的实际需要，力求精练实用、简洁明了，压缩传统教材繁琐的理论阐释，及时更新我国现行药品行政管理领域的主要法律法规规章以及政策动态，如《药品管理法》（2015年修正）、《药品经营质量管理规范》（2013年修订）、执业药师2015年考试大纲变化情况等。

在结构安排上，贯彻"项目导向、任务驱动"的教学理念，以项目、任务划分教学单元，以"任务情境"引导内容，以"基础知识"简介重点概念，以"相关法律法规条款"呈现法条原文，在"任务实施"中展示药事管理与法规在工作中的应用过程，以"知识拓展"引导学有余力的学生深入学习更深更广的药事管理知识与技能，以"案例分析""同步测试""技能训练"检验与强化学习效果。教材编排体系便于课堂理论教学和课外实训的实施，并有助于高职高专院校在专业建设、课程改革中的项目化教学的使用。

本教材是全国中医药行业高等职业教育"十二五"规划教材，也是《药事法规》国家精品资源共享课程的建设成果。在典型任务情境与相关法律法规条款的选取上，本教材从药厂、医药公司、药店、医院药房、药品检验、药品研发注册、药品监管的实际工作中加以遴选，贴近就业，切实体现项目化教学的需要，以任务驱动的方式，通过实际操作与演练，促进学生对药事法规的了解，掌握药事法律、法规、规章与规范，提高学生依法合规从事药学职业的意识与能力，增加就业竞争力，实现职业生涯的可持续发展。

本教材具体编写分工如下：导学、项目二药品监督管理、项目十一药品知识产权保护、附录由万仁甫编写，项目一药学职业认知、项目五药品经营管理由查道成编写，项目三药品辨识由张琳琳编写，项目四药品信息管理由王红芳编写，项目六医疗机构药事管理由倪晓莉编写，项目七药品生产管理由张立婷编写，项目八药品研发注册由茅鸯对、王克荣编写，项目九中药管理由俞双燕编写，项目十特殊管理药品的管理由王立青编写。

本书编写过程中借鉴了前人众多成果，具体详见书后参考文献，在此一并表示感谢！因编写时间较紧、编写水平有限，教材中的疏漏、谬误等不足之处在所难免，敬请同行和读者不吝赐教（联系邮箱为 53851415@ qq. com），以便再版时予以修正。

《药事管理与法规》编委会

2015 年 3 月 12 日

目 录

导 学

学习与教学目标

【学习目标】

知识目标：掌握管理、药事、药事组织、药事管理、药事法规的基本含义。熟悉管理的基本职能、全面质量管理的含义，药事组织的主要职责分工，法律、法规、规章之间的关系。了解 6S 管理法，以及行政管理、经营管理、生产管理、质量管理之间的关系。

技能目标：能够运用 PDCA 进行简单的管理。

【教学目标】

通过教学，促使学生掌握药事、管理、法规等基本概念，熟悉药事组织的基本职责，培养运用 PDCA 等基本管理技能的职业素养。

【重点难点】

重点：全面质量管理、PDCA、药事组织、法律法规与规章制度的关系。

难点：全面质量管理、PDCA、药事组织的基本职责。

任务一　药事管理

依法治国是社会主义民主政治的基本要求。"自由、平等、公正、法治"是对美好社会的生动表述，也是对社会主义核心价值观在社会层面的凝练。"国无法不治，民无法不立"，法治是治国理政的基本方式，国家通过法制建设来维护和保障公民的根本利益，是实现自由平等、公平正义的制度保证。国家全面深化改革的努力方向之一就是简政放权，力图让政府部门"法无授权不可为、法定职责必须为"，让市场主体"法无禁止皆可为"，实现"科学立法、严格执法、公正司法、全民守法"的法治目标。

一、管理

所谓管理，狭义的理解是指为保证一个单位全部业务活动而实施的一系列计划、组织、协调、控制和决策活动，英文是 manage 或 run；广义是指应用科学的手段安排组织社会活动，使其有序进行，英文是 administration 或 regulation。总体而言，管理是指通过计划、组织、领导、控制及创新等手段，结合人力、物力、财力、信息等资源，以期高效地达到组织目标的过程。简而言之，管理是由计划、组织、指挥、协调及控制等职能为要素组成的活动过程。如果从依法合规的角度来理解的话，管理是指在法律授权范围内，以符合法律或准则的决策，协调、控制一定范围内的行为活动，实现其要达到的目标。

管理职能通常分为计划（planning）、组织（organizing）、领导（leading）和控制（controlling）四项基本职能。计划是确定组织未来发展目标和实现目标的方式。组织需服从计划，并反映计划完成目标的方式。领导是运用影响力激励员工以便促进组织目标实现的过程；同时，领导也意味着创造共同的文化和价值观念，在整个组织范围内与员工沟通组织目标和鼓舞员工树立谋求卓越表现的愿望。控制是对员工的活动进行监督，判定组织是否正朝着既定目标健康地向前发展，并在必要时候及时采取矫正措施。法国管理学者法约尔最初提出把管理的基本职能分为计划、组织、指挥、协调和控制。后来，又有学者认为人员配备、领导、激励、创新等也是管理的职能。

任何一种管理活动都必须由管理主体、管理客体、组织目的、组织环境或条件四个基本要素构成。管理主体即管理者，指在一个组织中负责对人力、金融、物质和信息情报等资源进行计划、组织、领导和控制的人员，他们通过别人来完成工作，做决策、分配资源、指导他人的行为来达到工作目标。管理客体即管理对象，主要涉及人、财、物、时间、空间、信息等资源，其中作为管理对象的作业人员则是直接在某岗位或某任务中制造产品或提供服务，不负有监管他人工作的责任。管理者根据层次可分为高层、中层、基层三个不同层次；根据不同的工作领域可分为生产、市场营销、财务、人事、行政等类型。管理人员需要扮演人际关系、信息情报、决策三方面的角色，为此，必须具备概念性技能、技术性能力、人际关系技能三种主要管理技能。不同层次的管理者对这三种管理技能有不同的要求。

行政管理（administration/management）是运用国家权力对社会事务进行的一种管理活动。也可以泛指一切企业、事业单位的行政事务管理工作。行政管理根据组织类型的不同，可分为公共行政与私部门行政管理。公共行政是以政府为核心对国家和社会公共事务进行管理。私部门行政则是以企业为主的行政管理行为。

经营管理（operating and management）是对企业整个生产经营活动进行决策、计划、组织、控制、协调，并对企业成员进行激励，以实现其任务和目标的一系列工作的总称。

生产管理（production management）是对企业生产系统的设置和运行的各项管理工作的总称，又称生产控制。包括：①生产组织工作。即选择厂址，布置工厂，组织生产线，实行劳动定额和劳动组织，设置生产管理系统等。②生产计划工作。即编制生产计划、生产技术准备计划和生产作业计划等。③生产控制工作。即控制生产进度、生产库存、生产质量和生产成本等。生产管理的目的在于，做到投入少、产出多，取得最佳经济效益。生产管理的目标在于高效、低耗、灵活、准时地生产合格产品，为客户提供满意服务。

　　质量管理（quality management）是指在质量方面指挥和控制组织的协调活动。它是管理的一部分，通常包括制定质量方针，确定质量目标，进行质量策划、质量控制、质量保证和质量改进等活动。比如说，为了保证产品质量，需要对原材料、劳动工具、生产者的劳动技艺等提出相应要求。近现代质量管理的发展大体经历了质量检验、统计质量管理、全面质量管理三个阶段。

二、全面质量管理

1. 全面质量管理的概念

　　全面质量管理（Total Quality Management，TQM），是指在企业中的所有部门、所有组织、所有人员都以产品质量为核心，集合专业技术、管理技术、数理统计技术，建立一套科学、严密、高效的质量保证体系，控制生产过程中影响质量的因素，以最优质的工作、最经济的办法提供满足用户需要的产品的全部活动。这里所讲的质量，不仅指产品质量，还包括工作质量、管理体系运行的质量。如《药品生产质量管理规范》（Good Manufacturing Practice，GMP）就是一个体现全面质量管理理念的管理体系。

　　进行全面质量管理必须要做到"三全"，即①内容与方法的全面性。不仅要着眼于产品的质量，而且要注重形成产品的工作质量，注重采用多种方法和技术进行质量管理，包括科学的组织管理，各种专业技术、数理统计方法、成本分析的应用、关注售后服务等。②质量控制的全过程性。即对市场调查、研究开发、设计、生产准备、采购、生产制造、包装、检验、贮存、运输、销售、为用户服务等所有过程都进行质量管理。③参与对象的全员性。即企业全体人员包括领导人员、工程技术人员、管理人员和工人等都参加质量管理，并对产品质量负责。这也是 TQM 的三个主要特点。

　　全面质量管理是指一个组织以质量为中心，以全员参与为基础，通过顾客满意和本组织所有成员及社会受益而达到长期成功的管理途径。全面质量管理在制度上表现为质量管理规范（如 ISO 质量标准体系、GMP、GSP），在监督方面表现为质量管理规范认证（如药品 GMP 认证），在实施程序上表现为 PDCA 循环，在作业现场管理上表现为 6S 管理。

2. PDCA 循环

　　PDCA 管理循环是全面质量管理最基本的工作程序，即计划（plan）、执行（do）、检查（check）与处理（action），亦称戴明（W. E. Deming）循环。PDCA 循环工作程序的四个阶段顺序进行，组成一个大圈。每个部门、小组都有自己的 PDCA 循环，并成为企业大循环中的一环。各循环阶梯式上升，循环前进。P 阶段（Plan）的主要内容是通过市场调查、用户访问、国家计划指示等，摸清用户对产品质量的要求，确定质量政策、质量目标和质量计划等。D 阶段（Do）是实施 P 阶段所规定的内容，如根据质量标准进行产品设计、试制、试验，也包括计划执行前的人员培训。C 阶段（Check）主要是在计划执行过程中或执行之后，检查执行情况是否符合计划的预期结果。A 阶段（Action）主要是根据检查结果，采取相应的措施。这四个阶段还可分为八个步骤（见

图 1 - 1）。

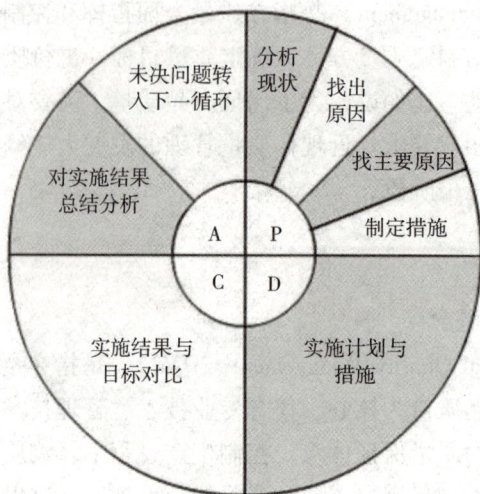

图 1 - 1　PDCA 循环

3. 6S 管理法

6S 管理法是全面质量管理的基础，源于日本，通过规范现场、现物，营造一目了然的工作环境，培养员工良好的工作习惯，其最终目的是提升人的品质。其主要作用是"现场管理规范化、日常工作部署化、物资摆放标识化、厂区管理整洁化、人员素养整齐化、安全管理常态化"。6S 包括：①整理（seiri），将工作场所的任何物品区分为有必要的和没有必要的，除了有必要的留下来，其他的都消除掉。目的是腾出空间，空间活用，防止误用，塑造清爽的工作场所。②整顿（seiton），把留下来的必要用的物品依规定位置摆放，并放置整齐加以标示。目的是使工作场所一目了然，消除寻找物品的时间；工作环境整齐，消除过多的积压物品。③清扫（seiso），清扫工作场所，保持干净、亮丽的环境。目的是稳定品质，减少工业伤害。④清洁（seiketsu），维持上面 3S 成果。⑤素养（shitsuke），使每位成员养成良好的习惯，做事遵守规则，培养积极主动的精神（也称习惯性）。目的是培养有良好习惯、遵守规则的员工，营造团队精神。⑥安全（security），重视全员安全教育，每时每刻保持安全第一观念，防患于未然。目的是建立安全生产环境，使所有的工作都建立在安全的前提下。

三、药事管理

药事是指与药品的研制、生产、流通、使用、价格、广告、信息、监督等活动有关的各种事务。药事管理（pharmacy administration）系指药事行政，即药事的治理、管理和事务的执行。药事管理包括药事公共行政和药事私部门行政管理。药事公共行政管理在我国称为药品监督管理（drug supervision）或药政管理（drug administration），是国家政府行政机关，运用管理学、经济学、法学等学科的理论与方法，依据国家政策、法律，运用法定权力，为实现国家制定的医药卫生工作的社会目标，对药事进行有效治理的管理活动。具体涉及药事管理体制的建立、药事法律法规规章制度的制定与完善、药品标准的制定、药品注册、药品生产经营的许可、药品认证、药品稽查、对违法违规行为的处罚等。药事私部门行政管理，即药事单位的管理，如药品生产企业的生产经营管理、药品经营企业的经营管理、医疗机构的药房管理。需要强调的是，尽管药品生产经营企业是经济组织，以经济效益为导向追求利润最大化，但是由于药品的特殊性，药事组织必须把药品和药品生产经营全过程的质量管理放在首位，注重社会效益。

任务二　药事组织

一、组织

作为管理的主要功能之一，组织是指有意识形成的职务结构或岗位结构。有两方面的意思：一是指组织结构；二是指建立组织结构的过程，即组织工作。

组织职能产生于人类对协作的需要。组织工作是将实现目标所必须进行的业务活动加以分类，将监督每类活动所必需的职权授予各部门的主管人员，以及规定这一单位结构中上下左右的相互配合关系。组织结构应该职责分明，要使每个人都知道应该做什么，以及谁应该对哪些后果负责；排除由于混乱和委派任务不明确而给工作造成的障碍，并为决策工作提供一个信息沟通网络，以此来反映和保证单位的目标。

西方管理学界按目标将组织类型分为公益组织（如政府机关）、工商组织（工业、商业、银行等）、互益组织（如工会）、服务组织（如学校、医院、社会机构等）。我国习惯将组织分为企业性组织、事业性组织、行政机关三大型。另外，按目标功能分为"适应、维模、整合、达标"4 个功能问题系统为特征的组织，并通过以这些功能系统组织起来的结构和机制来管理。其中，经济组织负责组织适应功能；模式维持组织以价值为中心，学校等属此类型；整合组织是以制度规范为中心，例如医院，它们是在社会的层面上提供效能而不是产生效能的组织；达标组织是政治目标组织，是以政治组织及其功能为中心，如政府机关。按满足心理需求来分类，可分正式组织和非正式组织。

二、药事组织

药品是人民生活必需品，药品安全是重大的民生问题，保障药品安全是一项复杂的社会系统工程，它既包括先进科学技术的应用，还包括法律法规制度和道德诚信的建设、企业主体责任和政府监管责任的落实、社会组织和公民个人的参与，需要构建社会共治格局。

一般来说，"药事组织"包含广义和狭义概念。狭义的药事组织，是指为了实现药学社会任务所提出的目标，经由人为分工形成的各种形式的组织机构的总称；广义的药事组织，是指以实现药学社会任务为共同目标的人们的集合体。药事组织的社会任务可分解为研制新药，生产供应药品，合理用药，药品管理，培养药学专业人员、管理人员和企业家，组织药学力量共 6 大方面。

（一）药品监督管理组织

药品监督管理机构的主要功能作用，是以法律授予的权力，对药品运行全过程的质量进行严格监督，保证向社会提供的药品是合格的，并依法处理违反药品管理法律、法规和规章的行为。

构建企业自律、政府监管、社会协同、公众参与、法治保障的药品安全社会共治格局，是药事管理的必经之途。目前我国涉及药事管理的部门较多，具体分工情况如表1-1所示。

表1-1　我国药事管理部门分工表

部门	相关职责
药品监督管理部门	主管药品监督管理工作
卫生行政部门	负责制定药物制度、建立国家基本药物制度；负责医疗机构的资格审批；负责医疗机构内药品、医疗器械使用相关的监督管理
中医药管理部门	负责拟定中医药和民族医药事业发展规划、政策，以及中药资源保护
发展和改革宏观调控部门	负责检查和管理药品宏观经济；负责药品价格的监督管理工作
人力资源与社会保障部门	负责组织拟定定点医疗机构、药店的医疗保险服务和生育保险服务管理、结算办法与支付范围等工作，包括制定并发布国家基本医疗保险、工伤保险和生育保险药品目录
工商行政管理部门	负责药品生产、经营企业的工商登记、注册，查处无照生产、经营行为；负责药品广告监督与处罚发布虚假违法药品广告的行为；负责监督管理药品市场交易行为和网络商品交易行为，包括城乡集贸市场的中药材经营
工业和信息化管理部门	负责拟定和实施生物医药产业的规划、政策和标准；承担医药行业管理工作；承担中药材生产扶持项目管理和国家药品储备管理工作，配合药监部门加强对互联网药品广告的整治
商务管理部门	作为药品流通行业的管理部门，负责研究和制定药品流通行业发展规划、行业标准和有关政策，配合实施国家基本药物制度
海关	负责药品进出口口岸的设置，以及药品进口与出口监管
公安部门	负责涉药刑事案件的受理和立案侦查；协调药监部门打击违法制售假、劣药品以及有关麻醉药品和精神药品生产、销售、使用中的违法行为

1. 法定药品监督管理组织

《中华人民共和国药品管理法》（2015年修订）（以下简称《药品管理法》）明确规定国务院药品监督管理部门主管全国药品监督管理工作。省、自治区、直辖市人民政府药品监督管理部门负责所辖行政区域内的药品监督管理工作。药品监督管理部门设置和确定的药品检验机构承担药品监督检验。国务院药品监督管理部门组织药典委员会，负责国家药品标准的制定和修订。

2. 药品监督管理行政机构

（1）国家药品监督管理部门：国家药品监督管理部门主管全国药品监督管理工作。该部门负责药品管理的主要业务机构有药品化妆品注册管理司、药品化妆品监管司、稽查局等。国家药品监督管理部门变迁情况见表1-2，国家药品监督管理局药品监管部门设置及其主要职责见表1-3。

表1-2　国家药品监督管理部门变迁情况表

时间	国家药品监督管理部门名称（简称）	隶属情况
1949 年	药政处/药政局	原卫生部
1978 年	国家医药管理总局	国务院（卫生部代管）
1982 年	国家医药管理局	原国家经贸委
1998 年	国家药品监督管理局（SDA）	直属国务院
2003 年	国家食品药品监督管理局（SFDA）	直属国务院
2008 年	国家食品药品监督管理局（SFDA）	原卫生部
2013 年	国家食品药品监督管理总局（CFDA）	直属国务院
2018 年	国家药品监督管理局（NMPA）	市场监督管理总局

表1-3　国家药品监督管理局内设机构及其职责表

内设机构名称	主要职责
政策法规司	研究药品、医疗器械和化妆品监督管理重大政策。组织起草法律法规及部门规章草案，承担规范性文件的合法性审查工作。承担执法监督、行政复议、行政应诉工作。承担行政执法与刑事司法衔接管理工作。承担普法宣传工作。
药品注册管理司（中药民族药监督管理司）	组织拟订并监督实施国家药典等药品标准、技术指导原则，拟订并实施药品注册管理制度。监督实施药物非临床研究和临床试验质量管理规范、中药饮片炮制规范，实施中药品种保护制度。承担组织实施分类管理制度、检查研制现场、查处相关违法行为工作。参与制定国家基本药物目录，配合实施国家基本药物制度。
药品监督管理司	组织拟订并依职责监督实施药品生产质量管理规范，组织拟订并指导实施经营、使用质量管理规范。承担组织指导生产现场检查、组织查处重大违法行为工作。组织质量抽查检验，定期发布质量公告。组织开展不良反应监测并依法处置。承担放射性药品、麻醉药品、毒性药品及精神药品、药品类易制毒化学品监督管理工作。
综合和规划财务司	负责机关日常运转，承担信息、安全、保密、信访、政务公开、信息化、新闻宣传等工作。拟订并组织实施发展规划和专项建设规划，推动监督管理体系建设。承担机关和直属单位预决算、财务、国有资产管理及内部审计工作。组织起草综合性文稿和重要会议文件

（2）省、自治区、直辖市药品监督管理部门：省级药品监督管理部门是省人民政府的工作部门，履行法定的药品监督管理职能。

（3）市药品监督管理机构：市地级政府根据需要设置药品监督管理机构。通常下设政策法规处（行政审批处）、药品安全监管注册处、药品流通监管处、医疗器械监管处、餐饮服务监管处、保健食品化妆品监管处等处室以及食品药品稽查支队、市药品检验所等下属单位。

①政策法规处（行政审批处）：主要职责为参与起草食品药品监督管理的有关地方性法规、规章草案；承担规范性文件和行政处罚案件的审核，以及规范性文件和重大行政处罚案件的备案审查；负责餐饮服务食品安全、保健食品、化妆品、药品和医疗器械的行政执法监督工作和执法证件的核发；承办行政复议、行政应诉、听证和行政赔偿等

工作；组织调查研究，规范并实施餐饮服务和保健食品、化妆品、药品、医疗器械等行政许可及政务公开工作；组织开展普法工作；负责行政审批的有关工作。

②药品安全监管注册处：主要职责为监督实施药品法定标准；配合实施国家基本药物制度；监督实施药品不良反应、药物滥用监测制度；监管麻醉药品、精神药品、毒性药品、放射性药品的生产、经营和使用；监督管理药源性兴奋剂和药品类易制毒化学品生产；监督实施药品非临床研究、临床试验、药品生产、中药材生产、医疗机构制剂的质量管理规范；负责药品生产企业、医疗机构制剂室、直接接触药品的包装材料和容器生产企业日常监管；受委托承办药品生产企业、医疗机构制剂室开办（含变更）条件、药品注册现场核查、直接接触药品的包装材料和容器注册的现场审查工作；指导药品检验机构的业务工作。

③药品流通监管处：主要职责为贯彻实施药品流通法律法规；负责药品经营企业日常监管；监督实施《药品经营质量管理规范》；组织实施流通领域处方药、非处方药分类管理工作；负责医疗机构使用药品的质量监管；负责药品流通领域在线监控。

（4）县药品监督管理机构：县（市）级政府根据工作需要设置药品监督管理机构，并加挂药品检验机构牌子。通常下设办公室（行政许可科）、药品监督管理科、医疗器械监督管理科、食品药品稽查大队、食品安全协调监察科、餐饮服务监管科（保健食品化妆品监管科）等科室。

办公室（行政许可科）的主要职责有承担行政处罚案件的审核以及重大具体行政行为的报备审查；负责药品、医疗器械等的行政执法监督工作；承办行政复议、行政应诉、听证和行政赔偿等工作；承办省、市局授权的《药品经营许可证》（零售）等其他审批工作。

药品监督管理科的主要职责为监督实施药品法定标准；配合实施国家基本药物制度；根据药品监督管理法律、法规、规章的规定和上级食品药品监管机构的委托，行使对辖区内药品研究、生产、经营、使用的日常监督管理；监管麻醉药品、精神药品、毒性药品、放射性药品的生产、经营和使用；监督管理药源性兴奋剂和药品类易制毒化学品生产经营；负责医疗机构制剂室、直接接触药品的包装材料和容器生产企业日常监管；组织实施处方药和非处方药分类管理；监督实施药品不良反应、药物滥用监测制度；负责药品生产、经营、使用的在线监控；承担药品经营许可（零售）的现场核查工作。

食品药品稽查大队的主要职责为负责监督抽查辖区内药品和医疗器械生产、经营、使用单位的产品质量；受理药品、医疗器械质量案件的举报和投诉；依法查处制售假劣药品、医疗器械等违法行为；组织实施药品基础测试等工作。

3. 药品监督管理的技术机构

（1）药品检验机构：药品检验机构为同级药品监督管理机构的直属事业单位，承担依法实施药品审批和药品质量监督检查所需的药品检验工作。国家药品监督管理局设置中国食品药品检定研究院（中国药品生物制品检定所）。省药品监督管理局设置药品检验所，市药品检验机构根据工作需要设置。可授予部分药品检验机构行使进口药品检验职能，加挂口岸药品检验所标牌。此外，药品监督管理部门还可以确定药品检验机构，依法承担药品检验工作。

（2）国家药品监督管理局直属技术机构：NMPA 设有国家药典委员会、国家中药品种保护审评委员会、药品审评中心、药品评价中心、食品药品审核查验中心等。国家药品监督管理局直属技术机构及其职责见表1-4。

表1-4　国家药品监督管理局直属技术机构及其职责

CFDA 直属机构	下设主要部门	主要职责
中国食品药品检定研究院	食品化妆品检定所、中药民族药检定所、化学药品检定所、生物制品检定所、医疗器械检定所、包装材料与药用辅料检定所、实验动物资源研究所、标准物质与标准化研究所、食品药品安全评价研究所、食品药品技术监督所、医疗器械标准管理研究所	承担药品、医疗器械的注册审批检验及其技术复核工作，承担保健食品、化妆品审批所需的检验检测工作，负责进口药品注册检验及其质量标准复核工作。承担药品、医疗器械、保健食品、化妆品和餐饮服务食品安全相关的监督检验、委托检验、抽查检验以及安全性评价检验检测工作，负责药品进口口岸检验工作。承担或组织药品、医疗器械检验检测的复验及技术检定工作。承担生物制品批签发相关工作等
国家药典委员会	中药标准处、化药标准处、生物制品标准处、药品信息处、业务综合处	负责组织编纂《中华人民共和国药典》及制定、修订国家药品标准，是法定的国家药品标准工作专业管理机构
国家中药品种保护审评委员会	综合处、财务处、信息处、中药保护一处、中药保护二处、保健食品一处、保健食品二处、保健食品三处、化妆品处、食品许可指导处	承担国家中药品种保护、保健食品、化妆品的技术审评和食品许可指导工作
药品审评中心	中药民族药药学部、中药民族药临床部、化药药学一部、化药药学二部、化药临床一部、化药临床二部、生物制品药学部、生物统计学部、药理毒理学部、研究与评价部、业务管理部	国家药品监督管理局药品审评中心是国家药品监督管理局药品注册技术审评机构，负责对药品注册申请进行技术审评。参与起草药品注册管理相关法律法规、部门规章和规范性文件；参与制定我国药品技术审评规范并组织实施
药品评价中心	业务综合处、基本药物监测与评价处、中药监测与评价处、化药监测与评价处、医疗器械监测与评价处、信息技术与数据管理处	承担全国药品不良反应、医疗器械不良事件监测与评价的技术工作及其相关业务组织工作，对省、自治区、直辖市药品不良反应、医疗器械不良事件监测与评价机构进行技术指导。参与拟订、调整国家基本药物目录的相关技术工作。承担拟订、调整非处方药目录的技术工作及其相关业务组织工作。承担发布药品不良反应和医疗器械不良事件警示信息的技术工作。
食品药品审核查验中心	检查一处、检查二处、检查三处、信息管理处	参与制定、修订《药物非临床研究质量管理规范》（GLP）、《药物临床试验质量管理规范》（GCP）、《药品生产质量管理规范》（GMP）、《中药材生产质量管理规范》（GAP）和《医疗器械生产质量管理规范》（医疗器械 GMP）及其相应的实施办法。对依法向国家药品监督管理局申请 GMP 认证的药品、医疗器械生产企业、GAP 认证的企业（单位）和 GCP 认定的医疗机构实施现场检查等相关工作。受国家药品监督管理局委托，对药品研究机构组织实施 GLP 现场检查等相关工作

续表

CFDA 直属机构	下设主要部门	主要职责
行政事项受理服务和投诉举报中心	信息与综合业务处、行政许可受理处、行政许可发证处、举报受理处、举报督办处	负责国家药品监督管理局依法承担的行政许可项目的受理、转办和审批结果送达工作;受理食品(含食品添加剂、保健食品,下同)生产、流通、消费环节违法行为的投诉举报;受理药品、化妆品、医疗器械研制、生产、流通、使用方面违法行为的投诉举报;负责国家药品监督管理局行政许可项目受理及审批网络系统的运行管理,并承担行政许可审批进度查询等
信息中心(中国食品药品监管数据中心)	政务信息处、业务管理处、统计处、系统运行管理处、信息服务处、信息规划处	参与起草国家食品药品监督管理信息化建设发展规划;组织开展食品药品监管信息政策研究;承担国家食品药品监管信息化重点工程、重大项目的申报和实施相关工作。研究建立国家食品药品监管信息化标准体系;指导地方食品药品监管系统信息化相关业务工作。负责中国食品药品监管数据中心的建设;承担食品药品监管信息数据的采集、整理、存储、分析、利用、监测、评价等管理工作。承担国家食品安全和药品安全信息平台建设;组织推进食品药品监管业务应用信息系统建设
执业药师资格认证中心	考试处、注册与继续教育处	承担执业药师资格考试、注册、继续教育等专业技术业务组织工作。受国家药品监督管理局委托,起草执业药师业务规范

(二)药品生产、经营组织

药品生产、经营组织是典型的药事组织结构类型,在我国称为药品生产企业(即药厂、制药公司)和药品经营企业(即药品批发或零售企业、药店)。药品生产、经营组织是指从事药品这一特殊商品的生产、流通和服务活动,给社会提供药品(或药学服务),为盈利而自主经营的具有法人资格的经济组织。药品生产、经营组织和其他经济组织不同之处主要体现在其生产经营的药品是关乎人的生命健康的特殊商品,加之国家正在建立药品生产经营者首负责任制,落实质量安全责任追究制度,因而在药品生产经营管理过程中必须首先将社会效益置于首位,其次才是经济效益。

1. 药品生产企业

药品生产企业,指生产药品的专营企业或者兼营企业。药品生产企业是依法成立的、从事药品生产活动、给社会提供药品、具有法人资格的经济组织,习惯称为药厂。根据《药品管理法》的要求,药品生产企业需要依法取得《药品生产许可证》,并按照《药品生产质量管理规范》进行生产,生产的药品必须符合药品标准,是药品质量的第一责任主体。

改革开放以来,我国医药工业迅速发展,医药工业总产值以年均21%的速度递增,20世纪90年代总产值突破1000亿元,2013年达2.1万亿元,成为世界医药大国。到2014年底,CFDA网站数据显示,发放《药品生产许可证》7047张。从所生产的药品类型来看,有生产化学原料药及其制剂为主的西药厂、中成药为主的中药厂、中药饮片厂、生物技术制药公司。

2. 药品经营企业

药品经营企业，指经营药品的专营企业和兼营企业。药品经营企业分为药品经营批发企业和药品经营零售企业，前者习惯称为医药公司或中药材公司，后者习惯称为零售药房（药店）。按照所经营品种分为经营西药的医药公司和经营中药材、中成药的中药材公司，以及西药房和中药房。零售药店的类别有连锁药房和独立药房（单体药店），并有定点零售药店和非定点零售药店之别。截至 2013 年，我国药品批发企业约 1.3 万家，药品零售企业 42 万余家，药品流通行业销售总额 13036 亿元，同比增长 16.7%，其中药品零售市场 2607 亿元，扣除不可比因素同比增长 12%。全行业从业人数约为 500 万人。

（三）医疗机构药事组织

医疗机构药事组织是医疗机构不可分割的组成部分，是事业性组织的一个部门。是指医疗机构内以服务病人为中心，临床药学为基础，促进临床科学、合理用药的药学技术服务和药品管理工作的药学部门，在医院常称作药剂科、药学部、药房。

其主要功能是，通过给患者采购药品、调配处方、制备制剂、提供用药咨询等活动，以保证合理用药。这类组织的基本特征是直接为患者供应药品和提供药学服务，重点是保证用药质量及合理性，而不以营利为目的进行自主经营（如国家基本药物的零差价优先使用），但包含着一定程度的药品生产（医疗机构制剂的配制）、药品经营（药价按比例加成卖给患者）活动。

（四）药学教育科研组织

药学教育组织的主要功能是教育，为维持和发展药学事业培养药师、药学家、药学工程师、药学企业家和药事管理的专门技术人才。药学科研组织的主要功能是研究开发新药、改进现有药品，以及围绕药品和药学的发展进行基础研究，提高创新能力，发展药学事业。

我国现代药学教育经历了近百年的发展历程，已形成由高等药学教育、中等药学教育、药学继续教育组成的多层次、多类型、多种办学形式的药学教育体系。截至 2009 年底，全国设有药学类专业的普通高等学校共 567 所，其中本科院校 327 所，医药高等专科学校 43 所，独立设置的高等（含高专）职业技术学院 197 所。独立设置的药学类本科院校有中国药科大学、沈阳药科大学、广东药学院。

我国的药学科研组织有独立的药物研究院所以及附设在高等院校、大型制药企业、大型医院中的药物研究所（室）两种类型。著名的药物研究单位有中国科学院上海药物研究所、中国医学科学院药物研究所、中国中医科学院中药研究所、军事医学科学院药物毒理研究所、上海医药工业研究院、天津药物研究院等。为适应医药事业发展的需要，省属药物科研机构基本已经实现了从事业单位转化为企业的改革。

（五）药学社会团体组织

药学行业协会、学术组织在药事组织兴起和形成过程中，发挥着统一行为规范、监督管理、联系与协调的积极作用，推动了药学事业的发展。主要的药学社会团体组织有中国药学会、中国执业药师协会、中国医药商业协会、中国医药企业管理协会、中国医药教育协会、中国化学制药工业协会、中国非处方药物协会、中国医药质量管理协会、中国中药协会、中国麻醉药品协会等。

目前，我国药学社会团体行业管理职能不断增强，主要表现为政府对原有部分药学方面的管理职能委托给某些药学社会团体办理。

任务三　药事法规

法律体系是指由国家制定或认可，并由国家强制力保证实施，具有普遍效力和严格程序的行为规范体系，药事管理法律体系是调整与药事活动相关的行为和社会关系的法律规范的总和，包括与药事管理有关的法律、行政法规、规章、规范性文件等。广义的药事法规通常是指药事管理法律体系中所有的法律、法规、规章及规范性文件的总称；狭义的理解，药事法规仅指药事行政法规，是指国务院制定颁布的调整药事活动的行为规范。

在我国，正式的法律渊源或法律形式有宪法性法律、法律、行政法规、地方性法规、规章、民族自治法规、特别行政区的法律、中国政府承认或加入的国际条约。

一、药事法律

药事法律是指由全国人大及其常务委员会制定的单独的药事管理法律。目前仅有《中华人民共和国药品管理法》。其中有若干条款涉及药事管理的法律还有《刑法》《广告法》《商标法》等。

《药品管理法》于1984年9月20日由中华人民共和国第六届全国人民代表大会常务委员会第七次会议通过，自1985年7月1日起施行。这是我国第一部全面、综合性的药事法律。《药品管理法》的制定、颁布具有划时代的意义，标志我国药品监督管理工作进入法制化阶段，使药品监督管理工作有法可依、依法办事。它的颁布施行有利于发挥人民群众对药品质量监督的作用，使药品经济活动在法律的保护和制约下健康调整地发展。2001年2月28日第九届全国人民代表大会常务委员会第十七次会议审议通过《药品管理法》修订案，自2001年12月1日开始实施。2015年4月24日第十二届全国人民代表大会常务委员会第十四次会议通过《全国人大常务委员会关于修改〈中华人民共和国药品管理法〉的决定（2015）》，新修正的《药品管理法》于2015年4月24日起施行。

法律条款的结构组成

一部法律由章、节、条、款、项、目组成。

法律规范的"条",又称"法条",是组成法律规范的基本单位。一部法律,是由若干法条组成的,如《药品管理法》有105个法条。法律规范的"条",是法律规范对某一个具体法律问题的完整规定。

"款"是"条"的组成部分。在一般情况下,每一款都是一个独立的内容或是对其前一款内容的补充表述。"款"的表现形式为条中的自然段,每个自然段为一款。"款"前不冠以数字以排列其顺序。款前均无数字。

"项"是以列举的形式对前段文字的说明。含有项的法条,其前段文字中一般都有"下列"二字或相应的文字表述。"项"前冠以数字以对列举的内容进行排列。

"目"隶属于项,是法律规范中最小的单位。"目"的特性与作用与"项"相似,不同的是"项"是对条或款的列举式说明,而"目"是对"项"的列举式说明。"目"的前面冠以阿拉伯数字,并在阿拉伯数字后加点。

《最高人民法院关于引用法律、法令等所列条、款、项目顺序的通知》中规定:引用法律、法令等的条文时,应按条、款、项、目顺序来写,即"条"下为"款","款"下为"项","项"下为"目"。

表1-5 《药品管理法》第四十八条的结构组成

法律条款结构			具体的法律条款
第四十八条	第一款		禁止生产(包括配制,下同)、销售假药。
	第二款		有下列情形之一的,为假药:
		第一项	(一)药品所含成分与国家药品标准规定的成分不符的;
		第二项	(二)以非药品冒充药品或者以他种药品冒充此药品的。
	第三款		有下列情形之一的药品,按假药论处:
		第一项	(一)国务院药品监督管理部门规定禁止使用的;
		第二项	(二)依照本法必须批准而未经批准生产、进口,或者依照本法必须检验而未经检验即销售的;
		第三项	(三)变质的;
		第四项	(四)被污染的;
		第五项	(五)使用依照本法必须取得批准文号而未取得批准文号的原料药生产的;
		第六项	(六)所标明的适应证或者功能主治超出规定范围的。

二、药事法规

狭义的药事法规是由国务院制定、发布的药事管理行政法规，如《中华人民共和国药品管理法实施条例》（以下简称《药品管理实施条例》）《麻醉药品和精神药品管理条例》《医疗用毒性药品管理办法》《放射性药品管理办法》《中药品种保护条例》《野生药材资源保护管理条例》《关于建立城镇职工基本医疗保险制度的决定》等。

三、药事规章

药事规章是由国务院部委依法定职权和程序，制定、修订、发布的药事管理规章。如原国家食品药品监督管理局制定的《药品注册管理办法》《药品流通监督管理办法》《药品经营质量管理规范》《中药材生产质量管理规范（试行）》《药品说明书和标签管理规定》；原卫生部颁布的《药品生产质量管理规范》（2010 年修订）。另外，还有原国家食品药品监督管理局与其他部委联合制定发布的规章，如《药品广告审查办法》《药品不良反应报告与监测管理办法》。

在实际药事管理领域还存在大量规范性文件。狭义的规范性文件是行政机关制定的、具有普遍约束力的除行政法规和规章外的文件总称，一般表现为通知、公告、决定等，通常由具有规章制定权的行政机关以文件形式发布实施的体系化规定，与规章具有同等效力。药事管理规范性文件种类庞杂、数量巨大、内容广泛，起着重要的作用，在我国虽然不属于法的正式渊源，但具有普遍约束力，是药事行政主体和相对人在药事活动中必须遵循的行为规则。如《药品经营质量管理规范实施细则》《处方药与非处方药流通管理暂行规定》《麻醉药品、第一类精神药品购用印鉴卡管理规定》《执业药师注册管理暂行办法》等。

> **知识链接**
>
> **我国现行主要的药事法律、法规与规章**
>
> 一、法律（1 个，以国家主席令颁布）
>
> 《中华人民共和国药品管理法》（1984 年 9 月 20 日颁布，2001 年 2 月 28 日修订，同年 12 月 1 日起施行）
>
> 二、行政法规（主要有 7 个，以国务院令颁布）
>
> 1. 《中华人民共和国药品管理法实施条例》（2002 年 9 月 15 日起施行）
> 2. 《麻醉药品和精神药品管理条例》（2005 年 11 月 1 日起施行）
> 3. 《疫苗流通和预防接种管理条例》（2005 年 6 月 1 日起施行）
> 4. 《中药品种保护条例》（1993 年 1 月 1 日起施行）
> 5. 《放射性药品管理办法》（1989 年 1 月 13 日起施行）
> 6. 《医疗用毒性药品管理办法》（1988 年 12 月 27 日起施行）
> 7. 《野生药材资源保护管理条例》（1987 年 12 月 1 日起施行）

三、行政规章（以局令或部令颁布，特点是数量多、涉及广、内容细、修订快）

（一）药品监督管理

1.《食品药品行政处罚程序规定》（总局令第3号，2014年6月1日）

2.《国家药品监督管理局行政复议暂行办法》（国家食品药品监督管理局局令第34号，2002年8月5日）

3.《国家食品药品监督管理局听证规则（试行）》（国家食品药品监督管理局局令第23号，2005年12月30日）

4.《国家食品药品监督管理局药品特别审批程序》（国家食品药品监督管理局局令第21号，2005年11月18日）

（二）药品研制

1.《药品注册管理办法》（国家食品药品监督管理局局令第28号，2007年7月10日）

2.《药物非临床研究质量管理规范》（国家食品药品监督管理局局令第2号，2003年8月6日）

3.《药物临床试验质量管理规范》（国家食品药品监督管理局局令第3号，2003年8月6日）

（三）药品生产

1.《药品生产质量管理规范》（卫生部令第79号，2011年1月17日）

2.《药品生产监督管理办法》（国家食品药品监督管理局局令第14号，2004年8月5日）

3.《药品召回管理办法》（国家食品药品监督管理局局令第29号，2007年12月10日）

4.《生物制品批签发管理办法》（国家食品药品监督管理局局令第11号，2004年7月13日）

（四）药品经营

1.《药品经营质量管理规范》（卫生部令第90号，2013年6月1日）

2.《药品流通监督管理办法》（国家食品药品监督管理局局令第26号，2007年1月31日）

3.《处方药与非处方药分类管理办法（试行）》（国家食品药品监督管理局局令第10号，1999年6月18日）

4.《药品进口管理办法》（国家食品药品监督管理局局令第4号，2003年8月18日与海关总署联合发布）

（五）药品使用

1.《药品不良反应报告和监测管理办法》（卫生部令第81号，2011年5月4日）

2.《处方管理办法》（卫生部令第53号，2007年2月14日）

3.《医疗机构制剂配制质量管理规范（试行）》（国家食品药品监督管理局局令第27号，2001年3月13日）

4.《医疗机构制剂注册管理办法（试行）》（国家食品药品监督管理局局令第20号，2005年6月22日）

5.《医疗机构制剂配制监督管理办法（试行）》（国家食品药品监督管理局局令第18号，2005年4月14日）

6.《医疗机构药品监督管理办法（试行）》（国食药监安〔2011〕442号，2011年10月11日）

7.《医疗机构药事管理》（卫医政发〔2011〕11号，2011年1月30日）

（六）药品信息

1.《直接接触药品的包装材料和容器管理办法》（国家食品药品监督管理局局令第13号，2004年7月20日）

2.《药品说明书和标签管理规定》（国家食品药品监督管理局局令第24号，2006年3月15日）

3.《药品广告审查办法》（国家食品药品监督管理局局令第27号，2007年3月13日与国家工商行政管理总局联合发布）

4.《药品广告审查发布标准》（国家工商总局局令第27号，2007年3月3日与SFDA联合发布）

5.《互联网药品信息服务管理办法》（国家食品药品监督管理局局令第9号，2004年7月8日）

6.《互联网药品交易服务审批暂行规定》（国食药监市〔2005〕480号，2005年9月29日）

（七）中药管理

1.《中药材生产质量管理规范（试行）》（国家食品药品监督管理局局令第32号，2002年4月17日）

2.《进口药材管理办法（试行）》（国家食品药品监督管理局局令第22号，2005年11月24日）

（八）药学技术人员管理（均为规范性文件）

1.《执业药师资格制度暂行规定》（人发〔1999〕34号，原人事部、原SDA，1999年4月1日）

2.《执业药师资格考试实施办法》（人发〔1999〕34号，原人事部、原SDA，1999年4月1日）

3.《执业药师注册管理暂行办法》（国药管人〔2000〕156号，2000年4月14日）

4.《执业药师继续教育管理暂行办法》（国食药监人〔2003〕298号，2003年11月3日）

四、药事管理与法规的关系

(一) 药事法律关系

法律关系是在法律规范调整社会关系中形成的人与人之间的权利与义务关系。药事法律关系则指国家机关、企事业单位、社会团体、公民个人在药品研发注册、生产经营、药学服务和药品监督管理等药事活动中，依据药事法律规范所形成的权利与义务关系。药事法律关系由主体、客体、内容和法律事实构成。

药事法律关系主体系指法律关系的参加者，在法律关系中一定权利的享有者和一定义务的承担者，如国家机关、药品生产企业、药品经营企业、医疗机构、公民个人。法律关系客体是指法律关系主体之间的权利和义务所指向的对象，如药品、人身、精神产品、行为结果。药事法律关系内容是指主体之间的法律权利和义务，是法律规范的行为模式在实际社会生活中的具体落实，是法律规范在社会关系中实现的一种状态。如《药品管理法》规定，生产药品必须经省级药品监督管理部门批准发给许可证，还规定了申请、审批程序及违反者应承担的法律责任。法律事实是指法律规范所规定的、能够引起法律关系产生、变更和消灭的客观情况或现象，可分为法律事件和法律行为两类。如制售假药行为产生行政法律关系或刑事法律关系，还可能产生民事法律关系。

(二) 药事立法

药事立法是指由特定的国家机关，依据法定的权限和程序，制定、认可、修订、补充和废除药品管理法律规范的活动。药事立法须依据法定的程序，才能保证立法具有严肃性、权威性和稳定性。我国现行立法程序大致可划分为法律草案的提出、法律草案的审议、法律草案的通过、法律的公布四个阶段。

根据我国宪法及立法法的规定，立法权限见表1-6。

表1-6 我国法律形式及其立法机构表

法律形式	立法机构
法律	全国人大及其常委会
行政法规	国务院
地方性法规	省、直辖市人大及其常委会
部门规章	国务院各部委
地方政府规章	省、自治区、直辖市和较大的市人民政府

(三) 药事法规的效力等级和适用规则

在药事活动中，不同的药事法律规范对同一事项如果存在不同的规定，会引起法律适用之间的冲突，根据我国《宪法》和《立法法》的规定，药事法律规范的效力等级和适用应当遵循以下规则。

1. 药事法规效力等级的一般规则

宪法具有最高的效力等级。法律的效力高于行政法规,行政法规的效力高于地方性法规和地方政府规章。地方性法规的效力高于本级和下级地方政府规章。上级地方政府规章的效力高于下级地方政府规章。

部门规章之间、部门规章与地方政府规章之间具有同等效力,在各自的权限范围内施行。部门规章与地方政府规章对同一事项规定不一致,由国务院提出裁决。

地方性法规与部门规章对同一事项规定不一致,不能确定如何适用时,由国务院提出意见,国务院决定或全国人大常委会裁决。

2. 药事法规冲突的适用规则

上位法优于下位法(适用于不同机关制定的法律规范之间的冲突)。根据效力等级的一般规则,法律位阶高的规范优于法律位阶低的规范。如《药品管理法》优于部门规章《药品流通监督管理办法》。

特别法优于一般法(适用于同一机关制定的类似内容法律规范间的冲突)。特别规定、特别条款或专门规定与一般规定、一般条款或普通规定不一致的,优先适用特别规定、特别条款或专门规定。如对于药品广告事项,《药品管理法》与《广告法》就同一问题规定不一致的,优先适用《药品管理法》。

新法优于旧法(适用于同一机关制定的法律规范的新旧冲突)。在药事法规中,当新的法律规范与旧的法律规范规定不一致,应当适用新的规定。如《药品管理法》(2001年修订)优于《药品管理法》(1984年颁布)。但还应考虑"法不溯及既往"的原则,即法律规范原则上不适用于其生效前发生的事件和行为,但为了保护行为人的合法权益而作的特别规定除外。

(四)药事管理与药事法规的关系

药事法规是国家通过立法产生的关于药品管理工作的法律、行政法规、部门规章等法规文件的总称。从管理学的角度来看,法律法规实际上是一种管理制度,法律法规的内容即是要求对于特定的事项采取特定的方式去办理或者禁止办理特定的事项,否则即被受到特定的处罚。在法律条文中还规定了办理特定事项的程序步骤,从而有条不紊地规范人们的行为。在药事活动中,无论是药品监督管理部门还是药品研发、生产、经营企业,所有涉及药品研制、生产、经营、使用、监督管理的单位或个人都必须严格遵守和认真执行药事法规中的规定和要求。

药事管理必须符合法律法规的要求。一方面要求药品监督管理行政部门必须依法监管药品,即依照法定授权在职责范围内执法,做到"法无授权不可为、法定职责必须为";另一方面要求药品生产经营企业守法合规,即依法管理自身的生产经营活动,即以特定法律内容作为最基本的管理制度来管理药品研发、生产、经营行为。要实现有效管理并达到好的治理效果,则必须实行法务管理。法务管理即法律事务管理,是指将具体的法律法规规定与企业实际情况相结合,将法律规定依据企业实际情况详细分解并制定细致的管理制度,使形成的管理制度在完全符合法律规定的前提下做到符合企业经营实际，并切实有效且便于执行。比如，制药企业需按《药品生产质量管理规范》（GMP）生产药品，药品质量必须符合国家药品标准等。

总之，药事法规是药事管理最基本的制度要求，药事管理最低的目标必须达到药事法规的基本要求。基于此，每一个现代的药学人员应当养成"学法、知法、守法、用法"的法治意识，依法从业、依法开展药事活动。

同步测试

一、名词解释

全面质量管理　药事管理　药事组织　药事法规

二、A 型选择题（最佳选择题）

1. 以下关于管理的表述不正确的是
   A. 管理对象一般涉及人、财、物三方面的资源
   B. 质量管理通常包括制定质量方针，确定质量目标，进行质量策划、质量控制、质量保证和质量改进等活动
   C. 任何一种管理活动都必须由管理主体、管理客体、组织目的、组织环境或条件四个基本要素构成
   D. 管理是由计划、组织、指挥、协调及控制等职能为要素组成的活动过程

2. 一个组织以质量为中心，以全员参与为基础，目的在于通过顾客满意和本组织所有成员及社会受益而达到长期成功的管理途径，称为
   A. 行政管理　　　B. 质量管理　　　C. 客户管理　　　D. 全面质量管理

3. 全面质量管理最基本的工作程序，即计划、执行、检查与处理，简称是
   A. TQM　　　　　B. PDCA　　　　　C. cGMP　　　　　D. QA

4. 与药品的研制、生产、流通、使用、价格、广告、信息、监督等活动有关的事项，简称为
   A. 药学实践　　　B. 药学服务　　　C. 药政　　　　　D. 药事

5. 《药品管理法》的颁布时间与修订时间分别是
   A. 1984 年 9 月 20 日，2001 年 2 月 28 日
   B. 1984 年 9 月 20 日，2001 年 12 月 1 日
   C. 1985 年 7 月 1 日，2001 年 2 月 28 日
   D. 1984 年 7 月 1 日，2001 年 12 月 1 日

6. 从法的渊源来看，属于药事法律的是
   A. 《药品管理法》
   B. 《药品管理法实施条例》
   C. 《药品注册管理办法》
   D. 《麻醉药品、第一类精神药品购用印鉴卡管理规定》

7. 从法的渊源来看，属于药事规章的是
　A.《麻醉药品精神药品管理条例》　　B.《中药品种保护条例》
　C.《药品生产质量管理规范》　　D.《浙江药品生产监督管理办法》

8. 符合药事法规效力等级的一般规则的是
　A. 行政法规的效力高于部门规章　　B. 地方性法规的效力高于行政法规
　C. 地方性法规的效力高于部门规章　　D. 部门规章的效力高于地方性法规

三、B 型选择题（配对选择题）
　A. 法律　B. 行政法规　C. 部门规章　D. 地方性法规　E. 地方性政府规章

9. 全国人大及其常委会有权制定的是

10. 国务院有权制定的是

11. 省、直辖市人大及其常委会有权制定的是

12. 国务院各部委有权制定的是

13. 省、自治区、直辖市和较大的市人民政府有权制定的是

四、X 型选择题（多项选择题）

14. 属于药事规章的是
　A.《药品管理法》　　B.《药品经营质量管理规范》
　C.《药品流通管理办法》　　D.《药品不良反应报告与监测管理办法》
　E.《医疗用毒性药品管理办法》

15. 属于药事生产经营组织的是
　A. 国家食品药品监督管理总局　　B. 药品经营企业
　C. 药品生产企业　　D. 药品检验机构
　E. 中国执业药师协会

16. 我国 1998 年以来国务院药品监督管理部门曾经与现在的名称有
　A. 国家食品药品监督管理总局　　B. 国家药品监督管理局
　C. 国家食品药品监督管理局　　D. 国家医药管理局
　E. 国家药政管理局

17. 隶属 CFDA 的直属事业单位现在的名称为
　A. 中国药品生物制品检定所　　B. 中国食品药品检定研究院
　C. 药品审评中心　　D. 食品药品审核查验中心
　E. 药品认证中心

技能训练

1. **实训目的**　了解药事法规。
2. **实训要求**　查询检索我国药事法规，选取其中 10 个，了解其基本情况。
3. **实训内容**　以 3～5 人为一组，登录国家药品监督管理局网站（http://

www. nmpa. gov. cn），查询、检索我国药事法规，（包括法律、法规、规章、地方性法规、地方政府规章），有代表性地选取 10 个，列出其名称、制定机关、实施时间，比较其效力等级。

4. 实训评价 各小组将实训成果制成表格，老师予以批阅，记录为平时成绩。

项目一　药学职业认知

学习与教学目标

【学习目标】

知识目标：掌握药学职称、执业药师资格与职业发展的关系及考试要求；熟悉执业药师注册制度、继续教育制度。

技能目标：能明了药学职称考试的要求；能应对执业药师管理的规定。

【教学目标】

通过对药学职业认知项目的教学，使学生了解药学是一种特殊行业，有关技术工作岗位属于特殊工种，只有取得相关资格的人员才能胜任；掌握药学专业相关职业资格、职称及执业药师考试的有关要求；熟悉执业药师注册制度和继续教育制度。

【重点难点】

该教学项目中学习的重点在于药学专业相关职业资格、职称及执业药师资格制度、药学关键岗位人员的管理要求。难点是三种职业制度之间的关联与区别。

任务一　药学职称

任务情境

某高等专科院校药学专业毕业生小张，毕业后就职于某医疗机构，在药房从事药品调剂工作，她准备报考相关专业技术职称，请问她可以报考哪一级技术职称？有哪些条件限制？具体都考试哪些科目？

一、基础知识

（一）专业技术资格与职务

专业技术资格是指专业技术人员所具备的担任某专业技术职务的专业技术水平和能力，反映一个专业技术人员的学术水平。取得专业技术资格有三种途径：①通过专业技术资格的评审；②通过专业技术考试；③通过专业技术考核认定。

专业技术职务是根据实际工作需要设置的有明确职责、任职条件和任期，需要具备专门业务知识和技术水平才能担任的工作岗位。即必须先取得专业技术资格，才能聘任相应的专业技术职务。专业技术职务实行聘任制，一个聘任周期一般为1~3年。

（二）药学技术人员的定义

药学技术人员是指取得药学类中等以上专业学历或依法经过国家有关部门考试合格，获得专业技术资格证书受聘到相应岗位；或取得执业药师资格，从事与药品的科研、生产、经营、使用、检验和管理有关实践活动的技术人员。

（三）药学专业技术资格与职务

药学专业技术资格（职务）分为初级、中级和高级三个级别，见表2-1：

表2-1　药学专业技术资格（职务）等级之间的对应关系表

等级	药学专业技术资格（职务）
高级	主任药（中药）师
	副主任药（中药）师
中级	主管药（中药）师
初级	药（中药）师
	药（中药）士

注：国家执业药师是一种执业资格，必须经过全国统一考试的方法获得。执业药师资格相当于药学专业中级技术职称。

二、相关法律法规依据

（一）《关于深化卫生事业单位人事制度改革的实施意见》

（2000年3月30日，中组部、原人事部、原卫生部颁发，人发〔2000〕31号）

第十二条　卫生专业技术人员实行专业技术职务聘任制。要以深化职称改革、推行执业资格制度为切入点，实行从业准入制，逐步建立和完善与社会主义市场经济体制相适应的科学的卫生专业技术人才管理机制。要按照评聘分开、强化聘任的原则，实行专业技术职务聘任制。在政府人事部门的政策指导下，由卫生行政部门根据专业技术职务聘任工作的需要，负责组织实施卫生行业专业技术资格的评价和认证工作，逐步建立符合卫生行业特点的社会化卫生人才评价体系。

（二）《关于加强卫生专业技术职务评聘工作的通知》

(2000 年 12 月 3 日，原人事部、原卫生部颁发，人发〔2000〕114 号)

第七条　逐步推行卫生专业技术资格考试制度。卫生系列医、药、护、技各专业的中、初级专业技术资格逐步实行以考代评和与执业准入制度并轨的考试制度；高级专业技术资格采取考试和评审结合的办法取得。

（三）《预防医学、全科医学、药学、护理、其他卫生技术等专业技术资格考试暂行规定》

(2001 年 6 月 11 日，原卫生部、原人事部共同制定，卫人发〔2001〕164 号)

第三条　预防医学、全科医学、药学、护理、技术专业实行全国统一组织、统一考试时间、统一考试大纲、统一考试命题、统一合格标准的考试制度，原则上每年进行一次。

第五条　预防医学、药学、护理、技术专业分为初级资格、中级资格、高级资格。

三、任务实施

（一）明确任务

明确药学专业有哪些技术职称？掌握报考初中级药学专业技术资格的相关条件和报考流程、具体的考试科目。

（二）任务实施

1. 考试组织

药学专业技术资格考试实行全国统一组织、统一考试时间、统一考试大纲、统一考试命题、统一合格标准的考试制度，原则上每年进行一次。报名时间为每年的 12 月至次年的 1 月份，考试时间一般定在次年的 5~6 月。

2. 初、中级专业技术职务以考代评

2001 年 6 月 11 日之前，已按国家规定取得卫生系列初、中级专业技术职务任职资格的人员，其资格继续有效。2001 年 6 月 11 日之后，专业技术人员通过全国统一考试取得卫生系列初、中级专业技术资格，实行以考代评。通过考试取得相应资格的人员表明其已具备担任卫生系列相应级别专业技术职务的水平和能力，用人单位根据工作需要，从获得资格证书的人员中择优聘任。

3. 报考条件

药学专业技术职务分为初级资格（包括药士、药师、中药师）、中级资格（主管药师、主管中药师）、高级资格（副主任药师和主任药师）。报名参加药士、药师、主管药师专业技术资格考试的人员，应遵守中华人民共和国的宪法和法律，具备良好的药德

和敬业精神。同时还应具备以下条件之一。

（1）报考药士的条件：取得药学（中药学）专业中专学历，从事本专业工作满1年。

（2）报考药师（中药师）的条件

①取得药学（中药学）专业中专学历，担任药士职务满5年。

②取得药学（中药学）专业大专学历，从事本专业工作满3年。

③取得药学（中药学）专业本科学历，从事本专业工作满1年。

（3）报考主管药师（主管中药师）的条件

①取得药学（中药学）专业中专学历，受聘担任药师职务满7年。

②取得药学（中药学）专业大专学历，从事药师工作满6年。

③取得药学（中药学）专业本科学历，从事药师工作满4年。

④取得药学（中药学）专业硕士学位，从事药师工作满2年。

⑤取得药学（中药学）专业博士学位。

报名条件中有关学历的要求，是指经国家教育、卫生行政主管部门认可的正规全日制院校毕业的学历；有关工作年限的要求，是指取得正规学历前后从事本专业工作时间的总和。工作年限计算的截止日期为考试报名年度当年年底。

4. 不得申请参加考试的情形

有下列情形之一的，不得申请参加药学专业技术资格的考试：①医疗事故责任者未满3年。②医疗差错责任者未满1年。③受到行政处分者在处分时期内。④伪造学历或考试期间有违纪行为未满2年。⑤省级卫生行政部门规定的其他情形。

5. 考试命题与培训

人社部和卫计委共同负责国家药学专业技术资格考试的政策制定、组织协调等工作。卫计委负责拟定考试大纲和命题，组建国家级题库，组织实施考试工作，管理考试用书，规划考前培训，研究考试办法，拟定合格标准等工作。人社部负责审定考试大纲和试题，会同卫计委对考试工作进行指导、监督、检查和确定合格标准。

6. 继续教育

取得药学专业技术资格的人员，应按照国家有关规定，参加继续教育。

7. 资格证书的吊销

有下列情形之一的，由卫生行政管理部门吊销其相应专业技术资格，由发证机关收回其专业技术资格证书，2年内不得参加卫生系列专业技术资格考试：①伪造学历和专业技术工作资历证明。②试期间有违纪行为。③国务院卫生、人事行政主管部门规定的其他情形。

（三）实施程序

1. 报名程序

卫生系列专业技术资格考试实行网上报名，现场资格审查。

携带的材料包括：卫生专业技术资格考试申报表、本人身份证件、毕业证书、学位证书、资格证书等原件和复印件，申报表以及各证件的复印件需经所在单位或存档单位人事部门盖章。

符合报考条件的人员，登陆中国卫生人才网（http://www.21wecan.com/）→网上注册报名（12月~次年1月）→填写个人基本信息→上传电子照片→下载打印申报表→所在单位盖章→携带单位盖章的申报表和相关材料到当地区县人事考试中心初审、缴费（12月~次年1月）→报名结束→打印准考证（4~5月）→考试（5月）→考后2个月内，登陆中国卫生人才网查询成绩→考后2个月，网上打印成绩单。

各科目成绩实行两年为一个周期的滚动管理办法，即在连续两个考试年度内通过同一专业4个科目的考试，可取得该专业资格证书。考试成绩以100分为满分计算，每科目成绩达到60分为合格。

2. 考试科目及方式

（1）药士、药师、主管药师考试科目

①基础知识：生理学、病理生理学（药师、主管药师）、生物化学、微生物学、天然药化、药物化学、药物分析。

②相关专业知识：药剂学、药事管理学。

③专业知识：药理学。

④专业实践能力：医院药学综合知识与技能（总论）、医院药学综合知识与技能（各论）。

（2）中药士、中药师、主管中药师考试科目

①基础知识：中药学、中药化学、方剂学。

②相关专业知识：中医学基础、中药药理学、药事管理。

③专业知识：中药炮制学、中药鉴定学。

④专业实践能力：中药药剂学、中药调剂学。

药学专业初、中级资格考试均分4个半天进行，考试原则上采用人机对话的方式。

3. 考试地点

考场原则上设在省辖市以上中心城市或行政专员公署所在地，具有计算机教学设备的高考定点学校或高等院校。

4. 发证

通过药学专业技术资格考试并合格者，由各省、自治区、直辖市人事行政（职改）部门颁发人社部统一印制，人社部、卫计委用印的专业技术资格证书。该证书在全国范围内有效。聘任专业技术职务所需的其他条件按照国家有关规定办理。

任务二　执业药师

任务情境

　　李某，今年毕业于某中医药高等院校中药专业，专科学历，准备从事中药调剂工作，他打算工作一段时间报考执业药师。请问，他能否报考？需要工作几年才能报考？如果能够报考，现在需要重点学习哪些科目？考试合格后对工作会带来什么变化？

一、基础知识

1. 执业资格

　　执业资格是政府对某些责任较大、社会通用性强、关系公共利益的专业技术工作实行的准入控制，是专业技术人员依法独立开业或独立从事某种专业技术工作学识、技术和能力的必备标准。

　　执业资格通过考试方法取得。考试由国家定期举行，实行全国统一大纲、统一命题、统一组织、统一时间。

　　经执业资格考试合格的人员，由国家授予相应的执业资格证书。取得执业资格证书后，需在注册管理机构办理注册登记手续。经注册后，执业资格方能在全国范围内有效。如执业医师、执业药师、注册会计师，一级注册建造师等均属于国家执业资格。

2. 执业药师

　　执业药师是指经全国统一考试合格，取得《执业药师资格证书》，并经注册登记，在药品生产、经营、使用单位中执业的药学技术人员。执业药师英文译为 Licensed Pharmacist。

　　从执业药师的概念可知，要取得执业药师资格必须参加全国统一考试，取得《执业药师资格证书》，并经注册登记方能在药品生产、经营或使用单位中执业。

　　我国相关法律法规规定，药品生产、经营、使用单位均应配备相应的执业药师。国家食品药品监督管理总局负责对需由执业药师担任的岗位做出明确规定并进行检查。

　　执业药师资格制度纳入全国专业技术人员执业资格制度范围，其性质是对药学技术人员实行的职业准入控制。

3. 我国执业药师资格制度实施概况

　　1994 年 3 月 15 日，人事部、国家医药管理局与国家中医药管理局联合以人职发〔1994〕3 号文件颁发了《执业药师资格制度暂行规定》，开始在我国化学药品的生产和流通领域实施执业药师资格制度，同年认定了两批共 1385 名执业药师。

　　1999 年 4 月 1 日，人事部与国家药品监督管理局联合以人职发〔1999〕34 号文件修订了《执业药师资格制度暂行规定》和《执业药师资格考试实施办法》，执业药师实行全国统一大纲、统一命题、统一组织的考试制度，统一了执业药师和执业中药师的管理，明确了执业药师分药学与中药学两个类别，执业领域包括药品的生产、经营和使用单位。

经过 20 年的努力，在我国已经基本形成了执业药师资格制度考试、注册和继续教育的工作管理体系，执业药师在数量也有了显著的增长，为保证药品的安全生产、经营和使用发挥了重要作用。截至 2017 年底，国内获得执业药师资格的人数达到 95.36 万人。其中，进行执业注册的，截止 2017 年 6 月底为 430058 人。

4. 执业药师职责

（1）执业药师必须遵守职业道德，忠于职守，以对药品质量负责、保证人民用药安全有效为基本准则。

（2）执业药师必须严格执行《药品管理法》及国家有关药品研究、生产、经营、使用的各项法规及政策。执业药师对违反《药品管理法》及有关法规的行为或决定，有责任提出劝告、制止、拒绝执行并向上级报告。

（3）执业药师在执业范围内负责对药品质量的监督和管理，参与制定、实施药品全面质量管理及对本单位违反规定的处理。

（4）执业药师负责处方的审核及监督调配，提供用药咨询与信息，指导合理用药，开展治疗药物的监测及药品疗效的评价等临床药学工作。

二、相关法律法规依据

（一）《执业药师资格制度暂行规定》

(1999 年 4 月 1 日，人事部、国家药品监督管理局，人发〔1999〕34 号)

第三条　执业药师是指经全国统一考试合格，取得《执业药师资格证书》并经注册登记，在药品生产、经营、使用单位中执业的药学技术人员。

第四条　凡从事药品生产、经营、使用的单位均应配备相应的执业药师，并以此作为开办药品生产、经营、使用单位的必备条件之一。国家药品监督管理局负责对需由执业药师担任的岗位作出明确规定并进行检查。

第五条　人事部和国家药品监督管理局共同负责全国执业药师资格制度的政策制定、组织协调、资格考试、注册登记和监督管理工作。

（二）《执业药师注册管理暂行办法》

(2000 年 4 月 14 日，国家药品监督管理局颁布，国药管人〔2000〕156 号)

第二条　执业药师实行注册制度。国家药品监督管理局为全国执业药师注册管理机构，各省、自治区、直辖市药品监督管理局为本辖区执业药师注册机构。

第三条　持有《执业药师资格证书》的人员，经向注册机构申请注册并取得《执业药师注册证》后，方可以执业药师身份执业。

第四条　执业药师按照执业类别、执业范围、执业地区注册。执业类别为药学类、中药学类；执业范围为药品生产、药品经营、药品使用；执业地区为省、自治区、直辖市。

第五条 执业药师只能在一个执业药师注册机构注册，在一个执业单位按照注册的执业类别、执业范围执业。

（三）《关于执业药师注册管理暂行办法的补充意见》

（2008 年 1 月 4 日，国家食品药品监督管理局发布，食药监人函〔2008〕1 号）

第二条 执业类别分药学类、中药学类、药学与中药学类。属于再次注册的，须每年完成继续教育必修、选修、自修内容 15 学分。

第三条 执业范围为药品经营的，注册机构须在《执业药师注册证》上注明药品经营（批发）或药品经营（零售）。

（四）《执业药师继续教育管理暂行办法》

（2003 年 11 月 3 日，国家食品药品监督管理局发布，国食药监人〔2003〕298 号）

第三条 执业药师继续教育对象是针对已取得《中华人民共和国执业药师资格证书》（以下简称《执业药师资格证书》）的人员，内容主要包括有关法律法规、职业道德和药学、中药学及相关专业知识与技能，并分为必修、选修和自修三类。

第四条 接受继续教育是执业药师的义务和权利。取得《执业药师资格证书》的人员每年须自觉参加继续教育，并完成规定的学分。各有关部门应积极支持、鼓励执业药师参加继续教育。

三、任务实施

（一）明确任务

明确执业药师报考的条件，掌握报考的程序和考试的科目。了解执业药师注册及其继续教育的相关规定。

（二）任务实施

1. 考试管理部门

国家劳动人事部门和国家药品监督管理部门共同负责全国执业药师资格制度的政策制定、组织协调、资格考试、注册登记和监督管理工作。

国家劳动人事部门、国家药品监督管理部门共同负责执业药师资格考试工作，日常管理工作由国家药品监督管理部门负责。各地人事部门负责考务工作的领导，明确职责、互相配合、密切协作。

2. 考试组织

执业药师资格实行全国统一大纲、统一命题、统一组织的考试制度。一般每年举行一次。

考场设在省辖市以上的中心城市和行政专员公署所在的城市。

具体考务工作由各省、自治区、直辖市人事（职改）部门会同药品监督管理部门组织实施，各地可根据实际情况确定具体办法。

3. 考试时间

执业药师资格考试日期定为每年 10 月。

4. 考试性质

执业药师资格考试为职业准入考试。只有参加全国执业药师资格考试合格，取得《执业药师资格证书》，并经注册登记取得《执业药师注册证》，才能在药品生产、经营、使用单位规定的技术岗位执业。

5. 报考及免试条件

（1）报考条件：凡中华人民共和国公民和获准在我国境内就业的其他国籍人员具备以下条件之一者，均可申请参加执业药师资格考试：

①取得药学、中药学或相关专业中专学历，从事药学或中药学专业工作满 7 年。

②取得药学、中药学或相关专业大专学历，从事药学或中药学专业工作满 5 年。

③取得药学、中药学或相关专业大学本科学历，从事药学或中药学专业工作满 3 年。

④取得药学、中药学或相关专业第二学士学位、研究生班结业或取得硕士学位，从事药学或中药学专业工作满 1 年。

⑤取得药学、中药学或相关专业博士学位。

（2）免试条件：按照国家有关规定评聘为高级专业技术职务，并具备下列条件之一者，可免试药学（或中药学）专业知识（一）、药学（或中药学）专业知识（二）两个科目，只参加药事管理与法规、综合知识与技能两个科目的考试。

①中药学徒、药学或中药学专业中专毕业，连续从事药学或中药学专业工作满 20 年。

②取得药学、中药学专业或相关专业大专以上学历，连续从事药学或中药学专业工作满 15 年。

7. 考试科目

考试科目共四门：药学（中药学）专业知识（一）、药学（中药学）专业知识（二）、药事管理与法规、药学（中药学）综合知识与技能，具体考试大纲及内容定期会有所调整，2015 年考试大纲情况见表 2－2。

考试分四个半天进行，每个科目考试时间为两个半小时。各个考试科目的试卷题量调整为 120 题。题型包括 A 型题（最佳选择题）、B 型题（配伍选择题）、C 型题（综合分析选择题）和 X 型题（多项选择题）。各个考试科目单独考试，单独计分，计分方式，每题均为 1 分，满分为 120 分。

表 2 – 2　执业药师考试科目表

考试科目	执业药师（药学类）	执业药师（中药类）
专业知识（一）	药理学、药物分析、药剂学、药物化学	中药学、中药化学、中药炮制学、中药药剂学、中药药理学、中药鉴定学
专业知识（二）	临床药物治疗学、临床药理学	临床中药学、中成药学和方剂学
药事管理与法规	执业药师与药品安全、医药卫生体制改革与国家基本药物制度、药品监督管理体制与法律体系、药品研制与生产管理、药品经营与使用管理、中药管理、特殊管理的药品管理、药品标准与药品质量监督检验、药品广告管理与消费者权益保护、药品安全法律责任、医疗器械保健食品和化妆品的管理等	
综合知识与技能	药学综合知识与技能 （执业药师与药学服务、药品调剂和药品管理、用药教育与咨询、用药安全、药品的临床评价方法与应用、药物治疗基础知识、常用医学检查指标的解读、常见病证的自我药疗及各系统常见疾病等）	中药学综合知识与技能 （中医基础理论、中医诊断基础、常见病辨证论治、民族医药基础知识、常用医学检查指标及其临床意义、中药调剂操作的基本技能知识、中药的合理利用、特殊人群的中药应用、中药不良反应等）

8. 考试周期

考试以两年为一个周期，参加全部科目考试的人员须在连续两个考试年度内通过全部科目的考试。

（三）实施程序

1. 考试程序

执业药师考试实行网上报名。考生登陆当地人事考试网→网上注册报名（4～7月）→填写个人基本信息→上传电子照片→下载打印报名表，到所在单位初审盖章→携带单位盖章的报名表和相关材料到当地人事考试中心审核确认（4～7月）→在线缴费，报名结束→打印准考证（考前一周）→考试→登陆中国人事考试网（http://www.cpta.com.cn/）查询成绩（12月）→领取证书（次年3月）。

执业药师资格考试合格者，由各省、自治区、直辖市劳动人事（职改）部门颁发人社部统一印制的、人社部与国家食品药品监督管理总局用印的中华人民共和国《执业药师资格证书》。该证书在全国范围内有效。

2. 执业药师注册

（1）申请注册的条件：药品生产、经营、使用单位的人员取得《执业药师资格证书》后即可向执业单位所在地区的执业药师注册机构申请办理注册手续。

申请执业药师注册的人员，必须同时具备下列条件：①取得《执业药师资格证书》。②遵纪守法，遵守职业道德。③身体健康，能坚持在执业药师岗位工作。④经执业单位同意。

（2）不予注册的情况：有下列情况之一者，不予注册：①不具有完全民事行为能力的。②因受刑事处罚，自刑罚执行完毕之日到申请注册之日不满二年的。③受过取消执业药师执业资格处分不满二年的。④国家规定不宜从事执业药师业务的其他情形的。

（3）**注册类别**：执业药师的注册分首次注册、再注册、变更注册、注销注册。

①首次注册的条件：取得《执业药师资格证书》；遵纪守法，遵守职业道德；身体健康，能坚持在执业药师岗位工作；经执业单位同意。

②再注册：执业药师注册证有效期为三年。有效期满前三个月，持证者到原执业药师注册机构申请办理再次注册手续。

③变更注册：执业药师只能在一个省、自治区、直辖市注册。若变更执业地区、执业范围、执业单位应及时办理变更注册手续。

④注销注册：执业药师注册后如有下列情况之一的，予以注销注册：死亡或被宣告失踪；受刑事处罚；被吊销《执业药师资格证书》；受开除行政处分；因健康或其他原因不能从事执业药师业务。

（4）**注册程序**：下面以首次注册为例介绍注册的程序。

首次申请注册的人员，须填写"执业药师首次注册申请表"，并提交以下材料：①《执业药师资格证书》。②身份证明复印件。③近期一寸免冠正面半身照片5张。④县级（含）以上医院出具的本人6个月内的健康体检表。⑤执业单位证明。⑥执业单位合法开业的证明复印件。材料及"执业药师首次注册申请表"交省、自治区、直辖市药品监督管理部门，合格者于30个工作日内颁发《执业药师注册证》，不合格者不予注册，并说明理由。

附：执业药师首次注册申请表。（表2-3）

表2-3 执业药师首次注册申请表

注册地区： 省（自治区、直辖市）

姓名		性别		民族		照片
学历		专业		职称		
身份证号码						
执业资格证书号码			考试年份			
毕业学校				参加工作时间		
执业范围		生产　使用 批发　零售		执业类别		药　学 中药学 药学与中药学
执业单位名称				联系电话		
通讯地址				邮编		
执业 单位 考核 意见						负责人（公章） 年　月　日

执业药师注册机构审查意见	
	负责人（公章） 年 月 日
备注	

本表一式两份，执业药师注册机构、执业药师本人各一份。

凡取得《执业药师资格证书》，按规定完成继续教育学分，可保留执业药师资格。取得《执业药师资格证书》一年后申请注册的，除符合本条规定外，还需同时提交载有本人参加继续教育记录的《执业药师继续教育登记证书》。

现在不少省份已经建立了执业药师网上注册平台，开展了执业药师网上注册工作。如广东省的执业药师可以登录广东省食品药品教育服务网，进行执业药师网上注册。

（5）注册证的发放：经批准注册者，由各省、自治区、直辖市药品监督管理部门在《执业药师资格证书》中注册情况栏内加盖注册专用印章，同时发给国家药品监督管理部门统一印制的中华人民共和国《执业药师注册证》，并报国家药品监督管理部门备案。

（6）注册证的有效期：执业药师注册有效期为二年。持证者须在有效期满前三个月到原执业药师注册机构申请办理再次注册手续。超过期限，不办理再次注册手续的人员，其《执业药师注册证》自动失效，并不能再以执业药师身份执业。

3. 执业药师继续教育

执业药师继续教育的目的是使执业药师保持良好的职业道德，以患者和消费者为中心，开展药学服务；不断提高依法执业能力和业务水平，认真履行职责，维护广大人民群众身体健康，保障公众用药安全、有效、经济、合理。

执业药师继续教育对象是已取得《执业药师资格证书》的人员。

取得《执业药师资格证书》的人员每年须自觉参加继续教育，并完成规定的学分。

执业药师继续教育的内容要适应执业药师工作岗位的实际需要，注重科学性、先进性、实用性和针对性，适应执业药师提供高质量药学服务的基本要求。主要包括有关法律法规、职业道德和药学、中药学及相关专业知识与技能，并分为必修、选修和自修三类。

执业药师通过继续教育取得相应学分。执业药师每年参加执业药师继续教育获取的学分不得少于15学分，注册期3年内累计不得少于45学分。其中必修和选修内容每年不得少于10学分，自修内容学习可累计获取学分。

执业药师继续教育登记内容包括继续教育内容、分类、形式、学分、考核结果、日期、施教机构等。《执业药师继续教育登记证书》由国家食品药品监督管理总局统一印制，由执业药师本人保存。现在很多省份可以在网络上打印《执业药师继续教育学分证明》。

《执业药师继续教育登记证书》是执业药师再次注册的必备证件。

四、知识拓展——医药行业从业的资质要求

药品生产、经管、使用单位关键人员资质要求及法律法规依据。

1. 《药品生产质量管理规范》

（2010 年修订，2010 年 10 月 19 日发布，卫生部令第 79 号）

第二十条　关键人员应当为企业的全职人员，至少应当包括企业负责人、生产管理负责人、质量管理负责人和质量受权人。

第二十二条　生产管理负责人应当至少具有药学或相关专业本科学历（或中级专业技术职称或执业药师资格）。

第二十三条　质量管理负责人应当至少具有药学或相关专业本科学历（或中级专业技术职称或执业药师资格）。

第二十五条　质量受权人应当至少具有药学或相关专业本科学历（或中级专业技术职称或执业药师资格）。

2. 《药品经营质量管理规范》

（2013 年 6 月 1 日，卫生部令第 90 号）

第二十条　（批发）企业质量负责人应当具有大学本科以上学历、执业药师资格和 3 年以上药品经营质量管理工作经历，在质量管理工作中具备正确判断和保障实施的能力。

第二十一条　（批发）企业质量管理部门负责人应当具有执业药师资格和 3 年以上药品经营质量管理工作经历，能独立解决经营过程中的质量问题。

第一百二十八条　（零售）企业法定代表人或者企业负责人应当具备执业药师资格。

（零售）企业应当按照国家有关规定配备执业药师，负责处方审核，指导合理用药。

药品批发企业、零售企业各岗位人员资质条件见表 2 - 4、表 2 - 5。

表 2 - 4　药品批发企业各岗位人员资质条件表

岗位	资质条件		
	专业、学历要求	职称/执业资格要求	实践经验要求
企业负责人	具有大学专科以上学历	或中级以上专业技术职称	
质量负责人	具有大学本科以上学历	具有执业药师资格	具有 3 年以上药品经营质量管理工作经历
质量管理部门负责人		具有执业药师资格	具有 3 年以上药品经营质量管理工作经历

续表

岗位	资质条件		
	专业、学历要求	职称/执业资格要求	实践经验要求
质量管理人员	药学中专以上学历或相关专业大专以上学历	或药学初级以上职称	
验收、养护人员	药学中专以上学历或相关专业中专以上学历	或药学初级以上职称	
中药材、中药饮片的验收人员	中药专业中专以上学历	或中药学中级以上职称	
中药材、中药饮片的养护人员	中药专业中专以上学历	或中药学初级以上职称	
地产中药材的验收人员		中药学中级以上职称	
疫苗质量管理和验收人员	具有预防医学、药学、微生物学或者医学等专业本科以上学历	具有中级以上专业技术职称	具有3年以上从事疫苗管理或者技术工作经历
采购人员	药学或相关专业中专以上学历		
销售、储存人员等	高中以上文化程度		

表2-5 药品零售企业各岗位人员的资质条件表

岗位	资质条件	
	专业、学历要求	职称要求
企业法人或企业负责人		具有执业药师资格
质量管理、验收、采购人员	具有药学或者相关专业学历	或具有药学专业技术职称
中药饮片质量管理、验收、采购人员	具有中药学专业中专以上学历	或具有中药学初级以上专业技术职称
营业员	高中以上文化程度	或符合省级药品监督管理部门规定
中药饮片调剂人员	具有中药学专业中专以上学历	或具备中药调剂员资格

3. 《处方管理办法》

第二十九条 取得药学专业技术职务任职资格的人员方可从事处方调剂工作。

第三十一条 具有药师以上专业技术职务任职资格的人员负责处方审核、评估、核对、发药以及安全用药指导；药士从事处方调配工作。

同步测试

（一）名词解释

药学技术人员 执业药师

（二）A 型题（最佳选择题）

1. 执业药师注册证书有效期为

    A. 1 年   B. 2 年   C. 3 年   D. 5 年   E. 10 年

2. 执业药师注册机构为

    A. 国家食品药品监督管理总局   B. 省级食品药品监督管理局

    C. 市级食品药品监督管理局   D. 省级劳动人事部门

    E. 市级劳动人事部门

3. 取得大专学历的人员报考药师的条件是

    A. 从事本专业工作满 1 年   B. 从事本专业工作满 3 年

    C. 从事本专业工作满 5 年   D. 担任药士职务满 1 年

    E. 担任药士职务满 2 年

4. 药学专业最高的专业技术职务是

    A. 药师   B. 执业药师

    C. 主管药师   D. 副主任药师

    E. 主任药师

5. 取得药学、中药学或相关专业大专学历报考执业药师，必须从事药学或中药学专业工作满

    A. 7 年   B. 6 年   C. 5 年   D. 4 年   E. 3 年

6. 根据相关规定，对执业药师继续教育实行

    A. 考核制度   B. 考试制度

    C. 登记制度   D. 核准制度

    E. 注册制度

7. 根据《执业药师资格制度暂行规定》，参加执业药师考试合格后取得的《执业药师资格证书》

    A. 在全国范围内有效

    B. 在取得者居住地所在省内有效

    C. 在取得者工作地所在省内有效

    D. 在取得者身份证发放地所在省内有效

    E. 在颁发地所在省内有效

8. 根据《执业药师资格制度暂行规定》，申请执业药师注册的条件不包括

    A. 取得《执业药师资格证书》

    B. 遵纪守法，遵守职业道德

    C. 必须在药品生产企业中从事生产或检验工作

    D. 经执业单位同意

    E. 身体健康，能坚持在执业药师岗位工作

（三）B 型题（配伍选择题）

    A. 不予注   B. 首次注册   C. 再次注册   D. 变更注册   E. 注销注册

根据《执业药师资格制度暂行规定》

9. 执业药师注册证有效期满前三个月，应申请办理

10. 执业药师申请到省外执业的，重新申请注册前应申请办理

11. 已经注册，但被吊销《执业药师资格证书》的，应办理

12. 在药品经营企业中执业的执业药师，到医疗机构进行执业应申请办理

（四）X 型题（多项选择题）

13. 根据《执业药师资格制度暂行规定》规定，需办理执业药师变更手续的是

    A. 变更执业地区   B. 变更执业单位

    C. 变更执业岗位   D. 变更执业类别

    E. 变更执业范围

14. 执业药师的执业范围为

    A. 药品研究   B. 药品生产

    C. 药品经营   D. 药品使用

    E. 药品监督管理

（五）思考题

15. 取得《执业药师资格证书》以后应如何进行注册？

技能训练

1. **实训项目**　了解药师（或执业药师）考试情况。

2. **实训目的**　熟悉药师考试的科目、内容、题型及题量。

3. **实训要求**　每5人为一组，在网站上查找一套近三年的药师（或执业药师）考试试题（或模拟试题），对考试科目、考试内容、题型、题量及各科内容所占比例进行分析、讨论，形成分析评价报告，每组选派1人汇报交流近三年的药师考试情况。

4. **实训内容**　在网站上查找一套近三年的药师（或执业药师）考试试题（或模拟试题），对考试科目、考试内容、题型、题量及各科内容所占比例进行分析、讨论。

5. **实训评价**　分析评价报告质量及汇报表现。

项目二　药品监督管理

■ 学习与教学目标

【学习目标】

知识目标：复述药品监督管理的相关法律规定；药品监督管理的类别；行政许可的含义与要求、行政处罚的种类与程序；药品质量抽查检验的程序。解释听证程序和简易程序。了解药品行政许可、药品认证、药品监督检查、行政强制；了解药品评价检验、上市检验、批签发、口岸检验、仲裁检验的适用范围。

技能目标：综合运用药品行政监督管理知识，能够依据法定程序受理行政许可申请并进行形式审查；开展行政处罚，正确撰写立案申请表、行政处罚事先告知书、行政处罚决定书等行政执法文书。综合运用药品技术监督管理知识，能够依据法定程序开展药品质量抽查检验，正确填写"药品抽样记录及凭证"等记录。

【教学目标】

通过药品监督管理项目的教学，使学生了解药品行政监督、药品技术监督的主要内容和法律基础知识，并在此基础上进一步胜任行政许可申请的受理、执法文书的撰写、药品行政处罚、药品质量抽查检验等工作任务，掌握药品行政许可申请受理、行政处罚、药品质量抽查检验的基本要求与程序，培养初步处理药品监督管理事务的职业技能，为以后从事药品监督管理事务工作和继续学习打下基础。

【重点难点】

该教学项目中学习的重点在于药品行政许可申请受理、行政处罚、药品质量抽查检验工作的开展，难点主要包括药品行政许可申请资料的形式审查、药品行政执法文书的撰写、药品质量抽查检验中相关记录的填写；掌握行政处罚的种类，一般程序和简易程序的确定，药品质量抽查检验的实施程序。

药品监督管理是指国家药品监督管理部门依据国家法律法规和相关政策，运用行政权力，通过制定规章、实施许可、开展认证、监督检查、行政处罚等方式，对药品研制、生产、经营和使用环节实行规范化管理和全过程监管的活动。在我国，药品监督管理传统上一般分为行政监督与技术监督。行政机关对药品、药事组织、药事活动、药品信息所进行的监督管理为行政监管，包括行政许可、行政监督、行政处罚、行政强制、行政禁止、行政裁决、行政拘留等；药品检验所等专业技术机构为行政监督提供药品检验、检测、技术评审等与药学专业技术密切相关的监督管理则为技术监督，包括药品检验、药品审评等。国家行政审批制度的改革方向是取消或简化前置性审批，建立权力清单制度，加强事中事后的监管。对那些搞坑蒙拐骗、假冒伪劣、侵犯知识产权、蓄意污染环境，违背市场公平竞争原则的行为，要严加监管、严厉惩处。

任务一 药品行政许可

任务情境

小刘是某医药高等专科学校毕业的大学三年级的实习生，在某市行政服务中心食品药品监管局窗口实习。现正接待一位办理药品经营许可证的申办人，申办人称准备在市区某新社区开办一家小药店，要求办理药品经营许可证。小刘该如何处理呢？

一、基础知识

药品行政许可制度的深化改革方向，是指根据市场经济和社会发展的要求，在正确的行政改革理念指导下，合理确定药品管理行政许可范围，规范行政许可的实施，加强行政许可的监管，提高行政许可效率，建立公正透明、内容科学、程序规范、廉洁高效、权责一致、监督有力的行政许可制度，实现药品监督管理的科学化、民主化、法治化和现代化。

（一）行政许可的概念

行政许可，是指行政机关根据公民、法人或者其他组织的申请，经依法审查，准予其从事特定活动的行为。

行政许可的基本原则主要有：①市场取向原则。从社会主义市场经济发展的需要出发，正确界定行政许可范围，恰当设置行政许可程序，有效保障市场机制对资源配置的基础性作用，创造良好的市场环境，进一步解放和发展生产力。②依法许可原则。对行政机关来说，"法无授权不可为"，政府这只手不能伸得过长，必须运用法律手段规范与调节行政许可行为，使其以某种适应市场经济发展要求的方式介入经济活动。③公平合理原则。公正、公开、公平的原则，是行政许可制度走向现代化、科学化的基础和保障。市场经济需要公平合理的发展环境，更追求公平合理的运行结果。药品研发、生产、经营及其相应的质量管理规范认证等许可事项，可以说直接决定药品生产经营企业的生存和发展，因此，公平合理原则是药品管理行政许可制度必须坚持的根本原则，否则将会威胁民众的用药安全、影响政府的公信力。④提高效能原则。合理划分和调整部门之间的行政审批职能、减少环节、改善管理、强化服务，是行政审批程序健康运行的主要任务。法律法规规定只由一个部门办理的行政审批，应当实行一个窗口对外办理；涉及几个部门的行政审批，应当由相关法律法规规定的主要负责部门牵头，会同其他有关部门共同研究决定后办理。同时，规定合理时限，提高工作效率，在限定期限内完成审批工作。行政审批机关应严格遵循法律规定的期限，及时受理行政审批，及时进行实质审查，及时颁发许可证或执照，及时对有关行政审批纠纷作出处理决定。⑤落实责任原则。"只要启动了权力，就应预设其责任"，谁许可谁负责，建立起有效的责任落实和追究制度。行政机关实施行政审批，应当依法对审批对象实施有效监督，并承担相应的责任。对行政审批机关不按规定的审批条件、程序实施行政审批的，对滥用职权、徇私舞弊进行审批的，以及对被审批人不依法履行监督责任，或者监督不力、对违法行为不予查处的，必须追究有关工作领导和直接责任人的法律责任。⑥强化监督原则。"一切有权力的人都容易滥用权力，这是万古不变的一条经验"。缺乏有效的监督将必然导致行政许可公平、公正的彻底瓦解。高度透明、全方位、无差别的系统化监督，需要明确行政许可的条件、程序，并建立便于公民、法人和其他组织监督的制度。

（二）行政许可的种类

行政审批通常包括审批、核准、批准、同意、注册、认可、登记、检验、年检等几十种。行政审批从许可的角度可一分为二：行政许可和非许可的其他审批。行政许可又可分为以下种类。

1. 普通许可

就是准许符合法定条件的相对人行使某种权利的行为，是行政机关运用最广泛的一种行政许可。凡是直接关系国家安全、公共安全的活动，基于高度社会信用的行业的市场准入和法定经营活动，直接关系到人身健康、生命财产安全的产品、物品的生产及销售活动，都适用于普遍许可。该类许可有两个显著特征：一是对相对人行使法定权利附有一定的条件；二是一般没有数量控制。

2. 特许

就是行政机关代表国家向被许可人授予某种权力或者对有限资源进行有效配置的管理方式。主要适用于有限自然资源的开发利用、有限公共资源的配置、直接关系公共利益的垄断性企业的市场准入。如出租车经营许可、排污许可等。特许有两个主要特征：一是相对人取得特许后，一般应依法支付一定的费用，所取得的特许可以转让、继承；二是特许一般有数量限制，往往通过公开招标、拍卖等公开、公平的方式决定是否授予特许。

（三）药品行政许可

药品行政许可，是指享有法定职权的行政机关根据公民、法人或者其他组织的申请，经依法审查，准予其从事药事活动，认可其资格资质或者赋予其某种法律权利的行为。药品行政许可是一种前置性管理措施。其实质是国家对关系到人体生命健康的药品采用行政许可的方式加以管理的一种手段和方式。其目的是为了将关系到人民群众切身利益的药品注册、生产、经营等纳入规范的行政管理的直接监控之下，以确保人民群众用药安全有效。

根据现行药事法律规范，药品行政许可项目可以分为：①有关药品的许可。如药品临床研究批准、新药证书的核发、药品批准文号、进口药品注册证、医药产品注册证、医疗机构制剂批准文号的核发、药品广告批准文号的核发等。②有关药事组织和药事行为的许可。如《药品生产许可证》《药品经营许可证》《医疗机构制剂许可证》的核发、GMP 认证证书、GSP 认证证书的发放等。③有关药师的执业许可。如执业药师注册证书的核发。药品行政许可项目及分工具体情况详见表 3 - 1。

表 3 - 1　药品行政许可主要项目表

行政机关	药品行政许可主要项目
国家食品药品监督管理总局	药品临床试验批准、药品注册、国家规定的生物制品销售前或进口时检验或审核、药物非临床研究质量管理规范（GLP）认证、药物临床试验机构资格认定、药品生产质量管理规范（GMP）（注射剂、规定的生物制品、放射性药品生产）认证、中药材生产质量管理规范（GAP）认证、中药保护品种证书核发、刊登处方药专业刊物审批、互联网药品交易服务企业（第三方平台、B2B）审批、药品（跨省）委托生产批准、麻醉药品和精神药品进出口审批、携带麻醉药品和精神药品证明的发放
省级食品药品监督管理局	开办药品生产企业申请、药品 CMP 认证、药品委托生产、第二类精神药品制剂定点生产审批、药品经营企业（批发）开办、药品 GSP 认证、执业药师注册、药品广告审查、药品再注册、毒性药品收购经营审批、药品经营企业从事第二类精神药品批发业务的审批、从事第三方药品物流、互联网药品交易服务、互联网药品信息服务、医疗机构制剂临床审批、医疗机构制剂注册、医疗机构制剂调剂审批、医疗机构配制制剂许可、医疗机构放射性药品使用许可
设区的市级食品药品监督管理局（设区市级市场监督局）	药品零售企业许可、《麻醉药品、精神药品邮寄证明》审批、《麻醉药品、第一类精神药品运输证明》审批、药品零售连锁企业从事第二类精神药品制剂零售业务的审批
县级食品药品监督管理局（县级市场监督局）	无

注：下级药品监督管理部门可以实施上一级别药品监督管理部门委托其实施的行政许可。

（四）行政许可的缺点

行政许可制度的缺点归纳为以下十点：一是自我永久持续性；二是自我增殖性；三是高费用性；四是非效率性；五是恣意裁量性；六是非效率的保护性；七是腐败性；八是非关税障碍性；九是重复性；十是中央集权性。

在药品行政许可领域主要存在问题有：①擅自附加许可条件；②未严格依法进行委托许可；③未严格履行行政许可公开的法定程序；④未严格遵守行政许可的法定时限；

⑤行政许可文书不统一，归档案卷不规范；⑥药品行政许可与行政监管工作存在一定的脱节现象。

在行政许可申请的受理过程中，从法定程序上看，较为突出的是未严格履行法定告知义务。个别地方甚至既没有建立行政许可告知制度，实践中也没有向申请人履行告知义务。主要表现在：一是在受理阶段，申请人报送的材料不符合规定要求的，往往不是一次而是分次告知申请人需要补正的材料；二是行政许可事项直接关系他人重大利益时，未告知申请人、利害关系人申请听证的权利；三是未告知申请人享有申请行政复议或者提起行政诉讼的权利等。

二、相关法律法规依据

（一）《中华人民共和国行政许可法》

（2003 年 8 月 27 日第十届全国人民代表大会常务委员会第四次会议通过，自 2004 年 7 月 1 日起施行）

第二十二条　行政许可由具有行政许可权的行政机关在其法定职权范围内实施。

第三十条　行政机关应当将法律、法规、规章规定的有关行政许可的事项、依据、条件、数量、程序、期限以及需要提交的全部材料的目录和申请书示范文本等在办公场所公示。

申请人要求行政机关对公示内容予以说明、解释的，行政机关应当说明、解释，提供准确、可靠的信息。

第三十一条　申请人申请行政许可，应当如实向行政机关提交有关材料和反映真实情况，并对其申请材料实质内容的真实性负责。行政机关不得要求申请人提交与其申请的行政许可事项无关的技术资料和其他材料。

第三十二条　行政机关对申请人提出的行政许可申请，应当根据下列情况分别作出处理：

（一）申请事项依法不需要取得行政许可的，应当即时告知申请人不受理；

（二）申请事项依法不属于本行政机关职权范围的，应当即时作出不予受理的决定，并告知申请人向有关行政机关申请；

（三）申请材料存在可以当场更正的错误的，应当允许申请人当场更正；

（四）申请材料不齐全或者不符合法定形式的，应当当场或者在五日内一次告知申请人需要补正的全部内容，逾期不告知的，自收到申请材料之日起即为受理；

（五）申请事项属于本行政机关职权范围，申请材料齐全、符合法定形式，或者申请人按照本行政机关的要求提交全部补正申请材料的，应当受理行政许可申请。

行政机关受理或者不予受理行政许可申请，应当出具加盖本行政机关专用印章和注明日期的书面凭证。

（二）《药品管理法》

（1984 年 9 月 20 日第六届全国人民代表大会常务委员会第七次会议通过，2001 年 2

月 28 日第一次修订）

第十四条　开办药品批发企业，须经企业所在地省、自治区、直辖市人民政府药品监督管理部门批准并发给《药品经营许可证》；开办药品零售企业，须经企业所在地县级以上地方药品监督管理部门批准并发给《药品经营许可证》无《药品经营许可证》的，不得经营药品。

《药品经营许可证》应当标明有效期和经营范围，到期重新审查发证。

药品监督管理部门批准开办药品经营企业，除依据本法第十五条规定的条件外，还应当遵循合理布局和方便群众购药的原则。

（三）《药品管理法实施条例》

（国务院第 360 号令，2002 年 8 月 4 日颁布，2002 年 9 月 15 日起施行）

第十二条　开办药品零售企业，申办人应当向拟办企业所在地设区的市级药品监督管理机构或者省、自治区、直辖市人民政府药品监督管理部门直接设置的县级药品监督管理机构提出申请。受理申请的药品监督管理机构应当自收到申请之日起 30 个工作日内，依据国务院药品监督管理部门的规定，结合当地常住人口数量、地域、交通状况和实际需要进行审查，作出是否同意筹建的决定。申办人完成拟办企业筹建后，应当向原审批机构申请验收。原审批机构应当自收到申请之日起 15 个工作日内，依据《药品管理法》第十五条规定的开办条件组织验收；符合条件的，发给《药品经营许可证》。

（四）《药品经营许可证管理办法》

（局令第 6 号，自 2004 年 4 月 1 日起施行）

第九条　开办药品零售企业按照以下程序办理《药品经营许可证》：

（一）申办人向拟办企业所在地设区的市级（食品）药品监督管理机构或省、自治区、直辖市（食品）药品监督管理部门直接设置的县级（食品）药品监督管理机构提出筹建申请，并提交以下材料：

1. 拟办企业法定代表人、企业负责人、质量负责人的学历、执业资格或职称证明原件、复印件及个人简历及专业技术人员资格证书、聘书；

2. 拟经营药品的范围；

3. 拟设营业场所、仓储设施、设备情况。

（二）（食品）药品监督管理机构对申办人提出的申请，应当根据下列情况分别作出处理：

1. 申请事项不属于本部门职权范围的，应当即时作出不予受理的决定，发给《不予受理通知书》，并告知申办人向有关（食品）药品监督管理部门申请；

2. 申请材料存在可以当场更正的错误的，应当允许申办人当场更正；

3. 申请材料不齐或者不符合法定形式的，应当当场或者在 5 日内发给申办人《补正材料通知书》，一次性告知需要补正的全部内容。逾期不告知的，自收到申请材料之日起即为受理；

4. 申请事项属于本部门职权范围，材料齐全、符合法定形式，或者申办人按要求提交全部补正材料的，发给申办人《受理通知书》。《受理通知书》中注明的日期为受理日期。

（三）（食品）药品监督管理机构自受理申请之日起 30 个工作日内，依据本办法第五条规定对申报材料进行审查，作出是否同意筹建的决定，并书面通知申办人。不同意筹建的，应当说明理由，并告知申办人依法享有申请行政复议或者提起行政诉讼的权利。

（四）申办人完成筹建后，向受理申请的（食品）药品监督管理机构提出验收申请，并提交以下材料：

1. 药品经营许可证申请表；

2. 工商行政管理部门出具的拟办企业核准证明文件；

3. 营业场所、仓库平面布置图及房屋产权或使用权证明；

4. 依法经过资格认定的药学专业技术人员资格证书及聘书；

5. 拟办企业质量管理文件及主要设施、设备目录。

（五）受理申请的（食品）药品监督管理机构在收到验收申请之日起 15 个工作日内，依据开办药品零售企业验收实施标准组织验收，作出是否发给《药品经营许可证》的决定。不符合条件的，应当书面通知申办人并说明理由，同时，告知申办人享有依法申请行政复议或提起行政诉讼的权利。

第十条 （食品）药品监督管理部门（机构）对申办人的申请进行审查时，发现行政许可事项直接关系到他人重大利益的，应当告知该利害关系人。受理部门应当听取申办人、利害关系人的陈述和申辩。依法应当听证的，按照法律规定举行听证。

三、任务实施

（一）明确目标

依法、合规、高效地受理《药品经营许可证》申办材料，并完成形式审查工作。

（二）受理资料

核对药品经营许可证（零售）申报材料是否齐全。

材料基本要求有：①申请材料应完整、清晰，要求签字的须签字，每份加盖企业公章。使用 A4 纸打印或复印，按照申请材料目录顺序装订成册；②凡申请材料需提交复印件的，申请人须在复印件上注明日期；是法人的，应加盖企业公章，是自然人的，应签字。目录见表 3-2。

表 3 – 2　申请药品零售企业资料目录

序号	内容
1	《药品经营许可证》申请表（一式二份）
2	工商行政管理部门出具的拟办企业核准证明文件
3	经营场地、仓库等房屋产权证或使用证明（产权证、租赁协议）及平面布置图
4	法定代表人、企业负责人、质量负责人、质量管理机构负责人（质量管理员）、驻店药师的身份证、暂住证、工作简历及声明承诺书、学历、执业资格或职称证明，属外单位调入的药学专业技术人员，须提供调离原任职单位的解除劳动合同证明、劳动合同复印件（退休、退养等人员应提供聘用协议书）
5	企业从业人员花名册（并提供其他从业人员的身份证、暂住证、准入岗位资格证明及学历证书复印件）
6	企业质量管理制度目录
7	《企业章程》及确定法定代表人、企业负责人的有关证明文件（如董事会决议、股东会决议等）（个人独资企业、合伙企业除外）
8	分支机构须提供由工商行政管理部门出具的《企业法人营业执照》复印件及法定代表人的身份证复印件
9	连锁加盟店应提交加盟协议等情况材料
10	委托办理的需提交委托书原件和受委托人身份证
11	其他资料（同意筹建药品零售企业通知书、现场验收申请承诺表、验收结论等）

（三）实施程序

根据市行政受理服务中心受理人员岗位职责及权限，按程序逐步完成下列事务。

1. 对照标准查验申请材料。

2. 对申请材料齐全、符合形式审查要求的，应及时受理，填写《受理通知书》，将《受理通知书》交与申请人作为受理凭证。

3. 对申请人提交的申请材料不齐全或者不符合形式审查要求的，受理人员一次性告知申请人补正有关材料，填写《补正材料通知书》，注明已具备和需要补正的内容。

4. 经补正材料后符合形式审查要求的，应及时受理，填写《受理通知书》，将《受理通知书》交与申请人作为受理凭证；经补正材料后仍不符合形式审查要求的，不予受理，填写《不予受理通知书》并载明其理由，将《不予受理通知书》和全部申报材料一并退回申请人。

5. 对申请事项不属于本部门职权范围或该申请事项不需行政许可的，不予受理，填写《不予受理通知书》，并告知所属审查机关。

6. 《受理通知书》《不予受理通知书》应当加盖市局受理专用章，注明日期。

7. 对已受理的申请，应及时将《受理通知书》和全部申报材料一并转市场监督处审核人员，双方办理交接手续。

值得说明的是，有些地方药品经营许可权下放委托给区县一级药品监督管理局。除在行政受理服务中心窗口直接受理申报材料外，还需要处理药品零售企业经营许可证网上申请的预审。

四、知识拓展——开办药品零售经营企业验收与发证程序

以宁波市为例。

1. 申办人完成筹建后，药品监管部门在《现场验收申请承诺表》中申请者确定的验收日期后 5 个工作日内依据《浙江省药品零售连锁企业验收实施标准》或《浙江省药品零售企业验收实施标准》或《宁波市乙类非处方药零售企业验收实施标准》组织现场验收；验收结束后，报行政受理服务中心窗口受理。

2. 自宁波市食品药品监督管理局自受理之日起 10 个工作日内作出是否准予许可的决定；准予许可的，发给《药品经营许可证》，并于每月初将企业信息在宁波市食品药品监督局公众信息网上向社会公示；不予许可的，书面通知申办人并说明理由，同时，告知申办人享有依法申请行政复议或提起行政诉讼的权利。

3. 申办人在取得《药品经营许可证》和《营业执照》后方可经营药品，并在取得《药品经营许可证》30 日内申请 GSP 认证。

任务二　药品行政监督

任务情境

　　小李是某医药高等专科学校毕业的大学生，在读完专升本后，参加公务员考试并录用后，在某市食品药品监督管理局稽查大队工作。现接到一个举报电话，举报人称在市区某大药房购药时发现所购标注为某制药有限公司生产的某胶囊疑似假药，要求查处。小李该如何处理呢？

一、基础知识

　　药品行政监督是指国家药品监督管理部门依据国家法律法规和相关政策，运用行政权力，通过制定规章、设定许可、实施认证、监督检查、行政处罚等方式，对药品研制、生产、经营和使用环节实行规范化管理和全过程监管的活动。药品行政监督的目的是保证药品质量，保障用药安全，维护人民身体健康和用药的合法权益。

　　在药品稽查或行政监督检查过程中，药品稽查人员一旦发现存在无证生产经营药品、生产经营假劣药品、违法销售医疗机构制剂、违法购进药品等违法行为，必须对知情者进行调查询问、取证、查扣违法药品，必要时进行药品检验取得药品质量检验报告，并依法对违法对象进行行政处罚，必要时移送公安部门进行刑事侦查。期间，作为药品监督人员在开展调查取证、行政处罚等工作时，需要做好调查笔录、行政文书、行政档案等基础工作。

　　履行药品监管职责，需要有法律意识、服务意识、责任意识和接受监督意识。药品

执法人员应做到依法行政，公正、公平、公开办案，并向社会公布执法程序，接受行政相对人和群众的监督。下面就药品行政监督中重要的行政处罚工作进行阐述。

（一）行政处罚的含义

行政处罚是指行政机关或者其他行政主体依法对违反行政法但尚未构成犯罪的行政相对人实施的制裁。药品监督管理部门对违反药品管理法律、法规、规章的单位或者个人实施行政处罚。

（二）行政处罚的种类

1. 警告

属于申诫罚，分口头警告、书面警告，一般以直接告知的口头警告为主。

2. 罚款

属于财产罚。通常以违法药品的货值金额为基准，假药案罚款的上下限为涉案货值金额的 2~5 倍，劣药案为 1~3 倍。

3. 没收违法所得、没收非法财物

属于财产罚。

4. 责令停产停业

属于能力罚。

5. 暂扣或者吊销许可证、暂扣或者吊销执照

属于能力罚。

6. 禁止从业

属于资格罚。如从事生产、销售假药及生产、销售劣药情节严重的企业或者其他单位，其直接负责的主管人员和其他直接责任人员十年内不得从事药品生产、经营活动。

还有公安部门有权实施的行政处罚，如行政拘留。

二、相关法律法规依据

（一）《药品管理法》

第六十四条 药品监督管理部门有权按照法律、行政法规的规定对报经其审批的药品研制和药品的生产、经营以及医疗机构使用药品的事项进行监督检查，有关单位和个人不得拒绝和隐瞒。

药品监督管理部门进行监督检查时，必须出示证明文件，对监督检查中知悉的被检查人的技术秘密和业务秘密应当保密。

第七十三条 未取得《药品生产许可证》《药品经营许可证》或者《医疗机构制剂许可证》生产药品、经营药品的，依法予以取缔，没收违法生产、销售的药品和违法所得，并处违法生产、销售的药品（包括已售出的和未售出的药品，下同）货值金额二倍以上五倍以下的罚款；构成犯罪的，依法追究刑事责任。

第七十四条 生产、销售假药的，没收违法生产、销售的药品和违法所得，并处违

法生产、销售药品货值金额二倍以上五倍以下的罚款；有药品批准证明文件的予以撤销，并责令停产、停业整顿；情节严重的，吊销《药品生产许可证》《药品经营许可证》或者《医疗机构制剂许可证》；构成犯罪的，依法追究刑事责任。

第七十五条 生产、销售劣药的，没收违法生产、销售的药品和违法所得，并处违法生产、销售药品货值金额一倍以上三倍以下的罚款；情节严重的，责令停产、停业整顿或者撤销药品批准证明文件、吊销《药品生产许可证》《药品经营许可证》或者《医疗机构制剂许可证》；构成犯罪的，依法追究刑事责任。

第七十六条 从事生产、销售假药及生产、销售劣药情节严重的企业或者其他单位，其直接负责的主管人员和其他直接责任人员十年内不得从事药品生产、经营活动。

对生产者专门用于生产假药、劣药的原辅材料、包装材料、生产设备，予以没收。

第七十七条 知道或者应当知道属于假劣药品而为其提供运输、保管、仓储等便利条件的，没收全部运输、保管、仓储的收入，并处违法收入百分之五十以上三倍以下的罚款；构成犯罪的，依法追究刑事责任。

（二）《行政处罚法》

（1996 年 3 月 17 日第八届全国人民代表大会第四次会议通过）

第八条 行政处罚的种类：

（1）警告；

（2）罚款；

（3）没收违法所得、没收非法财物；

（4）责令停产停业；

（5）暂扣或者吊销许可证、暂扣或者吊销执照；

（6）行政拘留；

（7）法律、行政法规规定的其他行政处罚。

第二十条 行政处罚由违法行为发生地的县级以上地方人民政府具有行政处罚权的行政机关管辖。法律、行政法规另有规定的除外。

第二十二条 违法行为构成犯罪的，行政机关必须将案件移送司法机关，依法追究刑事责任。

第二十四条 对当事人的同一个违法行为，不得给予两次以上罚款的行政处罚。

第三十条 公民、法人或者其他组织违反行政管理秩序的行为，依法应当给予行政处罚的，行政机关必须查明事实；违法事实不清的，不得给予行政处罚。

第三十一条 行政机关在作出行政处罚决定之前，应当告知当事人作出行政处罚决定的事实、理由及依据，并告知当事人依法享有的权利。

第三十二条 当事人有权进行陈述和申辩。行政机关必须充分听取当事人的意见，对当事人提出的事实、理由和证据，应当进行复核；当事人提出的事实、理由或者证据成立的，行政机关应当采纳。

行政机关不得因当事人申辩而加重处罚。

（三）《行政复议法》

(1999 年 4 月 29 日第九届全国人民代表大会常务委员会第九次会议通过)

第二十八条 行政复议机关负责法制工作的机构应当对被申请人作出的具体行政行为进行审查，提出意见，经行政复议机关的负责人同意或者集体讨论通过后，按照下列规定作出行政复议决定：

(1) 具体行政行为认定事实清楚，证据确凿，适用依据正确，程序合法，内容适当的，决定维持；

(2) 被申请人不履行法定职责的，决定其在一定期限内履行；

(3) 具体行政行为有下列情形之一的，决定撤销、变更或者确认该具体行政行为违法；决定撤销或者确认该具体行政行为违法的，可以责令被申请人在一定期限内重新作出具体行政行为：主要事实不清、证据不足的；适用依据错误的；违反法定程序的；超越或者滥用职权的；具体行政行为明显不当的。

(4) 被申请人不按照本法第二十三条的规定提出书面答复、提交当初作出具体行政行为的证据、依据和其他有关材料的，视为该具体行政行为没有证据、依据，决定撤销该具体行政行为。

行政复议机关责令被申请人重新作出具体行政行为的，被申请人不得以同一的事实和理由作出与原具体行政行为相同或者基本相同的具体行政行为。

第三十四条 行政复议机关违反本法规定，无正当理由不予受理依法提出的行政复议申请或者不按照规定转送行政复议申请的，或者在法定期限内不作出行政复议决定的，对直接负责的主管人员和其他直接责任人员依法给予警告、记过、记大过的行政处分；经责令受理仍不受理或者不按照规定转送行政复议申请，造成严重后果的，依法给予降级、撤职、开除的行政处分。

（四）《食品药品监督行政处罚程序规定》

(2014 年 3 月 14 日经国家食品药品监督管理总局局务会议审议通过，自 2014 年 6 月 1 日起施行)

第三条 食品药品监督管理部门实施行政处罚，遵循公开、公平、公正的原则，做到事实清楚、证据确凿、程序合法、法律法规规章适用准确适当、执法文书使用规范。

第十七条 食品药品监督管理部门应当对下列事项及时调查处理：

(一) 在监督检查及抽验中发现案件线索的；

(二) 公民、法人或者其他组织投诉、举报的；

(三) 上级机关交办或者下级机关报请查处的；

(四) 有关部门移送或者经由其他方式、途径披露的。

符合立案条件的，应当在 7 个工作日内立案。

第二十一条 执法人员进行现场调查时，应当制作笔录。笔录应当注明执法人员身份、证件名称、证件编号及调查目的。执法人员应当在笔录上签字。

笔录经核对无误后，被调查人应当在笔录上逐页签字或者按指纹，并在笔录上注明对笔录真实性的意见。笔录修改处，应当由被调查人签字或者按指纹。

第四十条　食品药品监督管理部门作出行政处罚决定，应当制作行政处罚决定书。行政处罚决定书应当载明下列事项：

（一）当事人的姓名或者名称、地址；

（二）违反法律、法规或者规章的事实和证据；

（三）行政处罚的种类和依据；

（四）行政处罚的履行方式和期限；

（五）不服行政处罚决定，申请行政复议或者提起行政诉讼的途径和期限；

（六）作出行政处罚决定的食品药品监督管理部门名称和作出决定的日期。

行政处罚决定中涉及没收食品药品或者其他有关物品的，还应当附没收物品凭证。

行政处罚决定书应当盖有作出行政处罚决定的食品药品监督管理部门的公章。

三、任务实施

（一）明确目标

食品药品监督管理部门在执法过程中能够遵循公开、公平、公正的原则，做到事实清楚、证据确凿、程序合法、法律法规规章适用准确适当、执法文书使用规范，正确行使行政处罚等职权，实施行政处罚，履行监管职责，保护公民、法人和其他组织的合法权益。

（二）文书资料

药品监督行政执法文书见表3－3。

表3－3　药品监督行政执法文书一览表

执法过程	文书名称
立案	1. 案件来源登记表
	2. 立案审批表
	3. 案件移送书
	4. 涉嫌犯罪案件移送审批表
	5. 涉嫌犯罪案件移送书
调查取证	6. 查封（扣押）物品移交通知书
	7. 询问调查笔录
	8. 现场检查笔录
	9. 案件调查终结报告
	10. 先行登记保存物品通知书
	11. 先行登记保存物品处理决定书
	12. 查封（扣押）决定书
	13. 封条
	14. 检验（检测、检疫、鉴定）告知书
	15. 查封（扣押）延期通知书
	16. 先行处理物品通知书
	17. 解除查封（扣押）决定书

执法过程	文书名称
处罚决定	18. 案件合议记录
	19. 案件集体讨论记录
	20. 责令改正通知书
	21. 撤案审批表
	22. 听证告知书
	23. 听证通知书
	24. 听证笔录
	25. 听证意见书
	26. 行政处罚事先告知书
	27. 行政处罚决定审批表
	28. 行政处罚决定书
	29. 当场行政处罚决定书
	30. 没收物品凭证
	31. 没收物品处理清单
	32. 履行行政处罚决定催告书
	33. 行政处罚强制执行申请书
	34. 陈述申辩笔录
	35. 陈述申辩复核意见书
	36.（ ）副页
	37.（ ）物品清单
送达	38. 送达回执
执行与结案	39.（ ）审批表
	40. 行政处罚结案报告

（二）实施程序

具体的行政处罚程序见图 3-1。

1. 受理

药品监督管理部门应对涉案举报线索及交办、报送的事项及时调查处理。

2. 立案

符合立案条件的，应当报分管负责人批准立案，并确定 2 名以上执法人员为案件承办人。

3. 调查取证

食品药品监督管理部门进行案件调查时，执法人员不得少于 2 人，并出示执法证件。首次向案件当事人收集、调取证据的，应当告知其有申请办案人员回避的权利。被调查人或者有关人员应当如实回答询问并协助、配合调查，及时提供依法应当保存的票据、凭证、记录等相关材料，不得阻挠、干扰案件的调查。办案过程中涉及国家秘密、商业秘密和个人隐私的，执法人员应当保守秘密。

执法人员进行现场调查时，应当制作笔录。笔录应当注明执法人员身份、证件名称、证件编号及调查目的。执法人员应当在笔录上签字。笔录经核对无误后，被调查人应当在笔录上逐页签字或者按指纹，并在笔录上注明对笔录真实性的意见。笔录修改处，应当由被调查人签字或者按指纹。

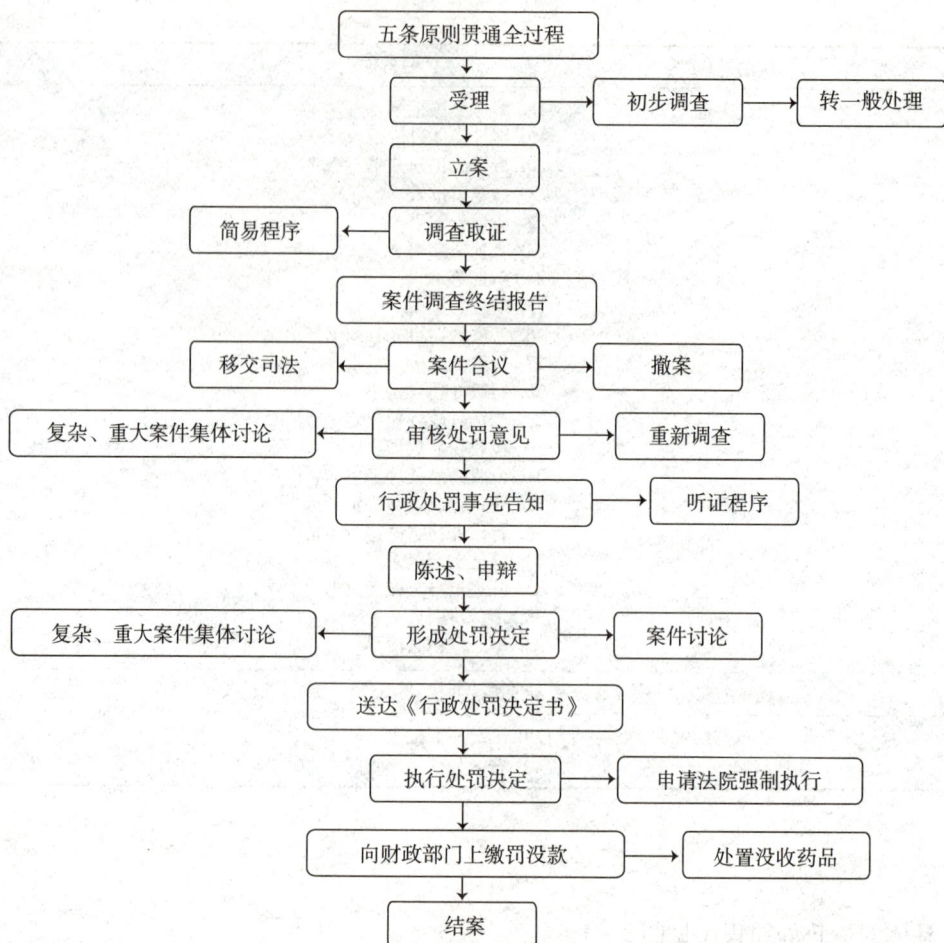

图3-1 药品行政处罚流程图

办案人员应当依法收集与案件有关的证据。证据包括书证、物证、视听资料、证人证言、当事人陈述、检验报告、鉴定意见、调查笔录、电子数据、现场检查笔录等。立案前调查或者检查过程中依法取得的证据，可以作为认定事实的依据。

在证据可能灭失或者以后难以取得的情况下，经分管负责人批准，可以先行登记保存，并向当事人出具先行登记保存物品通知书。先行登记保存期间，当事人或者有关人员不得损毁、销毁或者转移证据。食品药品监督管理部门在案件调查时，经分管负责人批准可以依法采取查封、扣押等行政强制措施，执法人员应当向当事人出具查封、扣押决定书。情况紧急，需要当场采取查封、扣押措施的，执法人员应当在查封扣押后24小时内向分管负责人报告，并补办批准手续。分管负责人认为不应当采取行政强制措施的，应当立即解除。

案件调查终结后，案件承办人应当撰写调查终结报告，简易程序除外。调查终结报告内容包括当事人基本情况、案由、违法事实及证据、调查经过等；拟给予行政处罚的，还应当包括所适用的依据及处罚建议。

4. 处罚决定

（1）一般程序

①案件合议：承办人提交案件调查终结报告后，食品药品监督管理部门应当组织 3 名以上有关人员对违法行为的事实、性质、情节、社会危害程度、办案程序、处罚意见等进行合议。

合议应当根据认定的事实，提出予以处罚、补充证据、重新调查、撤销案件或者其他处理意见。

②行政处罚事先告知：食品药品监督管理部门在作出处罚决定前应当填写行政处罚事先告知书，告知当事人违法事实、处罚的理由和依据，以及当事人依法享有的陈述、申辩权。食品药品监督管理部门应当充分听取当事人的陈述和申辩。当事人提出的事实、理由或者证据经复核成立的，应当采纳。食品药品监督管理部门不得因当事人申辩而加重处罚。

食品药品监督管理部门在作出责令停产停业、吊销许可证、撤销批准证明文件、较大数额罚款、没收较大数额财物等行政处罚决定前，应当告知当事人有要求举行听证的权利。当事人要求听证的，应当按照法定程序组织听证。

③行政处罚审批：拟作出的行政处罚决定应当报食品药品监督管理部门负责人审查。对违法事实清楚、证据确凿、程序合法，依据药品、医疗器械管理法律、法规、规章的规定，应当给予行政处罚的，由承办人填写《行政处罚审批表》，经承办机构负责人填写审核意见后，报药品监督管理部门主管领导审批。

④形成处罚决定：药品监督管理部门作出行政处罚决定，应当制作《行政处罚决定书》。行政处罚内容有没收假劣药品、医疗器械或者有关物品的，《行政处罚决定书》应当附有《没收物品凭证》。

知识链接

R 市食品药品监督管理局
行政处罚决定书

（R）药行罚〔2012〕×号

被处罚单位 R 市××大药房，住所地 R 市××西路北侧××号。2009 年 8 月 28 日取得《个人独资企业营业执照》，注册号：37×××××。2009 年 8 月 19 日取得《药品经营许可证》，证号：鲁×××××。

企业负责人孙某，男，1984 年 8 月 5 日出生，汉族，大专文化，身份证号码：37××××××××××。

2012 年 2 月 3 日，本局行政执法人员根据郎某涉嫌无证经营药品案件中获得的相关信息，依法对你单位组织检查，发现你单位中存放有标示×××天然药业集团有限责任公司生产的批号为 111203，规格为 15g×20 袋/大袋的"××××颗粒"共计 100 大袋。现场检查期间，你单位不能提供上述药品的购进单据及供货商的药品生产经营资质，药品来源不明，可能危害人体健康，经机关负责人批准，于同日采取扣押的行政强制措施。2012年2月6日立案，并于同日送达行政处理通知书。3月2日，因需要将涉案产品进行协查，花费时间较长，不能在扣押期限内作出处理决定，经机关负责人批准，本局将扣押期限延长至4月3日。

经调查，2011年12月28日，你单位从×××天然药业集团有限责任公司业务员郎某手中，购进了该公司生产的批号为111203，规格为15g×20袋/大袋的"×××颗粒"500大袋。2012年1月13日你单位再次从郎某手中购进上述批号规格的"×××颗粒"349大袋，购进价格均为5.65元/大袋。购进时，你单位当场向郎某支付了上述药品的货款。

经本局查证，郎某，男，汉族，大专文化，1979年12月13日出生，自2004年起在×××天然药业集团有限责任公司工作，负责该公司在R地区药品的销售，持有该公司的法人授权书。2011年12月24日，R市海力医药有限公司从×××天然药业集团有限责任公司购进了该公司生产的，批号为111203，规格为15g×20袋/大袋的"×××颗粒"6000大袋，共计120箱。R市海力医药有限公司在对药品验收入库后，郎某即以该批药品发错了货为由申请退货。2011年12月26日和2012年1月1日，R市海力医药有限公司分别向郎某退货5000大袋（计100箱）和1000大袋（计20箱）。郎某将退回的部分药品转手销售给你单位，共计849袋，未开具销售票据，并当场收取现金4796.84元。截至案发时，郎某仍未将上述货款支付给×××天然药业集团有限责任公司。×××天然药业集团有限责任公司出具的法人授权证明书中特别规定，"业务代表一律不得以现金形式收取货款、不得提取及转移货物"。郎某从R市海力医药有限公司退货后再行销售，并当场收取现金的行为，不在×××天然药业集团有限责任公司授权范围内，属于个人非法经营行为。

你单位在购进药品前，未索取、查验、留存供货商郎某的药品经营资格和授权委托书等资料，购进时未向郎某索取购进票据，放任了从未取得《药品经营许可证》的企业购进药品的违法行为的发生，存在主观上的故意。购进后未进行药品入库验收即销售，销售时未开具销售票据。你单位共购进上述药品849大袋，已销售749大袋，销售价格为9.00元/大袋，违法购进药品货值金额7641.00元，违法所得6741.00元。上述"×××颗粒"经R市药品检验所检验，符合规定。

上述事实，有以下证据证实：

1. 《个人独资企业营业执照》《药品经营许可证》，证明了你单位证照尚在有效期内，是能够独立承担法律责任的行政法律关系的主体。

2. 现场检查笔录，证明了你单位营业厅内库存有批号为111203，规格为

15g×20袋/大袋的"××××颗粒"100大袋，不能提供该药品的购进单据、入库验收记录、销售记录等材料。

3. 扣押的物品"××××颗粒"，证明了涉案药品的产地、批号、规格、数量等特质。

4. 企业负责人孙某调查笔录，证明了已将你单位药品经营业务委托给赵某，并由赵某代其全权处理该案件，包括代收法律文书。

5. 赵某调查笔录，证明了其从郎某手中购进"××××颗粒"的事实，包括购进数量、购进价格、销售数量、销售价格、资质查验、验收记录、销售票据、货款支付等，与现场检查笔录中的扣押数量、验收记录、销售票据相印证。还证明了你单位以前未曾被处罚的事实。

6. 郎某调查笔录（第一次），证明了其从R市海力医药有限公司退货及再销售过程，销售去向、销售数量和价格，销售货款的收取等事实，与赵某调查笔录中的产品规格、批号以及未开具票据等事实相印证。

7. 郎某调查笔录（第二次），再次证明了销售去向、数量和价格。

8. 张某调查笔录，R市海力医药有限公司仓库管理员，证明了上述"××××颗粒"在其公司的入库验收及郎某申请退货的事实。

9. R市海力医药有限公司进货明细表，证明退货药品的特质及数量、退货时间等事实。与张某、郎某调查笔录相印证。

10. 现场检查时从你单位销售电脑中打印出来的"××××颗粒"销售票据，证明了你单位销售"××××颗粒"药品的价格为9.00元/大袋。这一价格与赵某调查笔录中陈述的销售价格大部分为6.80元/大袋不符，鉴于书证的效力更高，本局采信该书证。

11. 药品检验报告，证实了涉案产品经检验合格。

本局于2012年3月15日向你单位送达了（R）药罚先告〔2012〕4号行政处罚事先告知书和（R）药听告〔2012〕4号听证告知书，你单位在法定期限内未提出听证要求，也未进行陈述申辩。

本局认为：你单位从郎某个人手中购进药品"××××颗粒"的行为，违反了《中华人民共和国药品管理法》第三十四条的规定。鉴于你单位在本案调查过程中，能够主动如实交代，积极配合案件的调查，属于初次违法，涉案标的物××××颗粒安全性要求较低，产品质量合格，根据《××省食品药品监督行政处罚裁量权适用规则》第八条第（一）、（五）、（六）、（十一）项规定，可以酌情从轻处罚。

根据《中华人民共和国药品管理法》第八十条，作出如下决定：

一、没收违法销售的批号111203的××××颗粒100大袋；

二、没收违法所得陆仟柒佰肆拾壹元；

三、处违法销售药品货值金额二倍罚款壹万伍仟贰佰捌拾贰元。（罚没款合计：22023.00 元）。

同时，责令立即停止从未取得《药品经营许可证》的企业购进药品的行为。

请自收到本处罚决定书之日起十五日内到 R 银行营业部缴纳罚没款。逾期不缴纳的，每日按罚款数额的百分之三加处罚款。逾期不履行本行政处罚决定的，本局将申请人民法院强制执行。

如不服本行政处罚决定，可在接到本行政处罚决定书之日起六十日内依法向 R 市人民政府或××省食品药品监督管理局申请行政复议，或者三个月内向 D 区人民法院提起行政诉讼。

（公章）

二〇一二年三月二十一日

（2）简易程序：违法事实确凿并有法定依据，对公民处以 50 元以下、对法人或者其他组织处以 1000 元以下罚款或者警告的行政处罚的，可以当场作出行政处罚决定。

执法人员当场作出行政处罚决定的，应当向当事人出示执法证件，填写预定格式、编有号码并加盖食品药品监督管理部门公章的当场行政处罚决定书。当场行政处罚决定书应当当场交付当事人，当事人签字或者盖章签收。

执法人员当场作出的行政处罚决定，应当在 7 个工作日以内报所属部门备案。

5. 送达《行政处罚决定书》

行政处罚决定书应当在宣告后当场交付当事人；当事人不在场的，应当在 7 日内依照规定，将行政处罚决定书送达当事人。

6. 执行与结案

行政处罚决定书送达后，当事人应当在处罚决定的期限内予以履行。当事人确有经济困难，可以提出延期或者分期缴纳罚款的申请，并提交书面材料。经案件承办人员审核，确定延期或者分期缴纳罚款的期限和金额，报分管负责人批准后执行。

当事人对行政处罚决定不服，申请行政复议或者提起行政诉讼的，行政处罚不停止执行，但行政复议或者行政诉讼期间决定或者裁定停止执行的除外。

当事人在法定期限内不申请行政复议或者提起行政诉讼，又不履行行政处罚决定的，食品药品监督管理部门应当向人民法院申请强制执行。

食品药品监督管理部门申请人民法院强制执行前应当填写履行行政处罚决定催告书，书面催告当事人履行义务，并告知履行义务的期限和方式、依法享有的陈述和申辩权，涉及加处罚款的，应当有明确的金额和给付方式。加处罚款的总数额不得超过原罚款数额。

履行行政处罚决定催告书送达 10 个工作日后，当事人仍未履行处罚决定的，食品药品监督管理部门可以申请人民法院强制执行，并填写行政处罚强制执行申请书。

四、知识拓展

（一）药品认证

药品认证是药品监督管理部门依法对药品生产、经营企业进行监督检查的一种手段，是对企业实施 GMP、GSP 情况的检查、评价并决定是否发给认证证书的监督管理过程。

药品认证的标准和依据包括《药物非临床研究质量管理规范》（GLP）、《药物临床试验质量管理规范》（GCP）、《药品生产质量管理规范》（GMP）、《中药材生产质量管理规范》（GAP）、《药品经营质量管理规范》（GSP）和《医疗器械生产质量管理规范》（医疗器械 GMP）。目前实施认证的有 GCP 认证、GMP 认证、医疗器械 GMP 认证、GAP 认证、GSP 认证。其中，《药品管理法》明确规定实施强制认证的为 GMP 认证和 GSP 认证。

（二）药品监督检查

药品监督检查，是指药品监督管理机关对药事组织和相关个人遵守药事行政法律规范的情况进行监督检查的行政行为。

药品监督检查可以采用书面检查、现场检查或者书面与现场检查相结合的方式。监督检查的主要内容是药品生产企业、药品经营企业等等执行有关法律、法规及实施药品 GMP、GSP 的情况，监督检查包括《药品生产许可证》《药品经营许可证》换发或年检实施的现场检查、药品 GMP 跟踪检查、日常监督检查等。

（三）药品行政强制

药品行政强制，是指药品监督管理机关，为保护人民身体健康、维护药品管理秩序，对行政相对人的人身及财产自由等采取的强制性具体行政行为的总称。行政强制可以分为即时性强制和执行性强制，前者的目的是为了预防或者制止违法行为或危害社会的行为；后者的目的是为了迫使行政相对人履行法定义务。

根据相关规定，药品监督管理部门采取查封、扣押的行政强制措施的，应当自采取行政强制措施之日起 7 日内作出是否立案的决定；需要检验的，应当自检验报告书发出之日起 15 日内作出是否立案的决定。经过检查、检验，确认存在严重质量问题的，应当依法予以行政处罚或者移交司法机关追究刑事责任。经过检查、检验，不符合立案条件的，应当解除行政强制措施；需要暂停销售和使用的，应当由国务院或者省、自治区、直辖市人民政府的药品监督管理部门作出决定。当事人对于查封、扣押的强制措施有异议的，可以依法提起行政复议、行政诉讼。

任务三　药品技术监督

任务情境

　　小刘是某医药高等专科学校药品质量检测专业毕业的大学生，在某市药品检验所工作，根据工作计划该月将对当地药店的药品质量进行抽查检验，小刘该如何开展该项工作呢？

　　药品技术监督是指为药品行政监督提供检验、检测、技术评审等与药学专业技术密切相关的监督管理，是药品监督管理的重要组成部分。国家药品监督管理部门在实施药品监督管理活动中，经常需要面对药品检验、检测及技术评审等问题，尤其在确定药品质量是否合乎药品标准时，离不开药品抽查检验，需要通过药品抽查检验确定药品内在质量的优劣。药品技术监督主要包括药品质量监督检验、药品审评等。该任务主要从药品质量监督检验来展开。

一、基础知识

（一）药品质量监督检验

1. 药品质量监督检验的含义

　　药品质量监督检验是指国家药品检验机构按照国家药品标准对需要进行质量监督的药品进行抽样、检查和验证并发出相关结果报告的药物分析活动。

2. 药品质量监督检验的性质

　　药品质量监督检验具有三个性质：①公正性。药品监督检验与药品生产企业的药品生产检验不同，具有第三方检验的公正性，不涉及买卖双方的经济利益，不以营利为目的。②权威性。药品质量监督检验代表国家对药品质量进行检验，具有比生产检验或验收检验更高的权威性。③仲裁性。药品监督检验是国家设立的药品检验机构根据国家法律法规规定进行的，检验依据是国家药品标准，检验结果具有法律效力和法律仲裁性。

3. 药品质量监督检验的分类

　　（1）抽查检验：药品抽查检验结果通过药品质量公告予以发布。抽查检验分为评价抽检和监督抽检。评价抽验是药品监督管理部门为掌握、了解辖区内药品质量总体水平与状态而进行的抽查检验工作。监督抽验是药品监督管理部门在药品监督管理工作中，为保证人民群众用药安全而对监督检查中发现的质量可疑药品所进行的有针对性的抽验。药品抽查检验分为国家和省（区、市）两级，国家药品抽验以评价抽验为主，省（区、市）药品抽验以监督抽验为主。药品抽查检验不得收取任何费用。

　　（2）注册检验：药品注册检验是由中国食品药品检定院或者省、自治区、直辖市药品检验所根据国家有关规定对药品注册申请人所申请注册的药品进行的样品检验和药品标准复核。样品检验，是指药品检验所按照申请人申报或者国家食品药品监督管理局核定的药品标准对样品进行的检验。药品标准复核，是指药品检验所对申报的药品标准中检验方法的可行性、科学性、设定的项目和指标能否控制药品质量等进行的实验室检验和审核工作。

（3）**委托检验**：药品委托检验是指对行政管理部门、药品监督部门、药品检验机构在行政管理、监督检查、质量检验中，根据工作需要提出检验申请的药品进行检测、验证。包括行政委托、司法委托、技术委托与其他检验。委托检验应当签订书面合同。

（4）**指定检验**：药品指定检验是指由国家法律或药品监督管理部门规定，某些药品在销售前或进口时，必须经过指定的政府药品检验机构检验，合格的才准予销售或进口的检验。包括上市检验、口岸检验与生物制品批签发检验。

上市检验是根据《药品管理法》的规定，针对首次在中国销售的药品在销售和进口前实施的一种强制性检验，其目的是保证首次在中国境内销售的国产药和进口药符合质量标准、安全有效。《药品管理法》规定："国务院药品监督管理部门对下列药品在销售前或者进口时，指定药品检验机构进行检验；检验不合格的，不得销售或者进口：①国务院药品监督管理部门规定的生物制品；②首次在中国销售的药品；③国务院规定的其他药品。"

口岸检验是指 CFDA 确定的药品检验机构根据《进口药品管理办法》《进口药材管理地（试行）》的规定对抵达口岸的进口药品进行的检验工作，涉及现场核验药品、核查相关文件资料、抽样、检验以及复验等工作事项。

生物制品批签发检验是指由 CFDA 指定的药品检验机构按照《生物制品批签发管理办法》的规定对生物制品出厂上市或进口时对每批制品进行的强制性检验。适用范围包括疫苗类制品、血液制品、用于血源筛查的体外生物诊断试剂以及国家食品药品监督管理总局规定的其他生物制品。检验不合格或者审核不被批准者，不得上市或者进口。批签发的主要程序包括申请、检验与审核、签发。国家食品药品监督管理总局根据批签发检验或者审核结果作出批签发的决定，并向申请批签发的药品生产企业发出批签发证明文件，即《生物制品批签发合格证》。

（二）药品标准

药品标准是国家对药品质量规格及检验方法所作的技术规定，是药品生产、供应、使用、检验和管理部门共同遵循的法定依据。凡正式批准生产的药品、辅料和基质以及商品经营的中药材，都要制定标准。

药品标准有国家药品标准、地方药品标准。国家药品标准主要包括国务院药品监督管理部门颁布的《中华人民共和国药典》和药品标准；地方药品标准主要包括省级药品监督管理部门制定的医疗机构制剂规范、中药饮片炮制规范以及地方性中药材质量标准。

药品标准是衡量、检验、确定某个药品是否合格的法律依据，在药品质量管理中具有重要的作用。包括药品的纯度、成分含量、组分、生物有效性、疗效、毒副作用、热原度、无菌度、物理化学性质以及杂质等内容。

药品标准分为法定标准和企业标准两种。法定标准属于强制性标准，无法定标准和达不到法定标准的药品意味其质量不能符合国家对其安全性、有效性和质量可控性的认可，即被称为不符合法定要求的药品，因而不得作为药品生产、销售和使用。

法定标准主要指国家药品标准。国家药品标准，是指由国家药品监督管理部门制定并颁布的药品标准，包括《中华人民共和国药典》、药品注册标准和其他药品标准，其内容包括质量指标、检验方法以及生产工艺等技术要求，是药品所必须达到的最基本的技术要求。

制药企业为确保本企业生产的药品每一批都能保证质量稳定均一并能达到国家药品标准的要求，均制定出本企业内控的药品质量标准，即企业标准。企业标准往往是在国家药品标准基础上建立的更为严格的质量控制指标。

好的药品质量标准应能控制药品的内在质量。药品标准受到技术水平的限制，因此需要根据技术发展情况不断进行修改。

（三）药品质量公告

药品质量公告是指国务院和省级药品监督管理部门向公众发布的有关药品质量抽查检验结果的通告。药品质量公告旨在向全社会公布药品质量信息，让人们了解药品质量状况，接受公众的监督，以促进药品质量的提高。药品质量公告的主要内容为药品评价抽验的结果，公告的项目有药品名称、检品来源、检品标示生产企业、生产批号、药品规格、检验机构、检验依据、检验结果、不合格项目。一般每季度发布一期。

二、相关法律法规依据

（一）《药品管理法》

第六十五条　药品监督管理部门根据监督检查的需要，可以对药品质量进行抽查检验。抽查检验应当按照规定抽样，并不得收取任何费用。所需费用按照国务院规定列支。

药品监督管理部门对有证据证明可能危害人体健康的药品及其有关材料可以采取查封、扣押的行政强制措施，并在七日内作出行政处理决定；药品需要检验的，必须自检验报告书发出之日起十五日内作出行政处理决定。

第六十六条　国务院和省、自治区、直辖市人民政府的药品监督管理部门应当定期公告药品质量抽查检验的结果；公告不当的，必须在原公告范围内予以更正。

第六十七条　当事人对药品检验机构的检验结果有异议的，可以自收到药品检验结果之日起七日内向原药品检验机构或者上一级药品监督管理部门设置或者确定的药品检验机构申请复验，也可以直接向国务院药品监督管理部门设置或者确定的药品检验机构申请复验。受理复验的药品检验机构必须在国务院药品监督管理部门规定的时间内作出复验结论。

第六十九条　地方人民政府和药品监督管理部门不得以要求实施药品检验、审批等手段限制或者排斥非本地区药品生产企业依照本法规定生产的药品进入本地区。

第七十条　药品监督管理部门及其设置的药品检验机构和确定的专业从事药品检验的机构不得参与药品生产经营活动，不得以其名义推荐或者监制、监销药品。

药品监督管理部门及其设置的药品检验机构和确定的专业从事药品检验的机构的工作人员不得参与药品生产经营活动。

第七十八条　对假药、劣药的处罚通知，必须载明药品检验机构的质量检验结果；但是，本法第四十八条第三款第（一）、（二）、（五）、（六）项和第四十九条第三款规定的情形除外。

（二）《药品管理法实施条例》

第五十七条　药品抽样必须由两名以上药品监督检查人员实施，并按照国务院药品监督管理部门的规定进行抽样；被抽检方应当提供抽检样品，不得拒绝。

药品被抽检单位没有正当理由，拒绝抽查检验的，国务院药品监督管理部门和被抽检单位所在地省、自治区、直辖市人民政府药品监督管理部门可以宣布停止该单位拒绝抽检的药品上市销售和使用。

第五十八条　对有掺杂、掺假嫌疑的药品，在国家药品标准规定的检验方法和检验项目不能检验时，药品检验机构可以补充检验方法和检验项目进行药品检验；经国务院药品监督管理部门批准后，使用补充检验方法和检验项目所得出的检验结果，可以作为药品监督管理部门认定药品质量的依据。

第五十九条　国务院和省、自治区、直辖市人民政府的药品监督管理部门应当根据药品质量抽查检验结果，定期发布药品质量公告。药品质量公告应当包括抽验药品的品名、检品来源、生产企业、生产批号、药品规格、检验机构、检验依据、检验结果、不合格项目等内容。药品质量公告不当的，发布部门应当自确认公告不当之日起 5 日内，在原公告范围内予以更正。

当事人对药品检验机构的检验结果有异议，申请复验的，应当向负责复验的药品检验机构提交书面申请、原药品检验报告书。复验的样品从原药品检验机构留样中抽取。

第五十九条　国务院和省、自治区、直辖市人民政府的药品监督管理部门应当根据药品质量抽查检验结果，定期发布药品质量公告。药品质量公告应当包括抽验药品的品名、检品来源、生产企业、生产批号、药品规格、检验机构、检验依据、检验结果、不合格项目等内容。药品质量公告不当的，发布部门应当自确认公告不当之日起 5 日内，在原公告范围内予以更正。

当事人对药品检验机构的检验结果有异议，申请复验的，应当向负责复验的药品检验机构提交书面申请、原药品检验报告书。复验的样品从原药品检验机构留样中抽取。

（三）《药品质量抽查检验管理规定》

（国食药监市〔2006〕379 号，2006 年 7 月 21 日实施）

第三条　国务院药品监督管理部门负责国家药品质量抽查检验工作。各省（区、市）药品监督管理部门负责辖区内的药品质量抽查检验工作。

药品监督管理部门设置或者确定的药品检验机构，承担依法实施药品质量监督检查所需的药品检验工作。

从事药品生产、经营、使用的单位或个人，应当依照本规定接受监督检查，配合药品质量抽查、检验工作的开展。

三、任务实施

（一）明确目标

抽查检验是药品监督管理部门进行日常药品监督管理的主要手段。国家和省级药品监督管理部门根据药品质量监督检查工作的需要制订年度药品质量抽验计划，省级药品质量抽验计划应报国家药品监督管理部门备案。根据药品监督管理部门制定的抽检计划，药品检验机构对药品生产、经营、使用单位的药品进行抽查检验，以发现药品质量问题和趋势。抽查检验的结果由药品监督管理部门通过发布《药品质量公告》的形式公开，并据此对不合格药品的生产者、经营者和使用者进行处理。药品监督管理部门应加强和规范药品质量抽查检验工作，保证药品抽样、检验工作的质量，保障人体用药安全有效。

（二）办理资料

药品质量抽验涉及的资料有年度药品质量抽验计划、药品封签、药品抽样记录及凭证、药品检验补充检验方法和检验项目批准件、复验申请回执、国家药品质量公告公布不合格药品处理情况报表（见表3－4）。

表3－4　国家药品质量公告公布不合格药品处理情况报表

公布劣药的国家药品质量公告期数	第　　　期
劣药的品名	
劣药生产、经营、使用单位	
立案调查的主要情况：	
依法给予的处理结果：	
备注：	
上报机关及上报时间：	
	省（区、市）药监局印章 　　年　月　日

（三）实施程序

药品质量抽查检验的具体流程见图3－2。

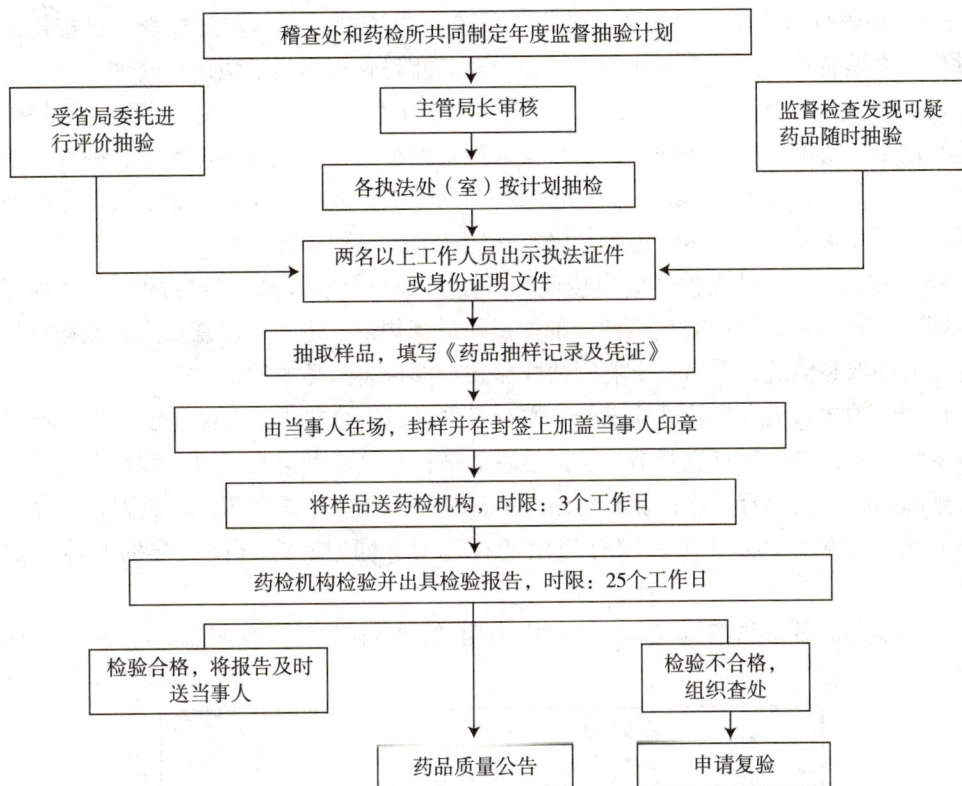

```
                  ┌─────────────────────────────────┐
                  │  稽查处和药检所共同制定年度监督抽验计划  │
                  └─────────────────────────────────┘
                                  │
┌──────────────┐      ┌─────────────────┐      ┌──────────────────┐
│  受省局委托进   │      │   主管局长审核    │      │  监督检查发现可疑   │
│  行评价抽验     │      └─────────────────┘      │  药品随时抽验      │
└──────────────┘               │                └──────────────────┘
        │              ┌─────────────────┐                │
        │              │ 各执法处（室）按计划抽检 │                │
        │              └─────────────────┘                │
        │                       │                         │
        └──────────▶┌─────────────────────────┐◀─────────┘
                    │  两名以上工作人员出示执法证件   │
                    │     或身份证明文件          │
                    └─────────────────────────┘
                                  │
                    ┌─────────────────────────┐
                    │ 抽取样品，填写《药品抽样记录及凭证》│
                    └─────────────────────────┘
                                  │
                    ┌─────────────────────────┐
                    │ 由当事人在场，封样并在封签上加盖当事人印章 │
                    └─────────────────────────┘
                                  │
                    ┌─────────────────────────┐
                    │ 将样品送药检机构，时限：3个工作日 │
                    └─────────────────────────┘
                                  │
                ┌─────────────────────────────────┐
                │ 药检机构检验并出具检验报告，时限：25个工作日 │
                └─────────────────────────────────┘
                                  │
        ┌──────────────────┐            ┌──────────────────┐
        │ 检验合格，将报告及时 │            │  检验不合格，      │
        │     送当事人       │            │  组织查处         │
        └──────────────────┘            └──────────────────┘
                  │                              │
          ┌──────────────┐              ┌──────────────┐
          │  药品质量公告   │              │   申请复验     │
          └──────────────┘              └──────────────┘
```

图3－2 药品质量抽查检验流程图

1. 制定年度监督抽验计划

2. 抽样前准备

（1）审查与待检单位有关的背景资料，了解其情况，为制定药品监督检查、抽样方案做准备。

（2）制定药品监督、抽样方案，包括检查任务、检查时间、检查人员组成、检查要点、检查步骤、检查方法及抽样方法等。

（3）领导审阅方案，统一后实施。

（4）准备携带相关的法规文件和材料。

（5）了解有关专业知识及有关产品情况。

（6）备好监督检查的执法文书以及抽样凭证及取证用具，以便取证记录，抽样，做好证据收集工作。

（7）做好执法有关证件的准备工作。

3. 药品抽样

（1）与被监督检查相对人见面。

（2）出示有效证件。抽样人员在执行抽样任务时，应当主动出示药品监督人员的证件或派遣单位出具的证明文件。

（3）说明来意。

（4）在履行抽样任务时，药品抽样人员应首先进行必要的监督检查，再按规定进行抽样；对监督检查中发现违法行为的，由药品监督管理部门依法进行处理。

（5）确定抽样地点。药品抽样应当在被抽样单位存放药品的现场进行，被抽样单位应当派专人协助抽样。抽样地点由抽样人员根据被抽样单位的特点确定，一般为药品生产企业的成品仓库和药用原、辅料仓库，药品经营企业的仓库和药品零售企业的营业场所，药品使用单位的药房和药库，以及其他认为需要抽样的场所。

（6）规范抽样。药品抽样应当按照国务院药品监督管理部门制定的《药品抽样指导原则》进行，保证抽样有代表性。抽样操作应当规范、迅速、注意安全，抽样过程包括样品的抽取和储运，应当不影响所抽样品和被拆包装药品的质量。

抽样时抽样人员应当认真检查药品贮存条件是否符合要求；药品包装是否按照规定印有或者贴有标签并附有说明书，字样是否清晰；标签或者说明书的内容是否与药品监督管理部门核准的内容相符；麻醉药品、精神药品、医疗用毒性药品、放射性药品、外用药品和非处方药的标签是否印有规定的标志等。同时，应当核实被抽取药品的库存量。

（7）签封。抽样结束后，抽样人员应当用"药品封签"（见图3-3）将所抽样品签封。

药品封签	品名批号：
	生产单位：
	抽样单位经手人：
	被抽样单位经手人：
	抽样签封日期：

图3-3　药品封签样式

（8）填写"药品抽样记录及凭证"（见表3-5）。

表3-5　药品抽样记录及凭证

抽样单位：	检验单位：
抽样日期：　　年　　月　　日	
药品通用名：	药品商品名：
生产单位（含配制单位或产地）名称：	
生产单位详细地址：　　省（市、区）　　市　　县　　街　　号	
制剂规格：	包装规格：
批号：	效期：
批准文号：	
被抽样单位：	
被抽样单位地址：　　省（市、区）　　市　　县　　街　　号	
被抽样单位联系人：	被抽样单位电话：　　　　邮编：

1. 药品类别　　　　　　　　　　　　　　　　　　　　　　　　注：是 ☑　否 □
(1) 药用原料□：中间体（半成品）□ 辅料□ 中药材□ 饮片□ 包装材料□
(2) 药品制剂：抗生素□ 生化药□ 中成药□ 生物制品□ 诊断试剂□
(3) 特殊药品：放射性药品□ 麻醉药品□ 医疗用毒性药品□ 精神药品□
2. 外包装情况：
包装无破损 □；无水迹□；无霉变□；无虫蛀□；无污染□ ；
3. 抽样地点：生产单位□　医院制剂 □　经营单位（批发□ 零售□ ）医疗机构□
仓库□　　货架□　　其他：
药品保存状态：　　温度　　℃　　湿度　　%
4. 抽样情况
(1) 样品包装：玻瓶□；纸盒□；塑料袋□；铝塑□；其他：
(2) 抽样数量：
(3) 抽样说明：
抽样单位经手人签名：　　　　　　　　　　　　检验单位经手人签名： 被抽样单位经手人签名（盖章）：

4. 药品检验

（1）收检：抽样人员完成药品抽样后，应当及时将所抽取的样品移交承担检验任务的药品检验机构；药品检验机构应在核对被抽取样品与"药品抽样记录及凭证"所记录的内容相符、"药品封签"完整等情况下予以收检。

（2）检验：药品检验机构接到样品，在取得检验必要的材料后应当按照法定质量标准在规定周期内完成检验，并出具药品检验报告书。特殊情况需要延期的，应当报告同级药品监督管理部门批准。

（3）补充检验：药品检验机构在检验过程中，对有掺杂、掺假嫌疑的药品，可根据监督需要补充检验方法和检验项目进行药品检验；作为认定药品质量依据的补充方法和项目，由省（区、市）药品监督管理部门报国务院药品监督管理部门批准。

（4）留样：抽查检验的样品必须按规定留样。

5. 复验

（1）提出复验申请：被抽样单位或药品生产企业对药品检验机构的检验结果有异议的，可以自收到药品检验结果之日起 7 个工作日内提出复验申请；逾期申请复验的，药品检验机构将不再受理。

（2）审核：收到复验申请的药品检验机构，应当在 7 个工作日内进行审核，并开具"复验申请回执"，告知当事人是否受理复验。有下列情况之一的，不得受理：

①国家药品质量标准中规定不得复验的检验项目；

②样品明显不均匀或者不够检验需要量的；

③已经申请过复验并有复验结论的；

④国务院药品监督管理部门规定的其他不宜复验的项目，如重量（或装量）差异、无菌、热原（细菌内毒素）等；

⑤不按规定预先支付复验费用的。

（3）**受理复验**：已受理复验的药品检验机构，应当在 3 个工作日内通知原药品检验机构提供其检验后的留样进行复验；原药品检验机构应在 7 个工作日内提供其检验后的留样。

（4）**作出复验结论**：受理复验的药品检验机构应当在收到留样之日起 25 日内作出复验结论，并告知申请复验的当事人和原药品检验机构；特殊情况需要延期的，应当报告同级药品监督管理部门批准。

6. 药品质量公告

药品质量公告由国家和省（区、市）药品监督管理部门发布。国家药品质量公告应当根据药品质量状况及时或定期发布。对由于药品质量严重影响用药安全、有效的，应当及时发布；对药品的评价抽验，应给出药品质量分析报告，定期在药品质量公告上予以发布。省（区、市）药品质量公告，应当及时通过国务院药品监督管理部门网站向社会公布，并在发布后 5 个工作日内报国务院药品监督管理部门备案。公告不当的，必须在原公告范围内予以更正。

四、知识拓展——药品检验报告书

通常所说的药品检验报告书是药品检验机构对抽验药品质量出具的具有法律效力的技术鉴定文件，同时也是药品监管部门认定某种药品是否应定性为假劣药实施行政处罚的重要依据。目前国内药品检验机构出具的药品检验报告书的格式基本一致，由表头、检验项目、结论等组成（图 3-4）。

表头包括报告书编号、检品名称、批号、生产单位或产地、供样单位、检验目的、检验项目、检验依据、规格、包装、效期、检品数量、收验日期等；检验项目有性状、鉴别、检查和含量测定四项；结论是该药品按药品标准检验结果是否符合规定。

1. 性状

药品的性状指根据药品的外观对其质量进行判断。化学药、抗生素、中成药等如果鉴别、检查、含量测定项均符合规定，仅性状项不符合规定的，可以根据《药品管理法》第四十九条第六项"其他不符合药品标准规定的"按劣药论处。如片剂的裂片、花斑、吸潮、粘连；胶囊剂的内容物结块、颜色与标准不一致；注射用粉针剂颜色与标准不一致（一般结合检查项下的澄清度与颜色结果判定）；糖浆剂瓶口长霉等可按劣药判定。

2. 鉴别

鉴别是指利用某些物理常数、理化反应、光谱、色谱特征及药材、制剂的组织学特征来鉴别其真伪及有无存在的情况。由于药品的鉴别均有专属性和特征性，因此鉴别反应中有一项不符合规定，即可判定为假药。如物理常数与标准不一致；化学反应呈负反应；色谱、光谱吸收时间与特征与对照品或对照图谱不一致；显微特征与标准不一致等，可判定为假药。

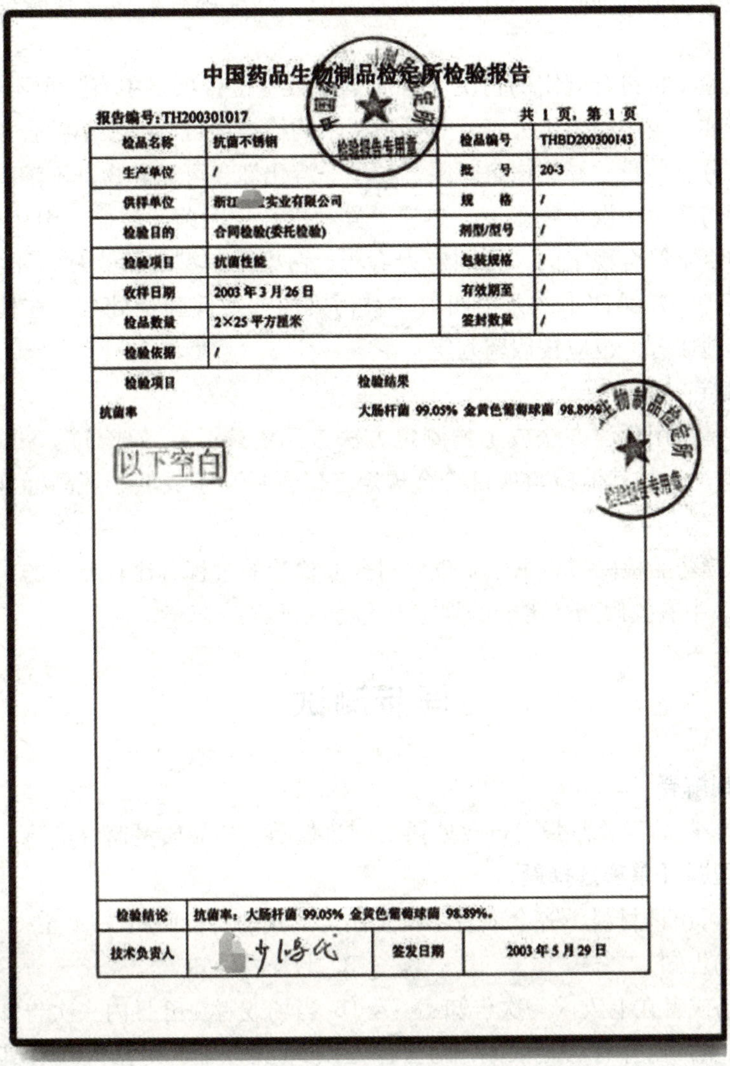

图 3-4 药品质量检验报告书样例

3. 检查

检查是指控制药品中可能引入的杂质或与药品质量有关的项目。一般可归纳为三类：一是质量参数型（与质量直接相关的专属性检查项目）；二是剂型要求型（药品标准根据剂型要求检查的项目）；三是污染控制型（控制异物污染、微生物污染、化学污染等项目）。

中药材与中药饮片情况比较复杂，在性状不符合规定时，要根据具体情况来定假药或劣药，由于各省自有质量标准，存在一些地方习用品。如果品种正确，检验结果中仅颜色或断面颜色与标准规定有异的，一般按劣药判定；如掺杂、走油、虫蛀、炮制不当、以次充好等原因造成不符合规定的也按劣药判定。如以混淆品代替正品的，其外形、大小、色泽、外表面、质地、断面、气味等不符合标准规定，一般按假药判定，但有时还应根据具体情况而定。这在检验报告书的"标准规定"与"检验结果"栏中均有具体描述。

在其他检验项目符合规定的情况下，质量参数型检查项目中有一项不符合规定的，可判为假药。如大黄中检出土大黄苷。剂型要求的检查项目有一项不符合规定的，可判为劣药，如水分、装量差异、崩解时限、粒度、溶化性、可见异物、不溶性微粒、有关物质、澄清度与颜色、微生物限度、热原、异常毒性、无菌、溶血、中药饮片的杂质、灰分等检查项目不符合规定的，可判定为劣药。污染控制型的检查项目不符合规定的，根据《药品管理法》第四十八条第四项"被污染的"按假药论处。另在检查中如检出非法添加的其他成分，也应按假药判定。

4. 含量测定

含量测定是指用化学方法或生物测定方法来测定药品有效成分的含量。如含量为0，则判定为假药；如其他检验项目符合规定，仅含量高于或低于药品标准规定的，均按劣药进行判定。

总之，阅读药品检验报告书，不仅要对药品检验的过程有比较专业的了解，还应对《药品管理法》中有关假药、劣药的规定有充分的理解。

同步测试

（一）名词解释

行政许可　药品行政监督　行政处罚　行政强制　药品质量监督检验

（二）A 型题（单项选择题）

1. 行政许可申请材料不齐全或者不符合法定形式的，行政机关应当
   A. 当场告知　　　　　　　　　　B. 七日内告知
   C. 当场或者在七天内一次告知　　D. 当场或者在五日内一次告知

2. 违法事实确凿并有法定依据，对公民处以 50 元以下、对法人或者其他组织处以 1000 元以下罚款或者警告的行政处罚，可以实施
   A. 简易程序，当场处罚　　　　　B. 事先告知，再按行政处罚通知书处罚
   C. 一般程序，当场处罚　　　　　D. 一般程序，再按行政处罚通知书处罚

3. 药品抽样必须由何人实施，并按照国务院药品监督管理部门的规定进行抽样；被抽检方应当提供抽检样品，不得拒绝
   A. 1 名药品监督人员与 1 名药品检验人员
   B. 2 名以上药品监督检查人员
   C. 1 名药品监督人员、1 名药品检验人员和 1 名被检方人员
   D. 3 名工作人员

（三）B 型题（最佳选择题）

   A. 抽查检验　B. 批签发检验　C. 口岸检验　D. 委托检验　E. 注册检验

4. 进行日常药品监督管理的主要手段是

5. 检验结果由药品监督管理部门通过发布《药品质量公告》形式公开的是

6. 对申报的药品标准中检验方法的可行性、科学性、设定的项目和指标能否控制药品质量等进行的实验室检验和审核工作属于

7. 每批制品出厂上市或者进口时均必须进行的强制性检验是

8. 对抵达口岸的进口药品依法实施的检验是

（四）X 型题（多项选择题）

9. 药品监督管理部门实施行政处罚，必须坚持的原则包括

  A. 法定依据的原则   B. 法定程序的原则

  C. 公正、公开的原则   D. 处罚与教育相结合的原则

  E. 保护公民、法人及其他组织合法权益的原则

（五）思考题

10. 行政处罚有哪些种类？

技能训练

1. 实训项目　模拟对一家销售假药的药店进行行政处罚。

2. 实训目的　能够依据法定程序开展行政处罚，正确撰写立案申请表、行政处罚事先告知书、行政处罚决定书等行政执法文书。

3. 实训要求　以 5 人为一组，查阅药事管理法律法规，讨论分析药品行政处罚的种类、程序，形成实训报告，并制作幻灯片，各小组推举代表依序汇报。

4. 实训内容　查阅有关药品监督管理的法律法规及规章，讨论如何对此案件进行调查处理，阐明在处理过程中应当注意的问题。

5. 实训评价　评价报告质量及汇报表现。

项目三　药品辨识

学习与教学目标

【学习目标】

知识目标：掌握药品的概念及基本特征，掌握药品与假药、劣药的定义及认定为假药和劣药的各种情形；熟悉处方药和非处方药（OTC）的相关规定；了解基本药物和医保药品的相关规定。

技能目标：能正确辨识合格药品和假劣药品。能够区别处方药和非处方药，甲类非处方药和乙类非处方药。

【教学目标】

通过对药品辨识项目的教学，使学生了解药品有关的法律知识，能胜任药品辨识、分类、调剂等工作任务，掌握药品的分类管理要求，培养学生树立起正确的药品法律概念，具备辨析药品合格与否的基本知识和技能。

【重点难点】

该教学项目中学习的重点在处方药与非处方药、假药与劣药的相关法律规定，难点主要是对药品批准文号的掌握、假药、劣药的定义及认定情况。

任务一　判别合格药品与假劣药品

药品作为商品，具有一般商品的特征。但同时，药品还具有与人的生命健康相关性、两重性、专属性、质量标准严格等特殊性质，是特殊的商品。药品的特殊性决定了药品在质量的判别上只有合格品与不合格品（即假药、劣药）的区分，不同于在其他商品领域可能存在的等级品、等外品、次品等质量划分标准。依据药品有关法律的规定，只有质量合格的药品才会被允许生产、上市和使用。

任务情境

2013 年 3 月 26 日，中央电视台《经济半小时》以"山银花变脸"为题对广东、广西两家制药企业涉嫌违法使用硫黄熏蒸山银花，并用枝叶代替花蕾生产药品的问题进行了报道。事件被媒体曝光后，当地药监部门迅速调查。经查，该制药企业违反委托合同，涉嫌使用山银花的非药用部位投料生产维 C 银翘片干浸膏，伪造生产记录和有关单据以达到规避监管的目的，给公众用药安全带来隐患。药监部门按照法律程序在第二日即收回了该企业《药品 GMP 证书》，其《药品生产许可证》将被吊销，当事人将被追究刑事责任。

该制药企业的行为为什么涉嫌违法，你能否用药事法律知识对该事件进行分析？

一、基础知识

（一）药品的概念

药品，是指用于预防、治疗、诊断人的疾病，有目的地调节人的生理机能并规定有适应证或者功能主治、用法和用量的物质，包括中药材、中药饮片、中成药、化学原料药及其制剂、抗生素、生化药品、放射性药品、血清、疫苗、血液制品和诊断药品等。

这一药品定义包含了如下的主要含义：①使用目的和使用方法是区别药品和食品、毒品、保健品、化妆品等其他物质的基本点。当人们为了防治疾病，遵照医嘱或说明书，按照一定方法使用某种物质，达到治疗、预防和诊断人的某种疾病的目的，或能有目的地调节某些生理机能时，称该物质为药品。而食品、毒品、保健品、化妆品等物质的使用目的显然与药品不同，使用方法也不完全相同。②明确了《药品管理法》所管理的是人用药品，而农药和兽药等不在《药品管理法》的管理范围之内。③该定义确定了药品包括传统药（中药材、中药饮片、中成药）、现代药（化学药品等），又将药品的概念外延至化学原料药、中药材。虽然这些物质没有规定用于治疗疾病的用法、用量，但也作为药品管理。

（二）药品的特殊性

药品主要具有以下五个特殊性。

1. 种类的复杂性

目前世界上药物种类繁多，有两万余种；我国目前药物制剂总共有近万种，其中西药制剂 4000 多种，中药制剂 5100 多种，中药材 5000 余种（常用 500 多种）。

2. 医用的专属性

药品用于治病救人，要对证用药、合理用药。没有包治百病的神药，什么病用什么药，不同药品的用途不一样，不能互相代替，这在药理学上叫做药物的选择性。患者要通过医生的检查诊断，在医生指导下合理用药，才能达到防治疾病，保护健康的目的。

3. 效用的两重性

两重性是指药品在防病治病的同时，也会发生不良反应，如毒性反应、继发性反应、后遗症反应、特异反应、耐受与成瘾性、致畸作用等。药品管理得当，可以治病；若失之管理，使用不当，则可致病，甚至致命。例如盐酸吗啡，使用合理时是镇痛良药，滥用则会成为使健康人成瘾的毒品。

药品要求安全有效，安全是前提。对药品宣传应实事求是，科学严谨，不能言过其实，要指出副作用和不良反应；用药过量也会发生危险，而其他商品的用量就不像药品剂量这样重要，所以为了安全，药品必须规定使用剂量、杂质限量。

4. 质量的严格性

药品直接关系人们的身体健康甚至生死存亡，是特殊商品，因此，其质量不得有半点马虎，只有符合法定质量标准的药品才能保证疗效。药品只能有合格品，不能有等外品和次品等。为此，国家制订了严格的药事法律法规，对药品实行严格监督管理，并制订和颁布了国家药品标准，规定了严格的检验制度。

《药品管理法》规定，所有不合格药品不准出厂、不准销售、不准使用。

5. 供应的限时性

人只有患病时才需用药，药品生产、经营部门平时就应有适当储备。只能药等人，不能病等药，有些药品虽然用量少，效期短，宁可到期报废，也要有所储备；有些药品即使无利可图，也必须生产，保证供应。

在以上特性中，最重要的是质量的严格性。作为药品，质量出不得任何差错，一旦出现质量问题，就可能危害我们的生命。因此在生产过程中，要严格控制药品质量，把可能影响产品质量的因素在生产过程中一一消除。

（三）药品的质量特性

药品质量特性是指能满足规定要求和需要的特征总和。一般指药品的安全性、有效性、稳定性和均一性。

1. 安全性

指按规定的适应证和用法、用量使用药品后，人体产生毒副反应的程度。大多数药品均有不同程度的毒副反应，因此，只有在衡量有效性大于毒副反应，或可解除、缓解毒副作用的情况下才可使用某种药品。假如某物质对防治、诊断疾病有效，但是对人体有致癌、致畸、致突变的严重损害，甚至致死，则不能作为药品。

2. 有效性

指在规定的适应证、用法和用量的条件下能满足预防、治疗、诊断人的疾病，有目的地调节人体生理机能的要求。疗效确切，适应证肯定，是药品质量的根本要求，是药品的基本特征。若对防治疾病没有效，则不能成为药品。有效性也必须在一定前提条件下，即有一定的适应证和用法、用量。

3. 均一性

指药品质量的一致性，主要表现为物理分布方面的特性，是体现药品质量标准的质量特性。

药品每一单位产品都应符合有效性、安全性的规定要求。人们的用药剂量一般与药品的单位产品有密切关系，特别是有效成分在单位产品中含量很少的药品，若不均一，则可能等于没有用药，或用量过大而中毒甚至致死。

4. 稳定性

指药品质量的稳定程度，在规定的条件下保持其有效性和安全性的能力。稳定性是药品的重要质量特征。稳定性好，有效期就长。

保证药品的质量即保证药品的安全、有效、均一、稳定。这样方可部分有效地防止药源性疾病的发生。

（四）药品批准证明文件

药品批准证明文件，系指是药品注册申请人按照药品注册相关法律法规的要求，对药品的安全性、有效性、质量可控性进行研究，经药品注册申报、药品审评与审批，国家药品监督管理部门为之颁发的药品注册批件、进口药品注册证、医药产品注册证、新药证书及其质量标准、说明书、药品包装等附件。

药品批准文号的格式为：国药准字H（Z、S、J）+4位年号+4位顺序号，其中H代表化学药品，Z代表中药，S代表生物制品，J代表进口药品分包装。

《进口药品注册证》证号的格式为：H（Z、S）+4位年号+4位顺序号；《医药产品注册证》证号的格式为：H（Z、S）C+4位年号+4位顺序号，其中H代表化学药品，Z代表中药，S代表生物制品。对于境内分包装用大包装规格的注册证，其证号在原注册证号前加字母B。

二、相关法律法规依据

（一）《药品管理法》

第十条 除中药饮片的炮制外，药品必须按照国家药品标准和国务院药品监督管理部门批准的生产工艺进行生产，生产记录必须完整准确。药品生产企业改变影响药品质量的生产工艺的，必须报原批准部门审核批准。

中药饮片必须按照国家药品标准炮制；国家药品标准没有规定的，必须按照省、自治区、直辖市人民政府药品监督管理部门制定的炮制规范炮制。省、自治区、直辖市人民政府药品监督管理部门制定的炮制规范应当报国务院药品监督管理部门备案。

第十一条 生产药品所需的原料、辅料，必须符合药用要求。

第十二条 药品生产企业必须对其生产的药品进行质量检验；不符合国家药品标准或者不按照省、自治区、直辖市人民政府药品监督管理部门制定的中药饮片炮制规范炮制的，不得出厂。

第三十一条　生产新药或者已有国家标准的药品的，须经国务院药品监督管理部门批准，并发给药品批准文号；但是，生产没有实施批准文号管理的中药材和中药饮片除外。实施批准文号管理的中药材、中药饮片品种目录由国务院药品监督管理部门会同国务院中医药管理部门制定。

药品生产企业在取得药品批准文号后，方可生产该药品。

第三十二条　药品必须符合国家药品标准。中药饮片依照本法第十条第二款的规定执行。

国务院药品监督管理部门颁布的《中华人民共和国药典》和药品标准为国家药品标准。

国务院药品监督管理部门组织药典委员会，负责国家药品标准的制定和修订。

国务院药品监督管理部门的药品检验机构负责标定国家药品标准品、对照品。

第三十九条　药品进口，须经国务院药品监督管理部门组织审查，经审查确认符合质量标准、安全有效的，方可批准进口，并发给进口药品注册证书。

第四十八条　禁止生产（包括配制，下同）、销售假药。

有下列情形之一的，为假药：

（1）药品所含成分与国家药品标准规定的成分不符的；

（2）以非药品冒充药品或者以他种药品冒充此种药品的。

有下列情形之一的药品，按假药论处：

（1）国务院药品监督管理部门规定禁止使用的；

（2）依照本法必须批准而未经批准生产、进口，或者依照本法必须检验而未经检验即销售的；

（3）变质的；

（4）被污染的；

（5）使用依照本法必须取得批准文号而未取得批准文号的原料药生产的；

（6）所标明的适应证或者功能主治超出规定范围的。

第四十九条　禁止生产、销售劣药。

药品成分的含量不符合国家药品标准的，为劣药。

有下列情形之一的药品，按劣药论处：

（1）未标明有效期或者更改有效期的；

（2）不注明或者更改生产批号的；

（3）超过有效期的；

（4）直接接触药品的包装材料和容器未经批准的；

（5）擅自添加着色剂、防腐剂、香料、矫味剂及辅料的；

（6）其他不符合药品标准规定的。

知识链接

非药品冒充药品的定性依据

　　在药品监督实践中，非药品冒充药品的情形非常多见。非药品的监管，特别是非药品冒充药品的定性问题，一直是药品监督中的难点问题。原国家食品药品监督管理局《关于开展非药品冒充药品整治行动的公告》第一条规定："凡是在标签、说明书中宣称具有功能主治、适应证或者明示预防疾病、治疗功能或药用疗效等，以及产品名称与药品名称相同或类似的食品、保健用品、保健食品、化妆品、消毒产品，未标示产品批准文号产品，均为非药品冒充药品。"

(二)《药品管理法实施条例》

　　第六十四条　违反《药品管理法》第十三条的规定，擅自委托或者接受委托生产药品的，对委托方和受托方均依照《药品管理法》第七十四条的规定给予处罚。

　　第六十八条　医疗机构使用假药、劣药的，依照《药品管理法》第七十四条、第七十五条的规定给予处罚。

　　第七十九条　违反《药品管理法》和本条例的规定，有下列行为之一的，由药品监督管理部门在《药品管理法》和本条例规定的处罚幅度内从重处罚：

　　(1) 以麻醉药品、精神药品、医疗用毒性药品、放射性药品冒充其他药品，或者以其他药品冒充上述药品的；

　　(2) 生产、销售以孕产妇、婴幼儿及儿童为主要使用对象的假药、劣药的；

　　(3) 生产、销售的生物制品、血液制品属于假药、劣药的；

　　(4) 生产、销售、使用假药、劣药，造成人员伤害后果的；

　　(5) 生产、销售、使用假药、劣药，经处理后重犯的；

　　(6) 拒绝、逃避监督检查，或者伪造、销毁、隐匿有关证据材料的，或者擅自动用查封、扣押物品的。

　　第八十一条　药品经营企业、医疗机构未违反《药品管理法》和本条例的有关规定，并有充分证据证明其不知道所销售或者使用的药品是假药、劣药的，应当没收其销售或者使用的假药、劣药和违法所得；但是，可以免除其他行政处罚。

(三)《中药品种保护条例》

(国务院第 106 号令，1992 年 10 月 14 日发布，1993 年 1 月 1 日起施行)

　　第二十三条　违反本条例第十六条的规定，擅自仿制中药保护品种的，由县级以上卫生行政部门以生产假药依法论处。伪造《中药保护品种证书》及有关证明文件进行生产、销售的，由县级以上卫生行政部门没收其全部有关药品及违法所得，并可以处以有关药品正品价格三倍以下罚款。上述行为构成犯罪的，由司法机关依法追究刑事责任。

（四）《药品流通监督管理办法》

（国家食品药品监督管理局第 26 号令，2007 年 1 月 31 日发布，2007 年 5 月 1 日施行）

第三十九条　药品生产、批发企业违反本办法第十九条规定，未在药品说明书规定的低温、冷藏条件下运输药品的，给予警告，责令限期改正；逾期不改正的，处以五千元以上二万元以下的罚款；有关药品经依法确认属于假劣药品的，按照《药品管理法》有关规定予以处罚。

药品生产、批发企业违反本办法第十九条规定，未在药品说明书规定的低温、冷藏条件下储存药品的，按照《药品管理法》第七十九条的规定予以处罚；有关药品经依法确认属于假劣药品的，按照《药品管理法》有关规定予以处罚。

（五）《关于对中药材采用硫黄熏蒸问题的函复》

（食药监市函〔2004〕137 号）

对于在市场流通领域的部分中药材和中药饮片（山药除外），通过采用硫黄熏蒸或浸泡达到外观漂白的行为，应按违反《药品管理法》第四十九条、第七十五条的规定进行查处。

注：《中国药典》2000 版中规定只有山药可以采用硫黄熏蒸，但 2005 版删除了山药加工中使用硫黄熏蒸的方法。

三、任务实施

（一）明确目标

判别合格药品和假劣药品，首先需要充分理解法定的药品概念与范畴，分清药品与非药品；其次，必须清楚什么是假药和劣药，因为药品不存在等级之分，合格药品和假劣药品必居其一。

假药和劣药的定义及其认定分别是在《药品管理法》第四十八条和第四十九条中有明确的规定，可以据此判定一个药品是不是假药或劣药，从而判别是合格药品还是假劣药品。

（二）区分依据

区分药品与非药品（如保健品、医疗器械、消毒品、化妆品、食品、诊断试剂等）、合格药品和假劣药品，需熟悉《药品管理法》《药品管理法实施条例》《药品流通监督管理办法》中涉及药品、假药、劣药的相关规定，具体可参见本任务的"法律法规依据"。

（三）实施程序

1. 区分药品与非药品

根据《药品管理法》的规定，除部分中药材和中药饮片外，药品都应有药品批准证明文件，国产药实施了药品批准文号管理，进口药品需要取得《进口药品注册证》或《医药产品注册证》。因此，除未实施批准文号管理的部分中药材、中药饮片外，商品包装盒上如果有合法的药品批准文号、进口药品注册证号或医药产品注册证号，可以初步确定该商品是药品，否则就是非药品，格式见表 4 – 1。

表 4 – 1　药品与非药品的文号格式列表

药品	药品批准文号	国药准字 H（Z、S、J）+4 位年号 +4 位顺序号
	《进口药品注册证》	H（Z、S）+4 位年号 +4 位顺序号
	《医药产品注册证》	H（Z、S）C+4 位年号 +4 位顺序号
非药品	保健食品	国食健字 G×××××××× 或国食健字 J×××××××× （2003 年以后）
		卫食健字（××××）第××××号（2003 年及以前）
	医疗器械[1]	×（×）①（食）药监械（×）②字××××③第×××④×××× ⑤号
	化妆品	国妆特字 G+4 位年度 +4 位编码
		卫妆特字 +（4 位年份）+ 第××××号（原卫生部批准仍在有效期内）
		国妆特（备）进字 J+4 位年度 +4 位编码
		卫妆特（备）进字 +（4 位年份）+ 第××××号（原卫生部批准仍在有效期内）
	消毒产品[2]	消毒剂、消毒器械批准文号的格式为：卫消字（年份）第××××号，卫消进字（年份）第××××号
	预包装的食品	QS 标志，食品生产许可证编号由英文大写 QS 与 12 位阿拉伯数字组成

注 [1]：①审批部门所在地的简称；②注册形式（准、进、许）；③批准注册年份；④产品管理类别；⑤流水号，例如：国食药监械（准）字 2007 第 3400847 号，国食药监械（进）字 2004 第 3400297 号（更）。

注 [2]：消毒产品包括消毒剂、消毒器械、卫生用品和一次性使用医疗用品。卫生用品和一次性使用医疗用品不需要取得批准文号，在投放市场前应当向省级卫生行政部门备案，备案文号格式为：（省、自治区、直辖市简称）卫消备字（发证年份）第××××号。

2. 区分合格药品和假劣药品

（1）外在质量甄别：药品标签或者说明书上必须注明药品的通用名称、成分、规格、生产企业、批准文号、产品批号、生产日期、有效期、适应证或者功能主治、用法、用量、禁忌、不良反应和注意事项。如果商品包装没有药品批准文号、进口药品注册证号、医药产品注册证号，但冒充药品，则表明未取得药品批准证明文件，应当判断为假药；有效期没有标明或者更改，显示已经过期，找不到生产批号或明显有涂改，则为劣药。

（2）信息查询：登录国家食品药品监督管理总局药品数据库（http://

app1. sfda. gov. cn/datasearch/face3/dir. html）查询核对该药品的信息。通过比对，如与数据库中关于药品信息、生产厂家信息不符，则可以判断为假药或劣药。搜索药品监督管理部门发布的假劣药品信息公告，进一步印证是否为公布的假劣药品。

（3）内在质量甄别：仅通过外在信息的不同或包装的差异难以分辨药品所含成分及其含量是否与国家药品标准相符，需送药品检验部门进行药品质量检验分析，以判定是否为假劣药品。尤其是发现白色片剂出现发霉、发黄，或者大小不一，口服液出现浑浊，或有絮状物等现象，则应该对该药品进行送检。药品成分含量与国家药品标准不符，为劣药；药品成分含量为零，或药品成分为其他药物成分，则为假药。

根据《药品管理法》，如对假药或劣药进行处罚，需要药品检验机构的质量检验结果；但是《药品管理法》第四十八条第三款第（一）、（二）、（五）、（六）项和第四十九条第三款规定的情形除外，可参见前文法律法规依据。

四、知识拓展——药食同源等物品名单

"药食同源"是中医药学传统理论之一。意指中药与食物是同时起源的。许多食物即药物，两者之间很难严格区分。古代医学家将中药的"四气""五味"理论运用到食物之中，认为每种食物也具有"四气""五味"，食物和药物一样同样能够防治疾病。这就是"药食同源"理论的基础，也是食物疗法的基础。

卫生部 2002 年公布的《关于进一步规范保健食品原料管理的通知》中，对药食同源物品、可用于保健食品的物品和保健食品禁用物品做出具体规定。三种物品名单如下。

1. 既是食品又是药品的物品名单（87 种，按笔画排列）

丁香、八角茴香、刀豆、小茴香、小蓟、山药、山楂、马齿苋、乌梢蛇、乌梅、木瓜、火麻仁、代代花、玉竹、甘草、白芷、白果、白扁豆、白扁豆花、龙眼肉（桂圆）、决明子、百合、肉豆蔻、肉桂、余甘子、佛手、杏仁（甜、苦）、沙棘、牡蛎、芡实、花椒、赤小豆、阿胶、鸡内金、麦芽、昆布、枣（大枣、酸枣、黑枣）、罗汉果、郁李仁、金银花、青果、鱼腥草、姜（生姜、干姜）、枳椇子、枸杞子、栀子、砂仁、胖大海、茯苓、香橼、香薷、桃仁、桑叶、桑椹、橘红、桔梗、益智仁、荷叶、莱菔子、莲子、高良姜、淡竹叶、淡豆豉、菊花、菊苣、黄芥子、黄精、紫苏、紫苏籽、葛根、黑芝麻、黑胡椒、槐米、槐花、蒲公英、蜂蜜、榧子、酸枣仁、鲜白茅根、鲜芦根、蝮蛇、橘皮、薄荷、薏苡仁、薤白、覆盆子、藿香。

2. 可用于保健食品的物品名单（114 种，按笔画排列）

人参、人参叶、人参果、三七、土茯苓、大蓟、女贞子、山茱萸、川牛膝、川贝母、川芎、马鹿胎、马鹿茸、马鹿骨、丹参、五加皮、五味子、升麻、天门冬、天麻、太子参、巴戟天、木香、木贼、牛蒡子、牛蒡根、车前子、车前草、北沙参、平贝母、玄参、生地黄、生何首乌、白及、白术、白芍、白豆蔻、石决明、石斛（需提供可使用证明）、地骨皮、当归、竹茹、红花、红景天、西洋参、吴茱萸、怀牛膝、杜仲、杜仲叶、沙苑子、牡丹皮、芦荟、苍术、补骨脂、诃子、赤芍、远志、麦门冬、龟甲、佩

兰、侧柏叶、制大黄、制何首乌、刺五加、刺玫果、泽兰、泽泻、玫瑰花、玫瑰茄、知母、罗布麻、苦丁茶、金荞麦、金樱子、青皮、厚朴、厚朴花、姜黄、枳壳、枳实、柏子仁、珍珠、绞股蓝、胡芦巴、茜草、荜茇、韭菜子、首乌藤、香附、骨碎补、党参、桑白皮、桑枝、浙贝母、益母草、积雪草、淫羊藿、菟丝子、野菊花、银杏叶、黄芪、湖北贝母、番泻叶、蛤蚧、越橘、槐实、蒲黄、蒺藜、蜂胶、酸角、墨旱莲、熟大黄、熟地黄、鳖甲。

任务二　分类管理处方药与 OTC

药品分类管理是国际通行的做法，它根据药品的安全性、有效性原则，依其品种、规格、适应证、剂量及给药途径等的不同，将药品分为处方药和非处方药（OTC）并作出相应的管理规定。处方药和非处方药分类管理是一种有效控制药品分发、销售质量，保证公众用药安全的药品管理方法。

任务情境

2011 年 3 月来自《中国止痛类非处方药认知度网络调查》报告提供的数据显示，中国 70% 的家庭用药不合理，一半的消费者不知道处方药和非处方药的区别。近七成消费者身体出现轻微不适，会先去药店买药吃，但是一半的人不了解非处方药（OTC）的标识和含义。

《中国药房》2014 年第 4 期登载了题为《居民非处方药购买行为的调查分析》的文章。作者以广州市各城区的居民随机选择进行的问卷调查显示，有51% 的被调查者不知道 OTC 标志代表的意义，有 30% 的被调查者完全不了解处方药与 OTC 的区别；分别有 89% 和 73% 的被调查者选择购买感冒药和清热解毒药；87% 的被调查者主要从药店购买 OTC；73% 的被调查者在购买 OTC时主要考虑疗效，63% 的被调查者主要考虑品牌知名度。

如果你是一名药店店员，你认为对消费者作好处方药与 OTC 的宣传有意义吗？你掌握了哪些药品分类管理的知识，试着做一份宣传方案或设计一份宣传手册吧。

一、基础知识

（一）处方药与非处方药的定义

处方药和非处方药不是药品本质的属性，而是管理上的界定。处方药是必须凭执业医师或执业助理医师处方才可调配、购买和使用的药品（简写为"Rx"）；非处方药是指不需要凭医师处方即可自行判断、购买和使用的药品。在国外又称为"可在柜台上买到的药物（over the counter，OTC）"，此称谓已成为全球通用的俗称。

（二）药品分类管理的目的

实施药品分类管理符合我国现阶段社会和经济发展的实际需要，是保障人民用药安全有效的监管措施之一，通过制定相应的法律法规，逐步遏制过去不合理的行为，改变药品自由销售状况，引导广大消费者正确合理使用药品。通过实施药品分类管理，有效加强处方药的监督管理，防止消费者因自我行为不当导致滥用药物和危及健康。另一方面，通过规范对非处方药的管理，引导消费者科学、合理地进行自我保健。

药品分类管理的核心是要加强处方药的管理，规范非处方药的管理，减少不合理用药的发生，切实保证人民用药的安全有效。

二、相关法律法规依据

（一）《药品管理法》

第三十七条　国家对药品实行处方药与非处方药分类管理制度。具体办法由国务院制定。

（二）《药品管理法实施条例》

第十五条　国家实行处方药和非处方药分类管理制度。国家根据非处方药品的安全性，将非处方药分为甲类非处方药和乙类非处方药。

经营处方药、甲类非处方药的药品零售企业，应当配备执业药师或者其他依法经资格认定的药学技术人员。经营乙类非处方药的药品零售企业，应当配备经设区的市级药品监督管理机构或者省、自治区、直辖市人民政府药品监督管理部门直接设置的县级药品监督管理机构组织考核合格的业务人员。

第十八条　交通不便的边远地区城乡集市贸易市场没有药品零售企业的，当地药品零售企业经所在地县（市）药品监督管理机构批准并到工商行政管理部门办理登记注册后，可以在该城乡集市贸易市场内设点并在批准经营的药品范围内销售非处方药品。

（三）《处方药与非处方药分类管理办法》

（国家药品监督管理局局令第 10 号，1999 年 6 月 18 日发布，2000 年 1 月 1 日起施行）

第二条　根据药品品种、规格、适应证、剂量及给药途径不同，对药品分别按处方药与非处方药进行管理。

处方药必须凭执业医师或执业助理医师处方才可调配、购买和使用；非处方药不需要凭执业医师或执业助理医师处方即可自行判断、购买和使用。

第八条　根据药品的安全性，非处方药分为甲、乙两类。

经营处方药、非处方药的批发企业和经营处方药、甲类非处方药的零售企业必须具有《药品经营许可证》。

经省级药品监督管理部门或其授权的药品监督管理部门批准的其他商业企业可以零售乙类非处方药。

第九条 零售乙类非处方药的商业企业必须配备专职的具有高中以上文化程度，经专业培训后，由省级药品监督管理部门或其授权的药品监督管理部门考核合格并取得上岗证的人员。

第十条 医疗机构根据医疗需要可以决定或推荐使用非处方药。

第十一条 消费者有权自主选购非处方药，并须按非处方药标签和说明书所示内容使用。

第十二条 处方药只准在专业性医药报刊进行广告宣传，非处方药经审批可以在大众传播媒介进行广告宣传。

（四）《非处方药专有标识管理规定》

（国药管安〔1999〕399 号，1999 年 11 月 19 日发布）

四、经营非处方药药品的企业自 2000 年 1 月 1 日起可以使用非处方药专有标识。经营非处方药药品的企业在使用非处方药专有标识时，必须按照国家药品监督管理局公布的坐标比例和色标要求使用。

五、非处方药专有标识图案分为红色和绿色，红色专有标识用于甲类非处方药药品，绿色专有标识用于乙类非处方药药品和用作指南性标志。

六、使用非处方药专有标识时，药品的使用说明书和大包装可以单色印刷，标签和其他包装必须按照国家药品监督管理局公布的色标要求印刷。单色印刷时，非处方药专有标识下方必须标示"甲类"或"乙类"字样。

非处方药专有标识应与药品标签、使用说明书、内包装、外包装一体化印刷，其大小可根据实际需要设定，但必须醒目、清晰，并按照国家药品监督管理局公布的坐标比例使用。

非处方药药品标签、使用说明书和每个销售基本单元包装印有中文药品通用名称（商品名称）的一面（侧），其右上角是非处方药专有标识的固定位置。

（五）《处方药与非处方药流通管理暂行规定》

（国药管市〔1999〕454 号，1999 年 12 月 28 日发布）

第七条 进入药品流通领域的处方药和非处方药，其相应的警示语或忠告语应由生产企业醒目地印制在药品包装或药品使用说明书上。

相应的警示语或忠告语如下：

处方药：凭医师处方销售、购买和使用！

甲类非处方药、乙类非处方药：请仔细阅读药品使用说明书并按说明使用或在药师指导下购买和使用！

第十二条 甲类非处方药、乙类非处方药可不凭医师处方销售、购买和使用，但病患者可以要求在执业药师或药师的指导下进行购买和使用。

执业药师或药师应对病患者选购非处方药提供用药指导或提出寻求医师治疗的建议。

第十三条　处方药、非处方药应当分柜摆放。

第十九条　在药品零售网点数量不足、布局不合理的地区，普通商业企业可以销售乙类非处方药，但必须经过当地地市级以上药品监督管理部门审查、批准、登记，符合条件的颁发乙类非处方药准销标志。具体实施办法由省级药品监督管理部门制定。

根据便民利民的原则，销售乙类非处方药的普通商业企业也应合理布局。

鼓励并优先批准具有《药品经营许可证》的零售药店与普通商业企业合作在普通商业企业销售乙类非处方药。

（六）《药品经营质量管理规范》

（卫生部令第90号，2013年1月22日公布，2013年6月1日施行）

第一百六十四条　药品的陈列应当符合以下要求：

（三）处方药、非处方药分区陈列，并有处方药、非处方药专用标识；

（四）处方药不得采用开架自选的方式陈列和销售；

（七）《药品经营许可证管理办法》

（国家食品药品监督管理局局令第6号，2004年2月4日发布，2004年4月1日实施）

第五条　开办药品零售企业，应符合当地常住人口数量、地域、交通状况和实际需要的要求，符合方便群众购药的原则，并符合以下设置规定：

（二）具有依法经过资格认定的药学技术人员；

经营处方药、甲类非处方药的药品零售企业，必须配有执业药师或者其他依法经过资格认定的药学技术人员。质量负责人应有一年以上（含一年）药品经营质量管理工作经验。

经营乙类非处方药的药品零售企业，以及农村乡镇以下地区设立药品零售企业的，应当按照《药品管理法实施条例》第15条的规定配备业务人员，有条件的应当配备执业药师。

企业营业时间，以上人员应当在岗。

第七条　药品经营企业经营范围的核定。

药品经营企业经营范围：

从事药品零售的，应先核定经营类别，确定申办人经营处方药或非处方药、乙类非处方药的资格，并在经营范围中予以明确，再核定具体经营范围。

（八）《药品流通监督管理办法》

（国家食品药品监督管理局局令第26号，2007年1月31日发布，2007年5月1日施行）

第十八条 药品零售企业应当按照国家食品药品监督管理局药品分类管理规定的要求，凭处方销售处方药。

经营处方药和甲类非处方药的药品零售企业，执业药师或者其他依法经资格认定的药学技术人员不在岗时，应当挂牌告知，并停止销售处方药和甲类非处方药。

第二十条 药品生产、经营企业不得以搭售、买药品赠药品、买商品赠药品等方式向公众赠送处方药或者甲类非处方药。

第三十八条 违反本办法第十八条第二款规定，药品零售企业在执业药师或者其他依法经过资格认定的药学技术人员不在岗时销售处方药或者甲类非处方药的，责令限期改正，给予警告；逾期不改正的，处以一千元以下的罚款。

三、任务实施

（一）明确目标

要了解药品分类管理，首先要清楚处方药和非处方药的区别，其次要了解甲类非处方药和乙类非处方药的区别，下文将详细对此进行分析。

（二）区分依据

熟悉《药品管理法》《药品管理法实施条例》《处方药与非处方药分类管理办法》《非处方药专有标识管理规定》《处方药与非处方药流通管理暂行规定》《药品经营质量管理规范》《药品经营许可证管理办法》《药品流通监督管理办法》中涉及处方药和非处方药的相关规定，具体可参见本任务的"相关法律法规依据"。

（三）实施程序

1. 处方药与非处方药的区别
参见表4-2。

表4-2 处方药与非处方药的区别

	处方药	OTC
处方	须凭处方才能购买、调配和使用	消费者可以自行判断、购买和使用
警示语	凭医师处方销售、购买和使用！	请仔细阅读药品使用说明书并按说明使用或在药师指导下购买和使用！
标识	无	红色或绿色底的OTC标志
广告	只准在专业性医药报刊进行广告宣传	经审批可在大众传播媒介进行广告宣传

2. 甲类非处方药与乙类非处方药区别
见表4-3。

表4-3　甲类非处方药与乙类非处方药的区别

	甲类非处方药	乙类非处方药
标识	红色底的 OTC 标志（见图4-1）	绿色底的 OTC 标志（见图4-1）
人员	配备执业药师或者其他依法经资格认定的药学技术人员	配备经设区的市级或者省、自治区、直辖市人民政府药品监督管理部门直接设置的县级药品监督管理机构组织考核合格的业务人员
经营资格	必须具有《药品经营许可证》	经省级药品监督管理部门或其授权的药品监督管理部门批准的其他商业企业可以零售乙类非处方药
		在药品零售网点数量不足、布局不合理的地区，普通商业企业可以销售乙类非处方药，但必须经过当地地市级以上药品监督管理部门审查、批准、登记，符合条件的颁发乙类非处方药准销标志
专业人员不在岗	执业药师或者其他依法经资格认定的药学技术人员不在岗时，应当挂牌告知，并停止销售处方药和甲类非处方药	无相关要求

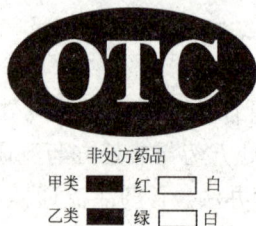

非处方药品
甲类 ■红 □白
乙类 ■绿 □白

图4-1　非处方药标识

任务三　了解基本药物与医保药品

基本药物制度和医保药品（国家基本医疗保险药品目录的药品）管理属于我国药品保障制度，其中基本药物制度是我国药品供应保障体系的基础，与公共卫生、医疗服务、医疗保障体系相衔接。

任务情境

某感冒清热颗粒打出了"国家基本药物、国家医保甲类品种、可享受医保刷卡消费；国家 OTC 药品目录甲类；口感好，疗效确切"的招商广告。如果你是该企业的药品销售人员，你能确切地介绍该产品的优势吗？

一、基础知识

（一）我国基本药物的含义

基本药物是指适应基本医疗卫生需求，剂型适宜，价格合理，能够保障供应，公众可公平获得的药品。

具体来说，"适应基本医疗卫生需求"是指优先满足群众的基本医疗卫生需求，避免贪新求贵。"剂型适宜"是指药品剂型易于生产保存，适合大多数患者。"价格合理"是指个人承受得起，国家负担得起，生产经营企业有合理的利润空间。"能够保障供应"是指生产和配送企业有足够的数量满足群众用药需要。"公众可公平获得"是指人人都有平等获得的权利。

（二）国家基本药物制度

是为维护人民群众健康、保障公众基本用药权益而确立的一项重大国家医药卫生政策，是国家药品政策的核心和药品供应保障体系的基础，涉及基本药物遴选、生产、流通、使用、定价、报销、监测评价等多个环节。国家基本药物制度首先在政府主办的基层医疗卫生机构实施，主要内容包括国家基本药物目录的遴选调整、生产供应保障、集中招标采购和统一配送、零差率销售、全部配备使用、医保报销、财政补偿、质量安全监管以及绩效评估等等相关政策办法。

（三）国家基本药物制度的作用

1. 节省费用

基本药物实行统一招标采购、统一配送、统一价格，在政府办基层医疗卫生机构零差率销售，价格比较低廉，而且报销比例高于非基本药物，能够明显降低群众负担。

2. 用药合理

国家要求基层医疗卫生机构全部配备和使用基本药物，其他类型医疗卫生机构必须按规定配备使用基本药物并确定合理比例。

3. 安全有效

基本药物是经过长期临床实践检验证明安全有效的首选药物。国家对基本药物实行全品种覆盖抽验，保证群众基本用药更安全。

4. 方便可及

群众在基层医疗卫生服务机构就能获得，使用方便。

（四）基本药物制度的主要国家政策

1. 建立国家基本药物目录遴选调整管理机制

中央政府统一制定和发布国家基本药物目录，合理确定品种和数量。制订国家基本药物遴选和管理办法。基本药物目录定期调整和更新。

国家基本药物制度目录制定原则是安全、必需、有效、价廉、中西药并重、基本保障、临床首选。

以下药品不能纳入国家基本药物目录遴选范围：一是含有国家濒危野生动植物的；二是主要用于滋补保健的；三是非临床治疗首选的；四是因严重不良反应，国家食品药品监督管理部门明确规定暂停生产、销售或使用的；五是违背国家法律法规或不符合医学伦理要求的。此外，国家基本药物工作委员会还可以规定不能纳入遴选范围的其他情况。

《国家基本药物目录·基层医疗卫生机构配备使用部分（2012 版）》包括化学药品和生物制品 317 个品种，中成药 203 个品种，共计 520 种。

2. 初步建立基本药物供应保障体系

①基本药物实行公开招标采购，统一配送，减少中间环节，保障群众基本用药。②推动药品生产流通企业兼并重组，发展统一配送，实现规模经营。③鼓励零售药店发展连锁经营，完善执业药师制度。④国家制定基本药物零售指导价格，在指导价格内由省级人民政府根据招标情况确定本地区的统一采购价格。政府举办的基层医疗卫生机构按购进价格实行零差率销售。

3. 建立基本药物优先选择和合理使用制度

①规范基本药物使用，制定基本药物临床应用指南和基本药物处方集。②所有零售药店和医疗机构均应配备和销售国家基本药物。③政府举办的城乡基层医疗卫生机构应全部配备、使用基本药物，其他各类医疗机构也要将基本药物作为首选药物并确定使用比例。④基本药物全部纳入基本医疗保障药物报销目录，报销比例明显高于非基本药物。

（五）我国的基本医疗保险制度

基本医疗保险是为补偿劳动者因疾病风险造成的经济损失而建立的一项社会保险制度。

基本医疗保险是社会保险制度中最重要的险种之一，它与基本养老保险、工伤保险、失业保险、生育保险等共同构成现代社会保险制度。

目前，我国建立的基本医疗保险制度主要有三种，分别是：2001 年起实施的城镇职工基本医疗保险制度，覆盖所有党政群机关、企事业单位；2005 年起实施的新型农村合作医疗制度，覆盖农业人口（含外出务工人员）；2007 年起实施的城镇居民基本医疗保险制度，覆盖未纳入城镇职工基本医疗保险的非农业户口城镇居民。

其中，城镇职工基本医疗保险由用人单位和职工按照国家规定共同缴纳基本医疗保险费，建立医疗保险基金，参保人员患病就诊发生医疗费用后，由医疗保险经办机构给予一定的经济补偿，以避免或减轻劳动者因患病、治疗等所带来的经济风险。新型农村合作医疗和城镇居民基本医疗保险实行个人缴费和政府补贴相结合，报销标准按照国家规定执行。

1. 城镇职工基本医疗保险制度

1998 年 12 月，国务院发布《关于建立城镇职工基本医疗保险制度的决定》，要求在全国范围内建立以城镇职工基本医疗保险制度为核心的多层次医疗保障体系。按照《决定》的要求，城镇职工基本医疗保险制度框架包括六个部分。

（1）建立合理负担的共同缴费机制：国家规定了用人单位缴费率和个人缴费率的控制标准。用人单位缴费率控制在职工工资总额的 6% 左右，具体比例由各地确定，职工缴费率一般为本人工资收入的 2%。

（2）建立统筹基金与个人账户：个人缴费全部划入个人账户，单位缴费按 30% 左右划入个人账户，其余部分建立统筹基金。个人账户专项用于本人医疗费用支出，可以结转使用和继承，个人账户的本金和利息归个人所有。

（3）建立统账分开、范围明确的支付机制：统筹基金主要支付大额和住院医疗费用，个人账户主要支付小额和门诊医疗费用。统筹基金要按照"以收定支、收支平衡"的原则，根据各地的实际情况和基金的承受能力，确定起付标准和最高支付限额。

（4）建立有效制约的医疗服务管理机制：基本医疗保险支付范围仅限于规定的基本医疗保险药品目录、诊疗项目和医疗服务设施标准内的医疗费用；对提供基本医疗保险服务的医疗机构和药店实行定点管理；社会保险经办机构与基本医疗保险服务机构（定点医疗机构和定点零售药店）要按协议规定的结算办法进行费用结算。

（5）建立统一的社会化管理体制：基本医疗保险实行一定统筹层次的社会经办，原则上以地级以上行政区（包括地、市、州、盟）为统筹单位，也可以县为统筹单位，由统筹地区的社会保险经办机构负责基金的统一征缴、使用和管理，保证基金的足额征缴、合理使用和及时支付。

（6）建立完善有效的监管机制：基本医疗保险基金实行财政专户管理；社会保险经办机构要建立健全规章制度；统筹地区要设立基本医疗保险社会监督组织，加强社会监督。进一步建立健全基金的预决算制度、财务会计制度和社会保险经办机构内部审计制度。

据人社部统计公报显示，至 2013 年末全国参加城镇职工基本医疗保险人数 27443 万人，比上年末增加 958 万人。

2. 新型农村合作医疗制度

2002 年 10 月发布的《中共中央、国务院关于进一步加强农村卫生工作的决定》提出，逐步建立以大病统筹为主的新型农村合作医疗制度。次年 1 月，国务院转发原卫生部、财政部、农业部的《关于建立新型农村合作医疗制度的意见》，进一步确立了农民自愿参加，个人、集体和政府多方筹资的原则。

新农合的首批试点在 2003 年 7 月启动。资金来源主要是财政投入。试点 4 年后，新农合从 2007 年起转为全面推进，当年全国参保农民就增加了 3.16 亿人。至 2008 年，参保农民人数已经超过了 8 亿人，完成"全覆盖"。新农合作为农民基本医疗保障的制度地位得以确立。

与此相应，新农合筹资水平不断增长，2013 年，人均筹资水平增至 340 元，筹资超过 2700 亿元，约占三大医保基金筹资额的三分之一。其筹资水平与城镇居民医保持平。2014 年各级财政对新农合和居民医保人均补助标准在 2013 年的基础上提高 40 元，达到 320 元。在提高财政补贴的同时，农民和城镇居民个人缴费标准在 2013 年的基础上提高 20 元，全国平均个人缴费标准达到每人每年 90 元左右。

据统计，2012 年新农合农民的住院自负费用下降到人均年收入的 24%。2013 年新农合居民在政策范围内的住院费用报销比例达到 75%，实际住院补偿比全国平均达到 60% 左右，最高支付限额不低于 8 万元，肺癌等 20 种大病保障全面推开。门诊报销水平逐步提高，个人自负费用比例逐步降低。新农合医保制度极大地缓解了农民"看病难、看病贵"的问题，同时还在很大程度上理顺了医疗体制，平衡了医疗资源，保持了基层卫生院的稳定。

根据人社部提高居民医保待遇，全面推进大病保险试点的政策安排，自 2014 年起，一些省份、地区开展了利用新农合基金购买城乡居民大病保险的试点，标准为人均 15 元左右。

3. 城镇居民基本医疗保险制度

城镇居民医疗保险是以没有参加城镇职工医疗保险的城镇未成年人和没有工作的居民为主要参保对象的医疗保险制度。它主要是对城镇非从业居民医疗保险做出制度安排。

(1) 主要保障的范围：城镇居民医疗保险仅保障居民花费的住院医疗费用，不保障门诊医疗费用。

(2) 缴费标准和报销比例：城镇居民基本医疗保险起付标准和报销比例按照就医类别、医院级别和参保人员类别确定不同标准。

新医改以来，城镇居民医疗保险的筹资标准、报销比例不断增长。2014 年新农合和城镇居民医保筹资标准达到了 400 元，报销比例由改革前的 50% 左右提高到了 70%。基层医疗卫生机构看病的报销比例还要再高一点，有的地方已达到 80%。2013 年全国参加城镇居民基本医疗保险的人数为 29629 万人，比上年末增加 2474 万人。2014 年以来，根据国务院的决策，多省城镇医保和新农合进行了并轨，实现了两种医保制度的整合。

4. 医疗保险用药管理

2009 年 9 月 30 日，原卫生部发布了《关于调整和制订新型农村合作医疗报销药物目录的意见》（以下简称《新农合报销目录》）；2009 年 11 月 30 日，人力资源和社会保障部发布了《国家基本医疗保险、工伤保险和生育保险药品目录》（以下简称《医保目录》）。载入《医保目录》里面的药品，通常被称作医保药品。

《医保目录》是各种医疗保险报销药品的依据。基本药物目录的药品全部包含在《医保目录》里。《新农合报销目录》是各省市实施新型农村合作医疗，使用的药品目录，不同地区可能制定不同的目录，报销比例也可以不同。

具体规定详见相关法律法规依据。

二、相关法律法规依据

（一）《药品管理法实施条例》

第四十八条 国家对药品价格实行政府定价、政府指导价或者市场调节价。

列入国家基本医疗保险药品目录的药品以及国家基本医疗保险药品目录以外具有垄断性生产、经营的药品，实行政府定价或者政府指导价；对其他药品，实行市场调节价。

（二）《中共中央国务院关于深化医药卫生体制改革的意见》

（2009 年 4 月 6 日发布）

●深化医药卫生体制改革的总体目标

建立覆盖城乡居民的基本医疗保障体系。城镇职工基本医疗保险、城镇居民基本医疗保险、新型农村合作医疗和城乡医疗救助共同组成基本医疗保障体系，分别覆盖城镇就业人口、城镇非就业人口、农村人口和城乡困难人群。

●建立健全药品供应保障体系。加快建立以国家基本药物制度为基础的药品供应保障体系，保障人民群众安全用药。

建立国家基本药物制度。中央政府统一制定和发布国家基本药物目录，按照防治必需、安全有效、价格合理、使用方便、中西药并重的原则，结合我国用药特点，参照国际经验，合理确定品种和数量。建立基本药物的生产供应保障体系，在政府宏观调控下充分发挥市场机制的作用，基本药物实行公开招标采购，统一配送，减少中间环节，保障群众基本用药。国家制定基本药物零售指导价格，在指导价格内，由省级人民政府根据招标情况确定本地区的统一采购价格。规范基本药物使用，制定基本药物临床应用指南和基本药物处方集。城乡基层医疗卫生机构应全部配备、使用基本药物，其他各类医疗机构也要将基本药物作为首选药物并确定使用比例。基本药物全部纳入基本医疗保障药物报销目录，报销比例明显高于非基本药物。

●改革药品价格形成机制。

合理调整政府定价范围，改进定价方法，提高透明度，利用价格杠杆鼓励企业自主创新，促进国家基本药物的生产和使用。

（三）《国家基本药物目录管理办法（暂行）》

（卫药政发〔2009〕79 号，2009 年 8 月 18 日发布）

第一条 基本药物是适应基本医疗卫生需求，剂型适宜，价格合理，能够保障供应，公众可公平获得的药品。政府举办的基层医疗卫生机构全部配备和使用基本药物，其他各类医疗机构也都必须按规定使用基本药物。

第二条 国家基本药物目录中的药品包括化学药品、生物制品、中成药。化学药品和生物制品主要依据临床药理学分类，中成药主要依据功能分类。

第四条 国家基本药物遴选应当按照防治必需、安全有效、价格合理、使用方便、中西药并重、基本保障、临床首选和基层能够配备的原则，结合我国用药特点，参照国际经验，合理确定品种（剂型）和数量。

国家基本药物目录的制定应当与基本公共卫生服务体系、基本医疗服务体系、基本医疗保障体系相衔接。

第五条 国家基本药物目录中的化学药品、生物制品、中成药，应当是《中华人民共和国药典》收载的，卫生部、国家食品药品监督管理局颁布药品标准的品种。除急救、抢救用药外，独家生产品种纳入国家基本药物目录应当经过单独论证。

化学药品和生物制品名称采用中文通用名称和英文国际非专利药名中表达的化学成分的部分，剂型单列；中成药采用药品通用名称。

第六条 下列药品不纳入国家基本药物目录遴选范围：

（1）含有国家濒危野生动植物药材的；

（2）主要用于滋补保健作用，易滥用的；

（3）非临床治疗首选的；

（4）因严重不良反应，国家食品药品监督管理部门明确规定暂停生产、销售或使用的；

（5）违背国家法律、法规，或不符合伦理要求的；

（6）国家基本药物工作委员会规定的其他情况。

第九条 国家基本药物目录在保持数量相对稳定的基础上，实行动态管理，原则上3年调整一次。必要时，经国家基本药物工作委员会审核同意，可适时组织调整。调整的品种和数量应当根据以下因素确定：

（1）我国基本医疗卫生需求和基本医疗保障水平变化；

（2）我国疾病谱变化；

（3）药品不良反应监测评价；

（4）国家基本药物应用情况监测和评估；

（5）已上市药品循证医学、药物经济学评价；

（6）国家基本药物工作委员会规定的其他情况。

第十条 属于下列情形之一的品种，应当从国家基本药物目录中调出：

（1）药品标准被取消的；

（2）国家食品药品监督管理部门撤销其药品批准证明文件的；

（3）发生严重不良反应的；

（4）根据药物经济学评价，可被风险效益比或成本效益比更优的品种所替代的；

（5）国家基本药物工作委员会认为应当调出的其他情形。

（四）《建立和规范政府办基层医疗卫生机构基本药物采购机制的指导意见》

（国办发〔2010〕56 号，2010 年 11 月 19 日发布）

对实施基本药物制度的政府办基层医疗卫生机构使用的基本药物（包括各省区市增

补品种，下同）实行以省（区、市）为单位集中采购、统一配送；坚持政府主导与市场机制相结合，发挥集中批量采购优势，招标和采购结合，签订购销合同，一次完成采购全过程，最大限度地降低采购成本，促进基本药物生产和供应。通过建立和规范基本药物采购机制，实现基本药物安全有效、品质良好、价格合理、供应及时，逐步建立起比较完善的基层用基本药物供应保障体系，使群众真正得到实惠。

●区别情况分类采购。区分基本药物的不同情况，采取不同的采购方式：

——对独家生产的基本药物，采取与生产或批发企业进行单独议价的方式进行采购。

——对基层必需但用量小的特殊用药、急救用药，采用邀请招标、询价采购或定点生产的方式采购。

——对临床常用且价格低廉（建议为日平均使用费用在3元以下的基本药物，具体标准由各省区市自行确定），或者经多次采购价格已基本稳定的基本药物，采取邀请招标或询价采购的方式采购。

——对基本药物中的麻醉药品、精神药品、免费治疗的传染病和寄生虫病用药、免疫规划用疫苗、计划生育药品及中药饮片，仍按国家现有规定采购。

——其他基本药物均应进行公开招标采购。招标中如出现企业投标价格均高于市场实际购销价格，采购机构应与投标企业依次进行单独议价，均不能达成一致的，即宣布废标。

——对通过以上方式均未能采购到的基本药物，经省级卫生行政部门同意，采购机构可以寻找替代剂型、规格重新采购，或者委托有资质的企业定点生产，并及时上报卫生部和国务院深化医药卫生体制改革领导小组办公室（以下简称国务院医改办公室）备案。鼓励各地探索省际联合采购等多种方式，进一步降低基本药物价格、保障供应。

●坚持质量优先、价格合理。基本药物采购要遵循质量优先、价格合理的原则。鼓励各地采用"双信封"的招标制度，即在编制标书时分别编制经济技术标书和商务标书，企业同时投两份标书。经济技术标书主要对企业生产规模、配送能力、销售额、行业排名、市场信誉，以及GMP（GSP）资质认证、药品质量抽验抽查历史情况、电子监管能力等指标进行评审，保证基本药物质量。只有经济技术标书评审合格的企业才能进入商务标书评审，商务标书评审由价格最低者中标。各地也可以通过设立资质条件的方式，对投标企业进行筛选；还可以根据基本药物质量和价格等要素设计评分指标体系，对投标企业进行综合评分。由省级卫生行政部门会同采购机构根据供货主体和实际情况，合理设计本省（区、市）的具体招标办法。

●完善基本药物电子监管和供应的信息系统。国家食品药品监管局要完善全国统一的基本药物信息条形码（电子监管码）和药品电子监管平台，对基本药物进行全品种电子监管。2011年4月1日起，各省（区、市）不得采购未入药品电子监管网及未使用基本药物信息条形码统一标识的企业供应的基本药物。

（五）《关于对用量小、临床必需的基本药物品种实行定点生产试点的实施方案》

（工信部联消费〔2012〕512 号，2012 年 11 月 7 日发布）

建立由工业和信息化部、卫生部、国家发展和改革委员会、国家食品药品监督管理局组成的"基本药物定点生产试点协调机制"（以下简称"协调机制"），负责确定基本药物定点生产试点实施方案，确定定点生产品种，确定招标选择定点生产企业的标准和规则，协调解决试点工作中出现的问题。

（六）《城镇职工基本医疗保险用药范围管理暂行办法》

（劳社部发〔1999〕15 号，1999 年 5 月 12 日发布）

第二条　基本医疗保险用药范围通过制定《基本医疗保险药品目录》（以下简称《药品目录》）进行管理。确定《药品目录》中药品品种时要考虑临床治疗的基本需要，也要考虑地区间的经济差异和用药习惯，中西药并重。

第三条　纳入《药品目录》的药品，应是临床必需、安全有效、价格合理、使用方便、市场能够保证供应的药品，并具备下列条件之一：

（1）《中华人民共和国药典》（现行版）收载的药品；

（2）符合国家药品监督管理部门颁发标准的药品；

（3）国家药品监督管理部门批准正式进口的药品。

第四条　以下药品不能纳入基本医疗保险用药范围：

（1）主要起营养滋补作用的药品；

（2）部分可以入药的动物及动物脏器，干（水）果类；

（3）用中药材和中药饮片泡制的各类酒制剂；

（4）各类药品中的果味制剂、口服泡腾剂；

（5）血液制品、蛋白类制品（特殊适应证与急救、抢救除外）；

（6）劳动保障部规定基本医疗保险基金不予支付的其他药品。

第五条　《药品目录》所列药品包括西药、中成药（含民族药，下同）、中药饮片（含民族药，下同）。西药和中成药列基本医疗保险基金准予支付的药品目录，药品名称采用通用名，并标明剂型。中药饮片列基本医疗保险基金不予支付的药品目录，药品名称采用药典名。

第六条　《药品目录》中的西药和中成药在《国家基本药物》的基础上遴选，并分"甲类目录"和"乙类目录"。"甲类目录"的药品是临床治疗必需，使用广泛，疗效好，同类药品中价格低的药品。"乙类目录"的药品是可供临床治疗选择使用，疗效好，同类药品中比"甲类目录"药品价格略高的药品。

第七条　"甲类目录"由国家统一制定，各地不得调整。"乙类目录"由国家制定，各省、自治区、直辖市可根据当地经济水平、医疗需求和用药习惯，适当进行调整，增加和减少的品种数之和不得超过国家制定的"乙类目录"药品总数的 15%。

各省、自治区、直辖市对本省（自治区、直辖市）《药品目录》"乙类目录"中易滥用、毒副作用大的药品，可按临床适应证和医院级别分别予以限定。

第八条 基本医疗保险参保人员使用《药品目录》中的药品，所发生的费用按以下原则支付。使用"甲类目录"的药品所发生的费用，按基本医疗保险的规定支付。使用"乙类目录"的药品所发生的费用，先由参保人员自付一定比例，再按基本医疗保险的规定支付。个人自付的具体比例，由统筹地区规定，报省、自治区、直辖市劳动保障行政部门备案。

使用中药饮片所发生的费用，除基本医疗保险基金不予支付的药品外，均按基本医疗保险的规定支付。

（七）《城镇职工基本医疗保险定点零售药店管理暂行办法》

（劳社部发〔1999〕16 号，1999 年 4 月 20 日发布）

第二条 本办法所称的定点零售药店，是指经统筹地区劳动保障行政部门资格审查，并经社会保险经办机构确定的，为城镇职工基本医疗保险参保人员提供处方外配服务的零售药店。处方外配是指参保人员持定点医疗机构处方，在定点零售药店购药的行为。

第三条 定点零售药店审查和确定的原则是：保证基本医疗保险用药的品种和质量；引入竞争机制，合理控制药品服务成本；方便参保人员就医后购药和便于管理。

第四条 定点零售药店应具备以下资格与条件：

（一）持有《药品经营企业许可证》《药品经营企业合格证》和《营业执照》，经药品监督管理部门年检合格；

（二）遵守《药品管理法》及有关法规，有健全和完善的药品质量保证制度，能确保供药安全、有效和服务质量；

（三）严格执行国家、省（自治区、直辖市）规定的药品价格政策，经物价部门监督检查合格；

（四）具备及时供应基本医疗保险用药、24 小时提供服务的能力；

（五）能保证营业时间内至少有一名药师在岗，营业人员需经地级以上药品监督管理部门培训合格；

（六）严格执行城镇职工基本医疗保险制度有关政策规定，有规范的内部管理制度，配备必要的管理人员和设备。

第五条 愿意承担城镇职工基本医疗保险定点服务的零售药店，应向统筹地区劳动保障行政部门提出书面申请，并提供以下材料：

（一）药品经营企业许可证、合格证和营业执照的副本；

（二）药师以上药学技术人员的职称证明材料；

（三）药品经营品种清单及上一年度业务收支情况；

（四）药品监督管理、物价部门监督检查合格的证明材料；

（五）劳动保障行政部门规定的其他材料。

第七条　统筹地区社会保险经办机构在获得定点资格的零售药店范围内确定定点零售药店，统发定点零售药店标牌，并向社会公布，供参保人员选择购药。

第八条　社会保险经办机构要与定点零售药店签订包括服务范围、服务内容、服务质量、药费结算办法以及药费审核与控制等内容的协议，明确双方的责任、权利和义务。协议有效期一般为 1 年。任何一方违反协议。对方均有权解除协议，但须提前通知对方和参保人，并报劳动保障行政部门备案。

第九条　外配处方必须由定点医疗机构医师开具，有医师签名和定点医疗机构盖章。处方要有药师审核签字，并保存 2 年以上以备核查。

第十条　定点零售药店应配备专（兼）职管理人员，与社会保险经办机构共同做好各项管理工作。对外配处方要分别管理、单独建账。定点零售药店要定期向统筹地区社会保险经办机构报告处方外配服务及费用发生情况。

第十一条　社会保险经办机构要加强对定点零售药店处方外配服务情况的检查和费用的审核。定点零售药店有义务提供与费用审核相关的资料及账目清单。

第十二条　社会保险经办机构要按照基本医疗保险有关政策规定和与定点零售药店签订的协议，按时足额结算费用。对违反规定的费用，社会保险经办机构不予支付。

（八）《关于印发国家基本医疗保险、工伤保险和生育保险药品目录的通知》

（人社部发〔2009〕159 号，2009 年 11 月 27 日发布）

●2009 年版《药品目录》在保持参保人员用药政策相对稳定连续的基础上，根据临床医药科技进步与参保人员用药需求变化，适当扩大了用药范围和提高了用药水平。《药品目录》适用于基本医疗保险、工伤保险和生育保险，是基本医疗保险、工伤保险和生育保险基金支付参保人员药品费用和强化医疗保险医疗服务管理的政策依据及标准。

●《药品目录》分西药、中成药和中药饮片 3 部分。其中，西药部分和中成药部分用准入法，规定基金准予支付费用的药品，基本医疗保险支付时区分甲、乙类，工伤保险和生育保险支付时不分甲、乙类；中药饮片部分用排除法，规定基金不予支付费用的药品。参保人员使用目录内西药、中成药和目录外中药饮片所发生的费用，具体给付标准按基本医疗保险、工伤保险和生育保险的有关规定执行。

●《国家基本药物目录》内的治疗性药品已全部列入《药品目录》甲类药品。统筹地区对于甲类药品，要按照基本医疗保险的规定全额给付，不得再另行设定个人自付比例。对于乙类药品可根据基金承受能力，先设定一定的个人自付比例，再按基本医疗保险的规定给付。

●甲类药品，各省（自治区、直辖市）不再进行调整，各统筹地区应于今年 12 月份开始执行使用。乙类药品，各省（自治区、直辖市）可按规定进行调整后，再由所辖统筹地区执行使用。民族药和中药饮片部分，各地按现有政策继续执行。

●各地要加强定点医疗机构和零售药店使用《药品目录》的管理。医师开具西药处方须符合西医疾病诊治原则，开具中成药处方须遵循中医辨证施治原则和理法方药，对于每一最小分类下的同类药品原则上不宜叠加使用。对按西医诊断开具中成药、按中医诊断开具西药等不合理用药、重复用药和药物滥用等，要明确相应的处罚措施并纳入定点协议管理。要采取措施鼓励医师按照先甲类后乙类、先口服制剂后注射制剂、先常释剂型后缓（控）释剂型等原则选择药品，鼓励药师在调配药品时首先选择相同品种剂中价格低廉的药品。

同步测试

（一）名词解释

药品　非处方药　国家基本药物

（二）A 型题（最佳选择题）

1. 擅自添加着色剂、防腐剂、香料、矫味剂及辅料的属于
   A. 国家基本药物　　　　B. 特殊管理药品　　　　C. 劣药
   D. 假药　　　　　　　　E. 新药

2. 所标明的适应证或者功能主治超出规定范围的，属于
   A. 国家基本药物　　　　B. 特殊管理药品　　　　C. 劣药
   D. 假药　　　　　　　　E. 新药

3. 负责国家药品标准的制定和修订的是
   A. 国务院药品监督管理部门　　　　B. 国家药典委员会
   C. 中国药品生物制品检定研究院　　D. 工商行政管理部门
   E. 司法部门

4. 根据《药品管理法》，以下按假药论处的情形是
   A. 超过有效期的　　　　　　　　　B. 变质的
   C. 擅自添加着色剂、防腐剂及辅料的　D. 不注明或者更改生产批号的
   E. 直接接触药品的包装材料未经批准的

5. 国家基本药物的遴选原则是
   A. 临床常用、价格合理、中西医并重、基本保障、市场供应充足
   B. 临床必需、安全有效、价格合理、使用方便、市场能够保障供应
   C. 保证品种和质量、引入竞争机制、合理控制成本、方便购药和便于管理
   D. 防治必需、安全有效、质量优先、价格低廉、中西医并重、临床常用和基本能够配备
   E. 防治必需、安全有效、价格合理、使用方便、中西药并重、基本保障、临床首选和基本能够配备

6. 根据《处方药与非处方药分类管理办法（试行）》，关于药品按处方药和非处方药分类管理的说法，正确的是
   A. 按照药品品种、规格、给药途径及疗效的不同进行分类
   B. 按照药品类别、规格、适应证、成本效益比的不同进行分类

C. 按照药物经济学评价指标中的风险效益比或成本效益比的不同进行分类

D. 按照药品品种、包装规格、适应证、剂量和给药途径的不同进行分类

E. 按照药品品种、规格、适应证、剂量和给药途径的不同进行分类

7. 根据《城镇职工基本医疗保险定点零售药店管理暂行规定》，对为城镇职工基本医疗保险参保人员提供处方外配服务的零售药店，实行

A. 轮换制　　B. 定点制　　C. 终身制　　D. 承包制　　E. 责任制

（三）B 型题（配伍选择题）

A. 中成药　　B. 疫苗　　C. 生物制品　　D. 非临床治疗首选的药品

E. 发生严重不良反应的药品

根据《国家基本药物目录管理办法（暂行)》

8. 不纳入国家基本药物目录遴选范围的药品是

9. 应当从国家基本药物目录中调出的药品是

A. 甲类目录　　B. 乙类目录　　C. 口服泡腾片　　D. 中药饮片

E. 中成药

根据《城镇职工基本医疗保险用药范围管理暂行办法》

10. 不纳入医保用药范围的是

11. 省级主管部门可以调整的是

12. 省级主管部门不可以调整的是

13. 在医保目录中列出的品种属于医保基金不予支付的药品的是

（四）X 型题（多项选择题）

14. 我国国家药品标准包括

A. 《中国药典》

B. 国务院药品监督管理部门颁布的药品标准

C. 省级炮制规范

D. 《全国医院制剂规范》

E. 企业标准

16. 根据《药品管理法》，应按劣药论处的情形包括

A. 变质的　　　　　　　　　　B. 超过有效期的

C. 擅自添加香料的　　　　　　D. 不注明生产批号的

E. 国家药品监督管理部门规定禁止使用的

（五）思考题

17. 国家出台的基本药物配套政策有哪些？

技能训练

【案情简介】2014 年 9 月，海口市人民检察院提前介入快速批捕了一起跨广西、海

南两省区，集生产加工、批发配送于一体的大型制售假药案。据了解，嫌疑人蔡某某在未经许可、无相关资质情况下非法生产、销售未经检验、不合格的中药饮片，药品销往市内城乡接合部的十几家小药店、小诊所，现场还查扣未加工的中草药 12 吨，品种达 130 余种。据查，犯罪嫌疑人蔡某华为谋取个人利益，从广西玉林购进大量中草药，在未经批准许可和无相应资质情况下，在环境恶劣的出租屋内非法进行中药饮片的加工生产，并冒用广西玉林制药有限公司的品牌商标与产品合格证进行销售，其行为已经违反了《药品管理法》和《刑法》相关规定，涉嫌生产、销售假药罪。海口市检察院了解案情后，迅速提前介入该案，就案件定性、证据收集等向公安机关提出引导意见，强化证据收集。案件报捕后，该院根据案件实际情况，认真贯彻宽严相济刑事政策，对主从犯、主要实施者和一般工作人员在涉案情节、作用、社会危害性等方面做了针对性区别，对主要组织者、实施者的蔡某华作出批准逮捕决定，对两名普通工作人员作出不批准逮捕决定。目前，该案在进一步侦查中。

【问题探讨】

1. 本案中的中药饮片定性为假药的依据是什么？
2. 通过本案例，谈谈你对假药和劣药的认识。

项目四　药品信息管理

学习与教学目标

【学习目标】

知识目标：熟悉药品说明书、标签的法律法规，熟悉药品说明书的格式及包含内容；掌握药品广告禁止发布的情形和内容；掌握药品名称在说明书和标签中的相关规定；了解违法广告的处罚。

技能目标：综合运用药品说明书、标签的有关规定，初步开展药品说明书、标签的审核辨析工作，能够填写《药品广告审查表》《互联网药品信息服务申请表》，并进行药品广告批准文号、提供互联网药品信息服务的申请审批。综合运用相关法律法规，对药品说明书、标签、药品广告的合规性进行审查、处理等工作。

【教学目标】

通过对药品说明书、标签和药品广告等药品信息管理方面的教学，使学生了解相关的法律知识，能胜任药品说明书、标签的合规性辨析以及药品广告申请审批工作，掌握药品商标注册、专利申报的要求与程序，初步培养学生对药品说明书、标签的熟知以及药品广告审核的职业技能。

【重点难点】

该教学项目中学习的重点在于药品说明书、标签的格式、内容，药品广告申请审批流程，提供互联网药品信息服务的申请审批流程，难点主要在于药品广告的合规性审查，以及违法药品广告的处理。

药品说明书和标签以及药品广告等关系着药品的生产、流通、贮存、使用，尤其是药品说明书，是人们了解和使用药品最重要的，几乎是唯一的文字性依据。因此，撰写一份科学、严谨、简明易懂的说明书，是公众合理、正确使用药品的关键。

现今，药品广告宣传充斥我们生活的各个角落，各种媒介如报纸、电视、收音机、网络上的药品广告比比皆是，也日渐成为公众了解认识药品的重要方式，同时也促进了药品的销售和市场的占有。但是，为追求利益，一些药品生产、经营企业会发布虚假、违法广告，诱发消费者购买欲望，不仅危害公众生命健康，也造成药品的滥用、浪费。

根据《药品管理法》及实施条例、《广告法》，国家先后发布了《药品说明书和标签管理规定》、各类说明书的规范细则、《药品广告审查办法》《药品广告审查发布标准》《互联网药品信息服务管理办法》等法律法规，对药品信息实施规范化管理。

任务一 合规性辨析药品说明书

药品生产企业生产供上市销售的药品最小包装必须附有说明书。药品说明书由国家食品药品监督管理总局予以审核。

任务情境

　　某药店人员小王在营业过程中，以说明书为佐证来证明其高效、毒副作用小可替代药品，为患者推荐某保健品，结果导致患者病情未见好转，小王也被投诉。除却纠正小王的执业行为外，我们还要学会辨识药品和保健品，那么，二者的说明书有什么区别呢？

一、基础知识

药品说明书是由国家食品药品监督管理总局批准的有关药品的安全性、有效性等基本科学信息的说明性文件，包含药品成分、理化性质、药效学、毒理学、药物代谢动力学、医学等有关药品安全性、有效性的重要科学数据和结论。是药品的一项重要文件，是指导患者选择药品的主要依据，也是合理、正确使用药品的指示说明。

药品说明书的作用如下。

(1) 介绍药品性质：介绍药品的主要特征，应科学严谨、实事求是。

(2) 指导合理用药：包含有关药品安全性、有效性的重要科学数据、结论和信息，用以指导安全、合理用药。

(3) 普及医药知识：为提高安全使用药品，要求文字通俗易懂、增加忠告或警示语。

(4) 保护医师、减少医疗纠纷：临床用药过程中，药品说明书是所有医师、患者使用药品唯一具有法律依据的资料。是医疗事故处理过程中裁决依据，也是评价医师用药是否得当的重要依据之一。因此药品说明书是临床正确使用药品的技术性依据，也是解决医疗纠纷时的法律性依据。

保健品，即保健（功能）食品，是食品的一个种类，具有一般食品的共性，能调节人体的机能，适用于特定人群食用，但不以治疗疾病为目的。市场上的保健品大体可以分为一般保健食品、保健药品、保健化妆品、保健用品等。

二、相关法律法规依据

（一）《药品管理法》

第五十四条　药品包装必须按照规定印有或贴有标签并附有说明书。

标签或者说明书上必须注明药品的通用名称、成分、规格、生产企业、批准文号、产品批号、生产日期、有效期、适应证或者功能主治、用法、用量、禁忌、不良反应、注意事项。

麻醉药品、精神药品、医疗用毒性药品、放射性药品、外用药品和非处方药的标签，必须印有规定的标志。

（二）《药品管理法实施条例》

第四十五条　生产中药饮片，选用与药品性质相适应的包装材料和容器；包装不符合规定的中药饮片，不得销售。中药饮片包装必须印有或者贴有标签。

中药饮片的标签必须注明品名、规格、产地、生产企业、产品批号、生产日期，实施批准文号管理的中药饮片还必须注明药品批准文号。

第四十六条　药品包装、标签、说明书必须依照《药品管理法》第五十四条和国务院药品监督管理部门的规定印制。

药品商品名称应符合国务院药品监督管理部门的规定。

（三）《药品说明书和标签管理规定》

（于 2006 年 3 月 10 日经国家食品药品监督管理局局务会审议通过，自 2006 年 6 月 1 日起施行）

要求在中华人民共和国境内上市销售的药品，其说明书和标签均应符合本规定的要求。

药品的标签应当以说明书为依据，其内容不得超出说明书的范围，不得印有暗示疗效、误导使用和不适当宣传产品的文字和标识。药品说明书和标签由国家食品药品监督管理局予以核准。

（四）《保健食品注册管理办法（试行）》

（于 2005 年 4 月 23 日经国家食品药品监督管理局局务会审议通过，自 2005 年 7 月 1 日起施行）

第六十七条　申请保健食品产品注册，申请人应当提交产品说明书和标签的样稿。

第六十八条　申请注册的保健食品标签、说明书样稿的内容应当包括产品名称、主要原（辅）料、功效成分/标志性成分及含量、保健功能、适宜人群、不适宜人群、食用量与食用方法、规格、保质期、贮藏方法和注意事项等。

经批准生产上市的保健食品标签应当符合国家有关规定。

第七十一条 国家食品药品监督管理局应当根据国家有关的标准、规定、产品申报资料和样品检验的情况，对标签、说明书样稿的内容进行审查。

三、任务实施

（一）任务目标

正确辨识处方药、非处方药和保健品等说明书。

（二）任务要求

图5-1中是几类药品及保健品的说明书，我们要从说明书的格式、专有标识，以及说明书中的项目及内容上一一辨识。

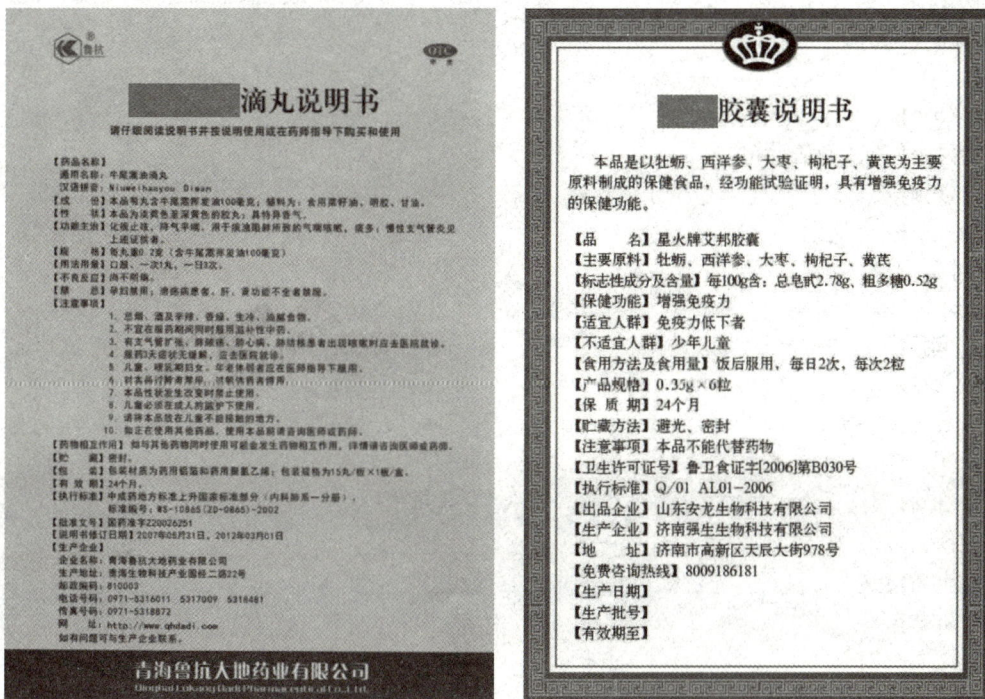

图5-1 不同说明书的式样

（三）实施程序

1. 格式区别

药品的说明书包括化学药品和治疗用生物制品说明书、预防用生物制品说明书、中药、天然药物处方药说明书以及化学药品非处方药药品说明书和中成药非处方药说明书等，格式如表5-1。保健品说明书格式如表5-2。

表 5 - 1　药品说明书格式

处方药的"核准和修改日期"标注位置
OTC、特殊药品、外用药品标识位置

×××说明书

"请仔细阅读说明书并在医师指导下使用"——处方药的标注语
"请仔细阅读说明书并按说明使用或在药师指导下购买和使用"——OTC 的标注语
警示语位置
不同种类的说明书应列项目

项目	化学药品和治疗用生物制品处方药	预防用生物制品	中药、天然药物处方药	化学药品非处方药	中成药非处方药
【药品名称】	√	√	√	√	√
【成分】	√		√	√	√
【性状】			√	√	√
【成分和性状】		√			
【适应证】	√			√	
【接种对象】		√			
【功能主治】/【适应证】			√		
【作用类别】				√	
【功能主治】					√
【作用与用途】		√			
【规格】	√	√	√	√	√
【用法用量】	√	√	√	√	√
【免疫程序和剂量】		√			
【不良反应】	√	√	√	√	√
【禁忌】	√	√	√	√	√
【注意事项】	√	√	√	√	√
【孕妇及哺乳期妇女用药】	√		√		
【儿童用药】	√		√		
【老年用药】	√		√		
【药物相互作用】	√		√	√	√
【药物过量】	√				
【临床试验】	√		√		
【药理毒理】	√		√		
【药代动力学】	√		√		
【贮藏】	√		√	√	√
【包装】	√	√	√	√	√
【有效期】	√	√	√	√	√
【执行标准】	√	√	√		
【批准文号】	√	√	√	√	√
【说明书修订日期】				√	√
【生产企业】	√	√	√	√	√

表 5 – 2　保健品说明书格式

×××（产品名称）说明书
可对产品作简要介绍，介绍的内容应当科学、准确、真实。只可宣传产品已被批准的保健功能。（应与保健食品批准证明文件所载明内容一致）
【保健食品名称】
【主要原辅料】
【功效成分或标志性成分及含量】
【保健功能】
【适宜人群】
【不适宜人群】
【食用方法和食用量】
【产品规格】
【保质期】
【贮藏方法】
【注意事项】　　　　　　　　本品不能代替药物
【生产企业】
【生产许可证号】
【生产企业地址】　　　　【生产企业电话】　　【邮政地址】　　【邮编】　　【产地】

处方药需要在说明书的左上角注明核准日期和修改日期，核准日期为国家食品药品监督管理总局批准该药品注册的时间。修改日期为此后历次修改的时间。非处方药的修订日期，是指经批准使用该说明书的日期。

药品说明书的右上角为 OTC、特殊管理药品、外用药的专有标识位置。保健食品标志与保健食品批准文号应并排或上下排列，清晰易识别，国产保健食品批准文号格式为：国食健字 G + 4 位年代号 + 4 位顺序号；进口保健食品批准文号格式为：国食健字 J + 4 位年代号 + 4 位顺序号。保健食品的专有标识可不在说明书中显示。

各药品、保健食品的专有标识如图5 – 2。

处方药和非处方药提示语：处方药的提示语为"请仔细阅读说明书并在医师指导下使用"，非处方药的提示语为"请仔细阅读说明书并按说明使用或在药师指导下购买和使用"。

药品说明书中的"警示语"是指对药品严重不良反应及潜在安全性问题的警告，也可包括药品禁忌、注意事项及剂量过量等需提示药物使用者特别注意的事项。中药复方制剂中含有化学药品的（维生素类除外），应注明本品含×××（化学药品的通用名称）。需要警示的，应在该位置以醒目的黑体字注明。如奥美拉唑肠溶胶囊说明书中的警示语为："**对本品过敏者、严重肾功能不全者禁用，肝肾功能不全者慎用，孕妇一般不用，对哺乳期妇女也应慎用。**"

在保健食品说明书的引语中可对产品作简要介绍，介绍的内容应当科学、准确、真实。宣传的成分要有检测报告证明，出现的作用机理必须核实，有充分的文献依据或提

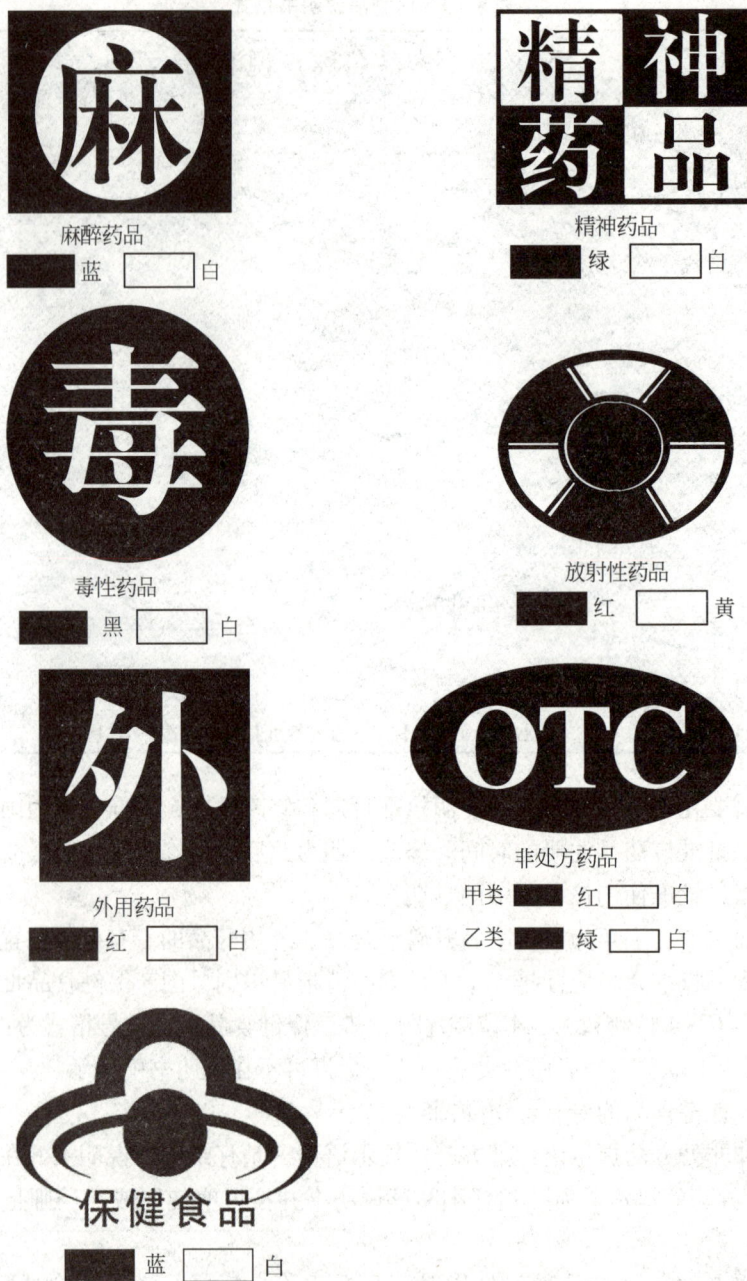

麻醉药品
■ 蓝 □ 白

精神药品
■ 绿 □ 白

毒性药品
■ 黑 □ 白

放射性药品
■ 红 □ 黄

外用药品
■ 红 □ 白

非处方药品
甲类 ■ 红 □ 白
乙类 ■ 绿 □ 白

保健食品
■ 蓝 □ 白

图 5-2　各药品、保健品专有标识

供权威机构的证明；只可宣传与保健食品批准证明文件所载明内容一致的保健功能，不得宣传或暗示有其他功能以及治疗作用；不得使用极限性词汇，如"最好""最佳""极品"等以及产品获奖、鉴定或监制的情况；不得提及其产品的试验检测机构名称等。

2. 各类说明书中所列项目

非处方药说明书应列明药品名称、成分、性状、适应证或功能主治、规格、用法用量、不良反应、禁忌、注意事项、有效期、包装贮存、执行标准、生产企业等相关信息，处方药除了以上内容还应详细注明孕妇、哺乳期妇女、儿童和老人用药情形以及药物的药理毒理、临床试验、药代动力学等内容。

保健品所列内容相对就简单很多，包括主要原辅料、功效成分或标志性成分及含量、保健功能、适宜人群、不适宜人群、食用方法和食用量、产品规格、保质期、贮藏方法、注意事项、生产企业、生产许可证号等。

3. 各项内容要求的区别

（1）*药品名称*：药品说明书应按通用名称、商品名称、英文名称、汉语拼音的顺序依次列出。

①通用名称：按药品通用名称命名原则制订的药品名称为中国药品通用名称（China Approved Drug Names，简称CADN）。药品通用名不得采用药品的商品名（包括外文名和中文名）。药品的通用名（包括INN）及其专用词干的英文及中文译名也均不得作为商品名或用以组成商品名或用于商标注册。

②商品名称：是指经国家药品监督管理部门批准的特定企业使用的该药品专用的商品名称。商品名称由汉字组成，不得使用图形、字母、数字、符号等标志；不得使用《中华人民共和国商标法》规定禁止使用的文字。并且不得使用以下文字：a. 扩大或者暗示药品疗效的；b. 表示治疗部位的；c. 直接表示药品的剂型、质量、原料、功能、用途及其他特点的；d. 直接表示使用对象特点的；e. 涉及药理学、解剖学、生理学、病理学或者治疗学的；f. 使用国际非专利药名（INN）的中文译名及其主要字词的；g. 引用与药品通用名称音似或形似的；h. 引用药品习用名称或曾用名称的；i. 与他人使用的商品名称相同或相似的；j. 人名、地名、药品生产企业名称或其他有特定含义的词汇。

保健食品的名称应当准确、科学，不得使用人名、地名、代号及夸大容易误解的名称，不得使用产品中非主要功效成分的名称。

（2）*成分及性状*：处方组成及各成分含量与该药品注册批准证明文件具有一致性；性状包括药品的外观、嗅、味、溶解度及物理常数等。应符合国家标准。

化学药品和治疗用生物制品的说明书包括：①依次列出活性成分的化学名称、化学结构式、分子式、分子量；②复方制剂的表达形式为"本品为复方制剂，其组分为：×××。"组分按一个制剂单位（每支、片、粒等）分别列出所含的全部活性成分含量；③对多组分或化学结构尚不明确的化学药品或治疗用生物制品应列出主要成分，并简述活性成分的来源；④注射剂说明书中应列出全部辅料名称，其他剂型处方中应列出可能引起严重不良反应的辅料名称。

中药、天然药物处方药说明书中应注意以下内容：①应列出处方中所有药味或有效部位、有效成分等。中药注射剂应列出所用的全部辅料名称；处方中如果含有可能会引起严重不良反应的辅料，应列出。②各成分排序应与国家批准的该品种药品标准的序列一致，辅料列在成分之后。③若处方已列入国家秘密技术项目或获得中药一级保护的品种，可不列该项。

化学药品非处方药说明书中的成分项目应列出：①处方组成及各成分含量，且与该药品注册批准证明文件一致。成分含量按每一个制剂单位（如每片、粒、包、支、瓶等）计。②单一成分的制剂须写明成分通用名称及含量，并列出所有辅料成分。③复方制剂须写明全部活性成分组成及各成分含量，并列出所有辅料成分。

中成药非处方药说明书应注意：①除《中药品种保护条例》第十三条，即"处于保护期限内的中药一级保护品种的处方组成、工艺制法应予以保密"等所规定的情形之外，其他中成药非处方药必须列出全部处方组成和辅料，处方所含成分及药味排序应与药品标准一致。②处方中所列药味本身为多种药材制成的饮片，且该饮片为国家药品标准收载的，只列出该饮片名称。

保健食品按配方书写顺序列出所有的原、辅料。以最小食用单元（如每片、胶囊、包、支、瓶等）或每100g、100mL列出所含的功效成分或标志性成分名称及含量。经电离辐射线或电离能量处理过的任何原辅料，均应当加以说明，在配料表中该配料名称后标明"经辐照"字样。

（3）**适应证（功能主治）**：在药品说明书中应采用准确的表述方式，根据该药品的用途，明确表示其用于预防、治疗、诊断、缓解或辅助治疗某种疾病（状态）或症状。并与国家批准的该品种标准中的功能主治或适应证一致。预防用生物制品说明书中【接种对象】，应注明适宜接种的易感人群、接种人群的年龄、适宜接种季节等。

化学药品非处方药说明书还应按照原国家食品药品监督管理局公布的该药品非处方药类别书写"作用类别"，如"解热镇痛类"等。

保健食品应按照原国家食品药品监督管理局公布的保健食品功能书写保健功能及适用人群，原国家食品药品监督管理局公布的保健食品功能包括增强免疫力、改善睡眠、缓解体力疲劳、提高缺氧耐受力、对辐射危害有辅助保护功能、增加骨密度、对化学性肝损伤有辅助保护功能、缓解视疲劳、祛痤疮、祛黄褐斑、改善皮肤水分、改善皮肤油分、减肥、辅助降血糖、改善生长发育、抗氧化、改善营养性贫血、辅助改善记忆、调节肠道菌群、促进排铅、促进消化、清咽、对胃黏膜有辅助保护功能、促进泌乳、通便、辅助降血压、辅助降血脂等27项。除此之外，营养素类产品也纳入了保健食品的管理范畴，称为营养素补充剂，如以维生素、矿物质为主要原料的产品。

（4）**规格及用法用量**：规格指每支、每片或其他每一单位制剂中含有主药的重量、含量或装量。生物制品应标明每支（瓶）有效成分效价（或含量）及装量（或冻干制剂的复溶体积），并符合国家药品标准。在非处方药说明书中计量单位必须以中文表示。预防用生物制品说明书应明确该制品每1次人用剂量计有效成分的含量或效价单位，及装量（或冻干制剂的复溶体积）。

对于同一药品生产企业生产的同一品种的不同规格药品，应使用不同的说明书。

用法用量包括用法和用量两部分。在该项下详细准确地列出用药方法、用药剂量、计量方法、疗程期限，并应特别注意与药品规格的关系。如在用法上有特殊要求的，应按实际情况详细列出。

非处方药说明书的该项要求数字以阿拉伯数字表示，所有重量或容量单位均以中文表示。

在预防用生物制品说明书中【免疫程序和剂量】项目下应明确接种部位、接种途径（如肌肉注射、皮下注射、划痕接种等）。需用特殊接种途径的应描述接种方法、全程免疫程序和剂量（包括免疫针次、每次免疫剂量、时间间隔、加强免疫的时间和剂量）。每次免疫程序因年龄段而不同的，应分别做出规定。冻干制品应规定复溶量及所用溶媒。

保健食品应按照原国家食品药品监督管理局颁布的保健食品功能评价指导原则中相关内容书写。以"每次××（重量或容量单位，如 g、mg、mL 等），每日×次"表示，或以"每次××（相应的计数单位，如片、胶囊、包、支、瓶等），每日××次"。标注最小食用单元的净含量时应按各品种质量标准的规定书写。液态保健食品用体积，固态与半固态保健食品用质量标示，如有内包装的产品，如胶囊（软胶囊）等，其质量是指内容物的质量。

（5）不良反应、禁忌、注意事项：药品不良反应（Adverse Drug Reaction）指合格药品在正常用法用量下出现的与用药目的无关的或意外的有害反应。在该项下应真实、详细列出该药品的不良反应。并按不良反应发生的严重程度、发生频率或症状系统性列出。对于出现的不良反应要标明是否需要特殊处理，并不得删减原国家食品药品监督管理局公布的该药品不良反应内容。

在药品说明书中应列出禁止使用该药物的人群或疾病情况，**禁忌的内容应采用加重字体印刷**。

保健食品说明书中应列明不适宜服用的人群。

注意事项是指药品使用时必须注意的问题，包括慎用的情形（如与肝肾功能有关的情形），影响药物疗效的因素（如食物、饮品、烟、酒等），用药过程中需要观察的情形（如过敏反应，定期检查血象、肝功能、肾功能）及用药对临床检验的影响等。滥用或药物依赖性的内容也要列在该项中。

对于中药、天然药物处方药药品说明书，须注意以下内容：①注明处方中如含有可能引起严重不良反应的成分或辅料；②注射剂如需进行皮内敏感试验的；③中药和化学药品组成的复方制剂，必须列出成分中化学药品的相关内容和注意事项；④处方中如有与中医理论有关的证候、配伍、妊娠、饮食等注意事项。

对于化学药品、中成药非处方药药品的说明书，须注意以下内容："对本品过敏者禁用，过敏体质者慎用""本品性状发生改变时禁止使用""如正在使用其他药品，使用本品前请咨询医师或药师""请将本品放在儿童不能接触的地方"。对可用于儿童的药品则要求"儿童必须在成人监护下使用"。处方中含兴奋剂的品种需注明"运动员应在医师指导下使用"。对孕妇、哺乳期妇女、儿童、老人等特殊人群是否适用尚不明确的，必须注明"应在医师指导下使用"。

中药和化学药品组成的复方制剂，应注明本品含×××（化学药品通用名称），并列出成分中化学药品的相关内容及注意事项。

在预防用生物制品说明书中应列出使用时的各种注意事项，以特殊接种途径进行免疫的制品，应明确接种途径，如注明"严禁皮下或肌肉注射"等；使用前应检查包装容器、标签、外观、有效期是否合规，以及疫苗包装容器开启时，对制品使用的要求，冻干品的复溶时间等；疫苗开启后的使用时限，以及由于使用该疫苗而出现的紧急情况的应急处理办法等。减活疫苗还应在该项注明："本品为减活疫苗，不推荐在该疾病流行季节使用"。

所有药品说明书中对原国家食品药品监督管理局公布的该药品注意事项内容不得删减。

【注意事项】内容应采用加重字体印刷。

保健食品应有"本品不能代替药物"的标注字样。

(6) 孕妇及哺乳期妇女、儿童和老年人用药及药物临床药理学知识：处方药说明书中在孕妇及哺乳期妇女、儿童和老年人用药项下应着重明确该药品对妊娠分娩及哺乳期母婴、儿童生长发育、老年人各功能衰退机体的影响，并写明可否应用本品及用药时的主要事项。

药物相互作用（Drug Interaction），是指两种或两种以上的药物同时使用时发生的药效变化，即产生的协同（增效，"$1+1>2$"）、相加（增加，"$1+1=2$"）、拮抗（减效，"$1+1<2$"）作用。合理的药物相互作用可以增强疗效或降低药物不良反应，反之可致疗效降低或毒性增加，还可能发生一些异常反应，干扰治疗，加重病情。作用增加称为药效的协同或相加，作用减弱称为药效的拮抗，也称"配伍禁忌"。应在该项中列出与该药产生相互作用的药物及合并用药时的注意事项。

非处方药说明书还须注明"如与其他药物同时使用可能会发生药物相互作用，详情请咨询医师或药师"。

处方药的说明书中应准确、客观地概述该药品的临床试验。包括临床试验的给药方法、研究对象、主要观察指标、试验结果、不良反应等。

处方药的说明书中还应详细、真实阐述该药的药理毒理、药代动力学等内容，药理毒理学包括药理作用和毒理研究两部分：药理作用为临床药理中药物对人体作用的有关信息。也可列出与临床适应证有关或有助于阐述临床药理作用的体外试验和（或）动物实验的结果。对于复方制剂可以列每一组成成分的药理作用。毒理研究方面应当描述动物种属类型，给药方法（剂量、给药周期、给药途径）和主要毒性表现等重要信息。药物代谢动力学应以人体临床试验结果为主，描述药物在体内吸收、分布、代谢和排泄的全过程及主要的药代动力学参数，以及特殊人群的药代动力学参数或特征，并说明药物是否通过乳汁分泌、是否可透过胎盘屏障及血脑屏障等。对于缺乏人体临床试验结果的，可列出非临床试验的结果并加以说明。

化学药品治疗用生物制品处方药说明书还应在药物过量详细过量使用该药物可能发生的毒性反应、剂量及处理措施。未进行该项实验且无可靠参考文献的，予以说明。

(7) 包装贮存、有效期、执行标准及企业信息：药品具体贮藏条件的表示方法按

《中国药典》的要求书写，并注明具体温度。生物制品还应同时注明保存和运输的环境条件，特别应明确具体温度。

按直接接触药品的包装材料和容器及包装规格的顺序依次列出包装规格。

有效期是指该药品在规定的储存条件下，能够保持质量稳定的期限。以月为单位表述。如"有效期：36个月"。保健品还可表述为"有效期至××××年××月"等形式。

药品说明书中须列出执行标准的名称、版本或者药品标准编号，如《中国药典》2010年版（二部）、WS－10001（HD－0001）－2002，以及药品的批准文号、进口注册证号或医药产品注册证号。麻醉药品、精神药品、蛋白同化制剂和肽类激素另需注明药品准许证号。

国产药品生产企业应与《药品生产许可证》载明内容相一致，进口药品应与提供的政府证明文件一致。并采用以下格式列出：

企业名称：

生产地址：

邮政编码：

电话号码：需注明区号

传真号码：需注明区号

网址：（如无网址可不写，此项不保留）

"如有问题可与生产企业联系"该内容必须标注，并采用加重字体印刷在【生产企业】项后。

保健品说明书中除了列出企业名称、生产地址外，还应标明生产许可证号。

四、知识拓展——美国药品标签和说明书的审评机制及非处方药说明书可读性测试

在美国，药品标签的对应词为 Label、Labeling。即药品标签分为两种：一种称为"Label"，是指直接接触药品的内容器、外容器或外包装上的书写物、印刷物、绘制物；另一种称为"Labeling"，包括所有的 Label、药品说明书和其他附加于药品的书写物、印刷物、绘制物。按照美国 FDA 的规定，药品都必须有充分的标签说明。可见，"Labeling"包含的范围更广。

药品说明书（Package insert）在美国法规中没有正式的定义，它又被称为药品的"使用说明（Directionuse）""专业标签（Professional labeling）""处方信息（Prescribing information）"等。药品说明书属于标签的一部分，药品信息要求可以在说明书上标示，而不必印在包装上。

1. 标签和说明内容

（1）**处方药的标签内容**：处方药的标签应能反映该药区别于同类药品其他品种的主要特点，主要信息应含有：①生产商、包装商或经销商的名称或地址；②药品名称（一个或多个），包括专利名和法定名或通用名，若为复方制剂无正式名称，则根据规

定要求列出各组分药品的名称或成分含量；③活性成分或某些非活性成分的名称；④活性成分或某些非活性成分的含量，此为标签中较明显的一项，必须说明药品成分的净含量，需要包含常用的药品含量表示方法以及需要标示出单位药品中单个活性成分的含量；如果是大剂量输液，应浮刻在玻璃上；⑤给药途径；⑥容器的量，即重量、大小或数量；⑦"Rx only"（仅凭处方销售）的标志符号；⑧对含有成瘾性成分药品的警告；⑨对含有某些成分，如苯丙氨酸（吸入、食入及接触有害）、硫化物等药品的警告；⑩推荐剂量和失效期，要求处方药的标签必须写有推荐或通常用量。

当药品标签的空间不够时，可以标明"内置用量说明"，将具体内容标示于药品说明书中。

(2) **非处方药药品标签内容**：由于非处方药直接面向消费者销售，FDA 要求标签外观标准化，信息要使用清晰的图表形式表示；要求最小的字体、段落间的区别标志、行间距、字间距、文字与背景的对比度等；对不安全用药应有全面的警告；应使用科学、通俗易懂的文字用语，使标签清楚、简单易懂。

非处方药没有专有标识，和普通商品一样陈列于敞开式的柜台中，由消费者自行选择购买。非处方药标签的标准内容与格式包括：①药品说明（Drug facts）：如果该内容出现在多页上，应在包含这些信息的下一页的顶端都应注明"Drug facts（Continued）"。②活性成分［Active ingredient（s）］：包括每种活性成分的通用名和每个剂量单位中每种有效成分的含量。③目的［Purpose（s）］：药理作用。④用途（Uses）：即适应证。⑤警告（Warnings）：包括禁忌证；对于先前出现过某种症状的患者、联合用药或与食物混用等情形，在使用前应咨询医师或药师；如出现中毒反应或其他严重的反应的征兆，应立即停止使用并咨询医师；药品应远离儿童的警告；孕妇或哺乳期妇女用药警告。⑥用法（Directions）：服用的剂量、时间及给药途径。⑦其他信息（Other information）：指前述未要求，但是在非处方药药品专论和其他非处方药法规中提出要求或供参考的信息等。⑧非活性成分（Inactive Ingredients）：列出所有非有效成分的通用名。⑨问题或者问答（Questions or Questions or Comments）：生产商公布电话号码作为回答有关该药品问题的消息来源。要求在任何时候顾客提出问题都能得到及时的解答。

(3) **处方药说明书的内容**：分为概要、目录、正文三部分。

①概要（Highlight）：是医师开具处方的最重要信息，标注在药品说明书首页最前部。它是药品说明书的重要信息的精炼概要。

②目录（content）：是指对药品说明书上的所有信息的标题和副标题的一个陈列，使医师能方便快速地查找详细的药品信息。

③正文：是按顺序排列并详细阐述全面具体的药品信息，包括以下 18 项具体信息：黑框警告、适应证与用途、用量与用法、剂型与规格、禁忌证、警告与注意事项、不良反应、药品相互作用、特殊人群用药（老、幼、孕、哺乳期妇女用药）、药品滥用与依赖、药品过量、成分与性状、临床药理学（作用机制、药效学、药动学）、非临床毒理学（致癌、致突变、生殖能力的损害、动物毒理学和药理学）、临床研究、参考文献、包装规格、储藏、患者警告信息。并要求处方药品说明书上的每类信息要详细阐述。

对于非处方药，FDA 没有要求非处方药附有药品说明书，重点在于对非处方药标签的管理，要求应以常人能够理解的文字表述，消费者凭此标签即可正确使用该非处方药。

2. 药品标签和说明书的审评

药品标签和说明书的审评主要集中在 FDA 的新药审批阶段。申请者向 FDA 呈交的申请材料必须包括足够的信息以解决以下的几个基本问题：新药是否可以安全有效地实现预期治疗目的；效益是否大于风险；药品标签和说明书的内容是否全面并准确无误；制造工艺和质控方法是否足以保持该药的质量和特性等。

在 OTC 的注册审评中，很重要的一点是要保证患者通过阅读标签能对病症进行自我判断，即保证患者对标签的理解和运用程度，保障患者自行用药的适当程度。因此，OTC 药品标签表达的信息显得尤为重要，FDA 多半的审评时间用于评审 OTC 药品标签信息，其目的是确保药品标签的内容准确、清楚、简单、易读。并且 FDA 规定同一药品不同规格或剂型的包装标签必须在颜色或格式上有明显的区别，产生视觉上的不同效果，便于消费者辨认。

药品标签和说明书的审评通常分为两个阶段：立案审查及审评计划阶段和正式审评阶段。在立案审查及审评计划阶段，药品评价与研究中心（Center for Drug Evaluation and Review，CDER）首先审评药品标签和说明书的草案，对药品有效性和安全性及临床研究的综述报告、各个关键临床试验的效果，临床研究的安全性等问题进行审查，最终确定申报材料是否符合申报要求。

标签具体内容的审评工作在新药正式审评阶段后期，审评者需要评价药品标签样稿信息的正确性、一致性是否符合要求。药品标签和说明书中每类信息需详细阐述其具体内容，应具有知识性和准确性。药品标签上每一项目的说明都必须有相应的研究结果和数据资料来证明其正确性，如适应证、用法用量和警告等项目要求必须是根据动物和人体试验的数据结果进行评价，并且必须准确反映试验结果。CDER 的审评内容与待批准的药品标签和说明书的各项内容均有相关性，即审评药品的适应证、警告等，也要对用语和格式进行审评并提出修改意见。与申请人进行细致讨论修改意见或者直接建议申请者修改药品标签和说明书的过程称为"协商过程（negotiation process）"，这一过程将直接影响药品标签和说明书的最终批准。

3. 说明书理解能力研究

非处方药是"自我诊断、治疗、自行购买和使用"的一类药品，具有不需要医师监督和临床实验监测等特点。因此，说明书成为患者自我医疗的重要文件和依据，同时在科学、医学及法律上具有重要意义。为使普通人（包括低理解能力者）在常规购买和用药条件下，说明书能够以容易阅读和理解的方式，来表达药物预期用途和效果，充分指导合理用药，警示药品不安全用法、副作用和不良反应，促进其正确合理使用，FDA 制定了说明书理解能力研究的相关规定。

FDA 规定，必须要进行说明书理解力研究的范围包括：①新非处方药物申请上市；②已上市非处方药品增加新适应证、新适应人群或新规格；③已上市非处方药品变更说明书实质性内容（如使用指南、警告信息）；④含新专利成分药品的申报等等，该说明书需进行理解力测试。

（1）研究样本非处方药品说明书理解力研究人群应该包括所有可能用药的消费者群体，包括不同年龄、性别、医疗环境、是否联合用药。该项研究是评价普通人群对说明书的理解能力，不管被调研者是否有用药意向。说明书理解力研究同样应征集足够数量的低读写能力人群，以考察这部分亚群消费者对说明书的理解力。

要求说明书理解力研究中受试者的样本量应足够大，以保证提供可信结果。

（2）统计学考察和数据分析在研究方案中应明确主要终点和成功标准（Primary Endpoints and Success Criteria）并说明选择依据。主要终点应与主要交流目的直接关联，保证研究能够获得消费者对说明书中关键信息理解能力的最相关、有价值的数据。分析方法要在试验方案中设定，方案中还应说明用以估计和定义主要终点指标理解率的成功标准（或失败率）双侧置信区间的建立方法，及缺失数据的处理方法。分析方案还应说明数据分析的所有细节。

调查问卷的设计应体现最初设定的交流目标，有利于信息收集的有效性和可解释性；调查问卷的措辞、题目结构和次序能够显著影响数据的有效性和可解释性。应重点关注，如为特定交流目标的评估而设计题目，是否使用简单词汇和预试的题目，题目是否直接明了、针对性强，且每个题目是否只描述了一项内容或问题，多选题目所设答案必须包括"我不知道"等内容。

对说明书的版本、格式和内容要求、实施研究的过程和地点、数据的搜集、记录和审核等内容，FDA均做了明确的规定。

最终研究报告应阐述研究方案和执行情况，详尽分析论证研究结果。报告需描述受试者人口统计学特征，包括文化素养水平等。研究结果不仅要包括全部理解率，还应说明重要亚群（如低读写能力、正常读写能力）的理解率等。

FDA已将OTC药品说明书的监管作为加强OTC药品安全性和有效性监管的重要手段。不仅对说明书的内容和格式进行了规定，还将申请人开展OTC药品说明书理解力的研究工作纳入药品上市许可的一系列的法律规章中，以保证管理手段的合法性和执行力，并逐步探索出了药品说明书理解力研究的科学方法。这对我国在完善相关法律法规，制定OTC药品说明书可读性指南，制定OTC药品说明书可读性通用模板等药品信息管理具有很好的借鉴意义。

任务二 合规性审阅药品包装标签

药品的标签是指药品包装上印有或者贴有的内容，分为内标签和外标签。药品标签由国家食品药品监督管理总局予以审核。

任务情境

　　某医药公司购入一批氨酚黄那敏颗粒，收货人员小靳发现该药品的包装盒上印有的产品批号、生产日期和有效期字迹模糊。他采取果断措施，立即上报，经审查，发现该批药品是某药厂更换包装的过期药品。那么，我们该如何审阅药品包装标签，杜绝假劣药品的流入呢？

一、基础知识

　　药品标签是指药品包装上印有或贴有的内容，分为内标签和外标签。内标签是直接接触药品包装上的标签，外标签是除内标签以外其他包装上的标签。

　　药品标签是药品包装的重要组成部分，它在药品的使用、运输、贮存等活动中有着举足轻重的作用。

二、相关法律法规依据

《药品说明书和标签管理规定》

　　第三条　药品说明书和标签由国家食品药品监督管理局予以核准。

　　药品的标签应当以说明书为依据，其内容不得超出说明书的范围，不得印有暗示疗效、误导使用和不适当宣传产品的文字和标识。

　　第四条　药品包装必须按照规定印有或者贴有标签，不得夹带其他任何介绍或者宣传产品、企业的文字、音像及其他资料。

　　药品生产企业生产供上市销售的最小包装必须附有说明书。

　　第五条　药品说明书和标签的文字表述应当科学、规范、准确。非处方药说明书还应当使用容易理解的文字表述，以便患者自行判断、选择和使用。

　　第六条　药品说明书和标签中的文字应当清晰易辨，标识应当清楚醒目，不得有印字脱落或者粘贴不牢等现象，不得以粘贴、剪切、涂改等方式进行修改或者补充。

　　第七条　药品说明书和标签应当使用国家语言文字工作委员会公布的规范化汉字，增加其他文字对照的，应当以汉字表述为准。

　　第八条　出于保护公众健康和指导正确合理用药的目的，药品生产企业可以主动提出在药品说明书或者标签上加注警示语，国家食品药品监督管理局也可以要求药品生产企业在说明书或者标签上加注警示语。

　　第十六条　药品的标签是指药品包装上印有或者贴有的内容，分为内标签和外标签。药品内标签指直接接触药品的包装的标签，外标签指内标签以外的其他包装的标签。

　　第十七条　药品的内标签应当包含药品通用名称、适应证或者功能主治、规格、用法用量、生产日期、产品批号、有效期、生产企业等内容。

包装尺寸过小无法全部标明上述内容的，至少应当标注药品通用名称、规格、产品批号、有效期等内容。

第十八条 药品外标签应当注明药品通用名称、成分、性状、适应证或者功能主治、规格、用法用量、不良反应、禁忌、注意事项、贮藏、生产日期、产品批号、有效期、批准文号、生产企业等内容。适应证或者功能主治、用法用量、不良反应、禁忌、注意事项不能全部注明的，应当标出主要内容并注明"详见说明书"字样。

第十九条 用于运输、储藏的包装的标签，至少应当注明药品通用名称、规格、贮藏、生产日期、产品批号、有效期、批准文号、生产企业，也可以根据需要注明包装数量、运输注意事项或者其他标记等必要内容。

第二十条 原料药的标签应当注明药品名称、贮藏、生产日期、产品批号、有效期、执行标准、批准文号、生产企业，同时还需注明包装数量以及运输注意事项等必要内容。

第二十一条 同一药品生产企业生产的同一药品，药品规格和包装规格均相同的，其标签的内容、格式及颜色必须一致；药品规格或者包装规格不同的，其标签应当明显区别或者规格项明显标注。

同一药品生产企业生产的同一药品，分别按处方药与非处方药管理的，两者的包装颜色应当明显区别。

第二十二条 对贮藏有特殊要求的药品，应当在标签的醒目位置注明。

第二十三条 药品标签中的有效期应当按照年、月、日的顺序标注，年份用四位数字表示，月、日用两位数表示。其具体标注格式为"有效期至××××年××月"或者"有效期至××××年××月××日"；也可以用数字和其他符号表示为"有效期至××××.××"或者"有效期至××××/××/××"等。

预防用生物制品有效期的标注按照国家食品药品监督管理局批准的注册标准执行，治疗用生物制品有效期的标注自分装日期计算，其他药品有效期的标注自生产日期计算。

有效期若标注到日，应当为起算日期对应年月日的前一天，若标注到月，应当为起算月份对应年月的前一月。

第二十四条 药品说明书和标签中标注的药品名称必须符合国家食品药品监督管理局公布的药品通用名称和商品名称的命名原则，并与药品批准证明文件的相应内容一致。

第二十五条 药品通用名称应当显著、突出，其字体、字号和颜色必须一致，并符合以下要求：

（一）对于横版标签，必须在上三分之一范围内显著位置标出；对于竖版标签，必须在右三分之一范围内显著位置标出；

（二）不得选用草书、篆书等不易识别的字体，不得使用斜体、中空、阴影等形式对字体进行修饰；

（三）字体颜色应当使用黑色或者白色，与相应的浅色或者深色背景形成强烈反差；

（四）除因包装尺寸的限制而无法同行书写的，不得分行书写。

第二十六条 药品商品名称不得与通用名称同行书写，其字体和颜色不得比通用名称更突出和显著，其字体以单字面积计不得大于通用名称所用字体的二分之一。

第二十七条 药品说明书和标签中禁止使用未经注册的商标以及其他未经国家食品药品监督管理局批准的药品名称。

药品标签使用注册商标的，应当印刷在药品标签的边角，含文字的，其字体以单字面积计不得大于通用名称所用字体的四分之一。

三、任务实施

（一）任务目标

正确辨识药品的标签。

（二）任务要求

药品标签是否合规，应从药品标签的内容及项目合法性、项目设置的位置形状、各项内容的规范性以及文字要求、印刷、标签色调图案的合理性等几个方面辨识审阅。

（三）实施程序

1. 药品标签的内容及项目的合法性审查

药品的标签应当以说明书为依据，其内容不得超出说明书的范围，不得印有暗示疗效、误导使用和不适当宣传产品的文字和标识。

如表 5-3 所示，药品的内标签应包含药品通用名称、适应证或功能主治、规格、用法用量、生产日期、产品批号、有效期、生产企业等。由于包装尺寸过小无法全部显示以上内容的，至少应标注药品通用名称、规格、产品批号、有效期等内容。

外标签应注明药品通用名称、成分、性状、适应证或功能主治、规格、用法用量、不良反应、禁忌、注意事项、贮藏、生产日期、产品批号、有效期、批准文号、生产企业等内容。适应证或功能主治、用法用量、不良反应、禁忌、注意事项不能全部注明的，应标注主要内容并注明"详见说明书"字样。

用于运输、贮藏的包装标签，至少应注明药品通用名称、规格、贮藏、生产日期、产品批号、有效期、批准文号、生产企业，也可以根据需要注明包装数量、运输注意事项及其他需要标注的内容，对贮藏有特殊要求的药品，应在标签的醒目位置注明。

原料药标签应当注明药品名称、贮藏、生产日期、产品批号、有效期、执行标准、批准文号、生产企业，同时还需注明包装数量以及运输注意事项等必要内容。

特殊管理药品、非处方药和外用药品的标签必须有规定标志。

表5-3 药品各类包装标签及内容

项目	内包装标签	最小包装标签	外包装标签	运输包装标签	原料药包装标签
药品通用名称	√	√	√	√	√
成分			√		
性状			√		
规格	√	√	√	√	
用法用量	√		√*		
适应证	√		√*		
不良反应			√*		
禁忌			√*		
注意事项			√*		
贮藏			√	√	√
生产日期	√		√	√	√
产品批号	√	√	√	√	√
有效期	√	√	√	√	√
批准文号			√	√	√
生产企业	√		√	√	√
执行标准					√
包装数量				√	√
运输注意事项				√	√

注:*表示不能全部注明的,应当标出主要内容,并注明"详见说明书"者。

2. 药品标签项目的设置位置及形状等审查

包括药品的名称、专有标识、注册商标等方面的审查。

（1）**药品通用名称**：药品通用名称应显著突出，其字体、字号和颜色必须一致，并符合以下要求：①药品通用名称应在横版标签的上1/3及竖版标签的右1/3范围内显著位置标出。②不得选用草书、篆书等不易识别的字体，不得使用斜体、中空、阴影等形式对字体进行修饰。③除由于包装尺寸限制无法一行书写的，不得分行书写。

（2）**药品商品名称**：未经注册的商标以及未经国家食品药品监督管理总局批准的药品名称禁止使用。并且药品的商品名称不得与通用名称同行书写，其字体和颜色不得比通用名称更突出和显著，其字体以单字面积计算不得大于通用名称所用字体的1/2。

使用注册商标的，应印刷在药品标签的边角，含有文字的，其字体以单字面积计算不得大于通用名称所用字体的1/4。

（3）**药品专有标识**：麻醉药品、精神药品、医疗用毒性药品、放射性药品、外用药、非处方药等国家规定有专用标识的，在标签专有位置上印刷。

3. 药品标签项下内容的规范性审查

药品标签中各项目下内容应以说明书为准，不得有超出说明书内容的表述。

药品有效期应按照年、月、日的顺序标注，年份用四位数字表示，月与日用两位表示。其具体标注格式为"有效期至××××年××月××日"或者"有效期至××××年××月"；也可以用数字和其他符号表示："有效期至××××.××.××"或者"有效期至××××/××/××"。

预防用生物制品有效期的标注应按照原国家食品药品监督管理局批准的注册标准执行，治疗用生物制品有效期的标注自分装日期计算，其他药品有效期的标注应从生产日期计算。

有效期标注到月的，应为起算月份对应年月的前一月；若标注到日，应为起算日期对应年月日的前一天。

4. 文字及印刷及标签色调的合理性审查

药品标签的表述应科学、规范和准确，文字应使用国家语言文字工作委员会公布的规范化汉字，增加其他文字对照的，以汉字为准，且字形清晰易辨、标识应清楚醒目，不得有印字脱落或粘贴不牢等现象，不得以粘贴、剪切、涂改等方式进行修改或补充。

在印刷方面，要求药品包装必须按规定印有或贴有标签，不得夹带其他任何介绍或宣传产品、企业的文字、音像及其他资料。

药品通用名称应使用黑色系或白色系颜色，并与相应的浅色或深色背景形成强烈反差。且商品名称颜色不得比通用名称更突出显著。

（四）注意事项

对于同一个药品生产企业生产的同一药品，药品规格相同的，其标签的内容、格式及颜色必须一致；药品规格或包装规格不同的，其标签应有明显区别或在规格项中明显标注。同一生产企业生产的同一药品，若分别按处方药和非处方药管理的，二者的包装颜色应明显区别，例如胃酸分泌抑制药西咪替丁，作为非处方药治疗由于胃酸过多所致的胃痛、胃灼热、返酸和以作为处方药用以胃及十二指肠溃疡、上消化道出血等疾病的药品，由于适应证及用量、疗程均不同，因此二者在包装、说明书等方面有明显区别。

任务三　合规性审视药品广告

凡利用各种媒介或者其他形式发布的广告含有药品名称、药品适应证（功能主治）或者与药品有关的其他内容的为药品广告，应当按照原国家食品药品监督管理局发布的《药品广告审查办法》进行审查。

任务情境

山东食品药品监督管理局公布的 2014 年第 6 期违法药品医疗器械保健食品广告公告中，内蒙古库伦蒙药厂生产的药品"健胃十味丸"，其说明书中功能主治为"暖胃助消。用于寒热积聚，消化不良，胃胀不适，呕吐泄泻。"在广告宣称"蒙古草原第一药，胃肠同治有奇效，一天只需吃一次，15 分钟快速起效，消寒热、修黏膜最多 3 个疗程，老胃病、老肠炎完全康复；服用 15 分钟即可把胃肠黏膜完全覆盖，有效隔离胃酸、有害菌和食物对胃肠刺激，同时清热解毒、消食化积、清除致病菌、病毒，清理溃烂坏死黏膜组织等"。

请你根据药品广告管理规定，分析该药品广告违法违规的具体情况？

一、基础知识

广告，是指商品经营者或者服务提供者承担费用，通过一定媒介和形式直接或者间接介绍自己所推销的商品或者所提供的服务的商业行为。

药品是一类特殊商品，其广告也具有一定的特殊性。药品广告是以销售药品为目的的产品广告，通过实物、文字、绘画、音响、视频等多种媒体方式向社会宣传产品，加强药品生产、经营者和用户之间的联系，从而达到销售药品、指导患者合理用药的目的，但稍有不慎，也会误导消费者对药品的盲目选购和滥用，甚至危害公众身体健康，因此，药品广告和其他商品广告相比，在广告内容的确定、媒体的选择、审批部门和审批程序上均有严格的规定。

随着药品生产的迅猛发展，药品广告的中间媒介作用也越来越为人们所关注，从药品经营的角度看，药品广告的作用主要体现在：

1. 提供用药信息，普及科学健康知识。药品广告是患者了解药品适应证、用法用量、毒副作用等信息的重要手段。通过药品广告，特别是对非处方药的广告宣传，对加强人们的自我保健意识和培养新的保健需求具有一定的积极作用，对药品销售的扩增及新产品开发具有重要作用。

2. 开拓药品市场，促进销售。由于广告本身的特点，能频繁、广泛地接近顾客，时时刺激、诱导着消费者的购买欲望，因此，在新市场的开拓和新产品的推广方面有着积极的影响力。

3. 树立商品形象，增强产品、企业竞争力。为了提高产品的市场占有率，药品生产、经营企业均非常重视其商品的商标、形象，并在广告宣传时经常以其注册商标或企业名称为代表进行宣传，以此树立商标和企业形象加深人们对产品的印象，提高药品的销售，增强企业的竞争力。

二、相关法律法规依据

(一)《中华人民共和国广告法》

(1994 年 10 月 27 日第八届全国人民代表大会常务委员会第十次会议通过，1994 年 10 月 27 日中华人民共和国主席令第 34 号公布，自 1995 年 2 月 1 日起施行)

广告应真实、合法、符合社会主义精神文明建设的要求。不得含有虚假内容、不得欺骗和误导消费者。

第十四条　药品、医疗器械广告不得有下列内容：

(1) 含有不科学的表示功效的断言或者保证的；

(2) 说明治愈率或者有效率的；

(3) 与其他药品、医疗器械的功效和安全性比较的；

(4) 利用医药科研单位、学术机构、医疗机构或者专家、医生、患者的名义和形象作证明的；

（5）法律、行政法规规定禁止的其他内容。

第十五条　药品广告的内容必须以国务院卫生行政部门或者省、自治区、直辖市卫生行政部门批准的说明书为准。

国家规定，在医生指导下使用的治疗性药品广告中，必须注明"按医生处方购买和使用"。

第十六条　麻醉药品、精神药品、毒性药品、放射性药品等特殊药品，不得做广告。

（二）《药品管理法》

第六十条　药品广告须经企业所在地省级人民政府药品监督管理部门批准，并发给药品广告批准文号；未取得药品广告批准文号的，不得发布。

处方药可以在国务院卫生行政部门和国务院药品监督管理部门共同指定的医学、药学专业刊物上介绍，但不得在大众传播媒介发布广告或以其他方式进行以公众为对象的广告宣传。

第六十一条　药品广告必须真实、合法，以国务院药品监督管理部门批准的说明书为准，不得含有虚假内容。

药品不得含有不科学的表示功效的断言或保证；不得利用国家机关、医药科研单位、学术机构或专家、学者、医师及患者的名义和形象作证明。

非药品广告不得有涉及药品的宣传。

第六十二条　省级食品药品监督管理部门应对其批准的药品广告进行检查，对违法广告要向广告监督管理机关通报并提出处理建议，后者依法处理。

（三）《药品广告审查办法》

（2007 年 3 月 13 日经过国家食品药品监督管理局、国家工商行政管理总局审议通过，由经过国家食品药品监督管理局发布，自 2007 年 5 月 1 日起施行）

该管理办法对药品广告定义以及药品广告的审查范围进行界定，规定了药品广告的申请、审批、广告批准文号的取得、异地发布广告等各流程的法定程序，以及违法广告的罚则。

（四）《药品广告审查发布标准》

（于 2007 年 3 月 3 日经国家工商行政管理总局、国家食品药品监督管理局审议通过，由国家工商行政管理总局、国家食品药品监督管理局令第 27 号发布，自 2007 年 5 月 1 日起实施）

该法规对发布广告的药品范围、药品广告的内容、发布媒体、发布的时段等进行了明确的规定，并对违反本规定的行为做出相应的处罚。

三、任务实施

（一）任务目标

取得药品广告批准文号，获得广告发布许可。

（二）办理资料

1. 药品广告的审批机关

药品广告的审查机关是省级食品药品监督管理部门，负责本行政区域内药品广告的审查工作。县级以上工商行政管理部门是药品广告的监督管理机关。

2. 药品广告的申请人

药品广告批准文号的申请人必须是具有合法资格的药品生产企业或者药品经营企业。药品经营企业作为申请人的，必须征得药品生产企业的同意。申请人可以委托代办人代办药品广告批准文号的申办事宜。

3. 提交的资料

申请人应填写《药品广告审查表》，以及提交如表 5 - 4 中所示的相关资料，并加盖证件持有单位公章。

表 5 - 4　申请药品广告需提交的相关证明文件

类别	提交材料
药品广告批准文号申请	药品广告审查表
	药品广告样稿（与发布内容的一致）
	申请人的《营业执照》复印件
	申请人的《药品生产许可证》或《药品经营许可证》复印件
	申请人如是药品经营企业，应提交药品生产企业同意其作为申请人的证明文件原件
	代为申请的，提交申请人的委托书原件和代办人的营业执照复印件等主体资格证明
	药品批准证明文件（或《进口药品注册证》《医药产品注册证》）的复印件
	批准的说明书复印件、实际使用的说明书及标签
	非处方药的，提交非处方药品审核登记证书或相关证明文件的复印件
	申请进口药品广告批准文号的，提交进口药品代理或相关证明文件的复印件
	广告中如涉及商品名、注册商标、专利等内容的，提交相关有效证明文件复印件及其他确认广告内容真实性的证明文件
异地发布药品广告	《药品广告审查表》复印件
	批准的药品说明书复印件
	电视、广播广告需要提交录像带、光盘或其他介质载体（须与通过审查的内容相一致）

注：提供规定的材料复印件的，需加盖证件持有单位印章。

（三）实施程序

1. 申请、审批流程

申请人应当提交《药品广告审查表》，并附与发布内容一致的样稿（样片、样带）和药品广告申请的电子文件，同时提交相应的证明文件（见表5-4），向药品生产企业所在地的药品广告审查机关提出药品广告批准文号的申请。如申请进口药品广告批准文号的，应当向进口药品代理机构所在地的药品广告审查机关提出。

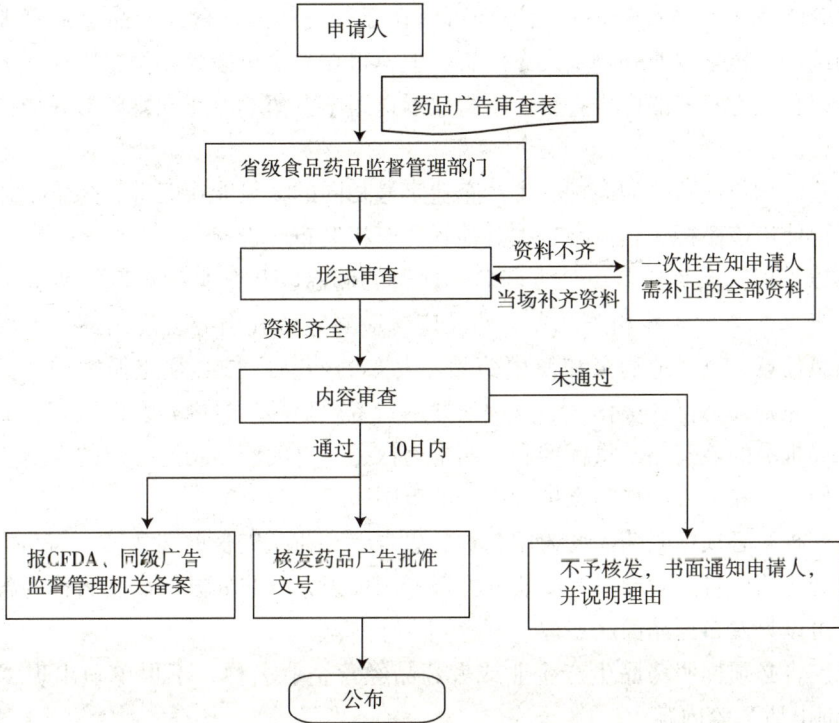

图5-3 药品广告申请、审批流程图

药品广告审查机关收到药品广告申请后，对申请材料齐全并符合法定要求的，发放《药品广告受理通知书》；申请材料不齐全或者不符合法定要求的，应当当场或者在5个工作日内一次告知申请人需要补正的全部内容；逾期不告知的，自收到申请材料之日起即为受理。

药品广告审查机关应当自受理之日起10个工作日内，对申请人提交的证明文件的真实性、合法性、有效性进行审查，并依法对广告内容进行审查。审查合格的药品广告，发给药品广告批准文号；审查不合格的，应当做出不予核发药品广告批准文号的决定，书面通知申请人并说明理由，同时告知申请人享有依法申请行政复议或者提起行政诉讼的权利。

对批准的药品广告，药品广告审查机关应当报国家食品药品监督管理总局备案，并将批准的《药品广告审查表》送同级广告监督管理机关备案（如图5-3）。经过国家食品药品监督管理总局对备案中存在问题的药品广告，应当责成药品广告审查机关予以纠正。

2. 药品广告禁止与限制性规定

包括禁止发布广告的药品、药品广告的限制以及对药品广告内容的禁止情形等。

（1）**不得发布广告的药品**：《药品广告审查发布标准》规定，以下药品不得发布广告：①麻醉药品、精神药品、医疗用毒性药品、放射性药品；②医疗机构配制的制剂；③军队特需药品；④国家食品药品监督管理总局明令禁止生产、销售、使用的药品；⑤批准试生产的药品。

（2）**限制发布广告的药品**：处方药可以在卫计委和国家食品药品监督管理总局共同指定的医学、药学专业刊物上发布广告，但不得在大众传播媒介发布广告或者以其他方式进行以公众为对象的广告宣传。不得以赠送医学、药学专业刊物等形式向公众发布处方药广告。

处方药名称与该药品的商标、生产企业字号相同的，只能在医学、药学专业刊物上宣传，不得使用该商标、企业字号在其他媒介变相发布广告。

不得以处方药名称或者以处方药名称注册的商标以及企业字号为各种活动冠名。

（3）**药品广告内容的相关规定**：药品广告应当宣传和引导合理用药，不得直接或者间接怂恿任意、过量地购买和使用药品。发布的药品广告必须遵循客观、真实、准确、科学的原则，不得弄虚作假、欺骗误导消费者。药品广告内容要以国家食品药品监督管理总局批准的该药品质量标准和说明书为依据，有关药品功能疗效的宣传应当科学准确，任何单位和个人不得随意扩大广告的范围。

药品广告中必须标明药品的通用名称、忠告语、药品广告批准文号、药品生产批准文号；非处方药广告必须同时标明非处方药专用标识，以非处方药商品名称为各种活动冠名的，可以只发布药品商品名称。

药品广告必须标明药品生产企业或者药品经营企业名称，不得单独出现"咨询热线""咨询电话"等内容。

除经批准作为药品商品名称使用的文字形注册商标以外，药品广告中不得以产品注册商标代替药品名称进行宣传。已经审查批准的药品广告在广播电台发布时，可不播出药品广告批准文号。

处方药广告的忠告语是："本广告仅供医学药学专业人士阅读"。非处方药广告的忠告语是："请按药品说明书或在药师指导下购买和使用"。

发布药品广告的禁止性情形和内容如表5-5。

表5-5　药品广告中禁止发布的情形和内容及相关规定

分类	情形及内容
药品广告不得出现的情形	①含有不科学地表示功效的断言或者保证的； ②说明治愈率或者有效率的； ③与其他药品的功效和安全性进行比较的； ④违反科学规律，明示或暗示包治百病、适应所有症状的； ⑤含有"安全无毒副作用""毒副作用小"等内容的；含有明示或者暗示中成药为"天然"

分类	情形及内容
药品广告不得出现的情形	药品，因而安全性有保证等内容的； ⑥含有明示或者暗示该药品为正常生活和治疗病症所必需等内容的； ⑦含有明示或暗示服用该药能应付现代紧张生活和升学、考试等需要，能够帮助提高成绩、使精力旺盛、增强竞争力、增高、益智等内容的； ⑧其他不科学的用语或者表示，如"最新技术""最高科学""最先进制法"等
《广告法》禁止出现的情形	①使用中华人民共和国国旗、国徽、国歌； ②使用国家机关和国家机关工作人员的名义； ③使用国家级、最高级、最佳等用语； ④妨碍社会安定和危害人身、财产安全，损害社会公共利益； ⑤妨碍社会公共秩序和违背社会良好风尚
药品广告不得含有的内容	①含有不科学的表述或者使用不恰当的表现形式，引起公众对所处健康状况和所患疾病产生不必要的担忧和恐惧，或者使公众误解不使用该药品会患某种疾病或加重病情的； ②含有免费治疗、免费赠送、有奖销售、以药品作为礼品或者奖品等促销药品内容的； ③含有"家庭必备"或者类似内容的； ④含有"无效退款""保险公司保险"等保证内容的； ⑤含有评比、排序、推荐、指定、选用、获奖等综合性评价内容的
药品广告中其他禁止性规定	①药品广告不得含有利用医药科研单位、学术机构、医疗机构或者专家、医生、患者的名义和形象作证明的内容； ②药品广告不得使用国家机关和国家机关工作人员的名义； ③药品广告不得含有军队单位或者军队人员的名义、形象。不得利用军队装备、设施从事药品广告宣传； ④药品广告不得含有涉及公共信息、公共事件或其他与公共利益相关联的内容，如各类疾病信息、经济社会发展成果或医药科学以外的科技成果； ⑤药品广告不得在未成年人出版物和广播电视频道、节目、栏目上发布； ⑥药品广告不得以儿童为诉求对象，不得以儿童名义介绍药品； ⑦药品广告不得含有医疗机构的名称、地址、联系办法、诊疗项目、诊疗方法以及有关义诊、医疗（热线）咨询、开设特约门诊等医疗服务的内容； ⑧非处方药广告不得利用公众对于医药学知识的缺乏，使用公众难以理解和容易引起混淆的医学、药学术语，造成公众对药品功效与安全性的误解

3. 其他审批情形

包括药品广告的复审、重审、注销及备查等。

（1）复审：已经批准的药品广告有下列情形之一的，原审批的药品广告审查机关应向申请人发出《药品广告复审通知书》，进行复审（在复审期间，该药品广告可以继续发布）：①国家食品药品监督管理总局认为药品广告审查机关批准的药品广告内容不符合规定的；②省级以上广告监督管理机关提出复审建议的；③药品广告审查机关认为应当复审的其他情形。

复审后，认为与法定条件不符合的，收回《药品广告审查表》，原药品广告批准文号作废。

（2）重审：药品广告发布时，应严格按照经批准的内容发布，不得更改广告内容。需要改动的，应当重新申请药品广告批准文号。

（3）注销：有下列情形之一的，药品广告审查机关应注销药品广告批准文号：①

被吊销《药品生产许可证》《药品经营许可证》的；②药品批准证明文件被撤销、注销的；③国家食品药品监督管理总局或省级食品药品监督管理部门责令停止生产、销售和使用的药品。

（4）备查：广告申请人自行发布药品广告的，应当将《药品广告审查表》原件保存 2 年备查。

药品发布者、广告经营者受申请人委托代理、发布药品广告的，应查验《药品广告审查表》原件，按照批准的内容发布，并将该审查表复印件保存 2 年备查。

4. 异地发布广告

在药品生产企业所在地和进口药品代理机构所在地以外的省、自治区、直辖市发布药品广告的，在发布前应到发布地药品广告审查机关提交相应材料办理备案。

5. 药品广告批准文号格式

药品广告的批准文号格式为"×药广审（视）0000000000 号""×药广审（声）0000000000 号""×药广审（文）0000000000 号"。

其中"×"为省、自治区、直辖市的简称，"0"由"0～9"10 个数字组成，前 6 位代表审查年月，后 4 为代表广告批准序号，"视""声""文"代表用于广告媒介形式的分类代码。

药品广告批准文号的有效期限为 1 年，到期作废。

（四）注意事项

非处方药仅宣传药品名称（含药品通用名称和商品名称）的，或处方药在指定的医学药学专业刊物上仅宣传药品名称（含药品通用名称和商品名称）的，无需审查。

经批准的药品广告，在发布时不得更改广告内容。如需改动，应重新申请药品广告批准文号。

四、知识拓展——互联网药品信息管理的相关规定

利用互联网发布药品广告可以跨越时空和地域限制，受众数量巨大，宣传范围广，效果直接；各类网站可根据受众的特征，选择性地投放专业性更强的广告，使其广告效果大幅提升；互联网药品广告成本低，如其硬件、制作和维护网页的费用低，且药品广告内容改动起来极其方便，使得系统维护成本明显低于传统媒体广告。但如果缺失互联网信息监管，不能充分保证互联网药品广告的正确、合法投放，将成为助长假、劣药、非法药物的信息通道，欺骗和误导广大消费者，危害公众的用药安全。

为加强互联网药品信息的规范化管理，原 SFDA 制定并发布了《互联网药品信息服务管理办法》。

1. 互联网药品信息服务的定义、类别及监督管理机关

互联网药品信息服务是指通过互联网向上网用户提供药品（含医疗器械）信息的服务活动。互联网药品信息服务分为经营性和非经营性两类。经营性互联网药品信息服务是指通过互联网向上网用户有偿提供药品信息等服务的活动。非经营性互联网药品信

息服务是指通过互联网向上网用户无偿提供公开的、共享性药品信息等服务的活动。

国家食品药品监督管理总局对全国提供互联网药品信息服务活动的网站实施监督管理。省级食品药品监督管理部门对本行政区域内提供互联网药品信息服务活动的网站实施监督管理。

2. 申请、审批流程

具备条件的申请人持相关文件资料向网站所在地省级药品监督管理部门办理审批手续。

(1) 应具备的条件：申请提供互联网药品信息服务，除应当符合《互联网信息服务管理办法》规定的要求外，还应当具备下列条件：①互联网药品信息服务的提供者应当为依法设立的企事业单位或者其他组织；②具有与开展互联网药品信息服务活动相适应的专业人员、设施及相关制度；③有两名以上熟悉药品、医疗器械管理法律、法规和药品、医疗器械专业知识，或者依法经资格认定的药学、医疗器械技术人员。④提供互联网药品信息服务的网站发布的药品（含医疗器械）广告，必须经过药品监督管理部门审查批准。提供互联网药品信息服务的网站发布的药品（含医疗器械）广告要注明广告审查批准文号。

(2) 申请：提供互联网药品信息服务的申请应当以一个网站为基本单元。申请提供互联网药品信息服务，可在网上填报、打印国家食品药品监督管理总局统一制发的《互联网药品信息服务申请表》，向网站主办单位所在地省、自治区、直辖市（食品）药品监督管理部门提出申请，同时提交以下材料：

①企业营业执照复印件（新办企业提供工商行政管理部门出具的名称预核准通知书及相关材料）。

②网站域名注册的相关证书或者证明文件。从事互联网药品信息服务网站的中文名称，除与主办单位名称相同的以外，不得以"中国""中华""全国"等冠名；除取得药品招标代理机构资格证书的单位开办的互联网站外，其他提供互联网药品信息服务的网站名称中不得出现"电子商务""药品招商""药品招标"等内容。

③网站栏目设置说明（申请经营性互联网药品信息服务的网站需提供收费栏目及收费方式的说明）。

④网站对历史发布信息进行备份和查阅的相关管理制度及执行情况说明。

⑤药品监督管理部门在线浏览网站上所有栏目、内容的方法及操作说明。

⑥药品及医疗器械相关专业技术人员学历证明或者其专业技术资格证书复印件、网站负责人身份证复印件及简历。

⑦健全的网络与信息安全保障措施，包括网站安全保障措施、信息安全保密管理制度、用户信息安全管理制度。

⑧保证药品信息来源合法、真实、安全的管理措施、情况说明及相关证明。

拟提供互联网药品信息服务的网站首先向该网站主办单位所在地省、自治区、直辖市（食品）药品监督管理部门提出申请，经审核同意后取得提供互联网药品信息服务的资格，再向国务院信息产业主管部门或者省级电信管理机构申请办理经营许可证或者办理备案手续（如图 5 - 4）。

（3）**审批**：省、自治区、直辖市食品药品监督管理部门在收到申请材料之日起 5 日内做出受理与否的决定，受理的，发给受理通知书；不受理的，书面通知申请人并说明理由，同时告知申请人享有依法申请行政复议或者提起行政诉讼的权利。对于申请材料不规范、不完整的，应自申请之日起 5 日内一次告知申请人需要补正的全部内容；逾期不告知的，自收到材料之日起即为受理。

省、自治区、直辖市食品药品监督管理部门自受理之日起 20 日内对申请提供互联网药品信息服务的材料进行审核，并做出同意或者不同意的决定。同意的，由省级食品药品监督管理部门核发由国家食品药品监督管理总局统一制定的《互联网药品信息服务资格证书》，同时报国家食品药品监督管理总局备案并发布公告；不同意的，应当书面通知申请人并说明理由，同时告知申请人享有依法申请行政复议或者提起行政诉讼的权利。

提供互联网药品信息服务的网站，应当在其网站主页显著位置标注《互联网药品信息服务资格证书》的证书编号，不得发布麻醉药品、精神药品、医疗用毒性药品、放射性药品、戒毒药品和医疗机构制剂的产品信息，所登载的药品信息必须科学、准确，必须符合国家的法律法规和国家有关药品、医疗器械管理的相关规定。

提供互联网药品信息服务的网站必须经过药品监督管理部门审查批准后才可发布药品（含医疗器械）广告，并标注药品广告的批准文号。

（4）**换发证与变更**：《互联网药品信息服务资格证书》有效期为 5 年。有效期届满，需要继续提供互联网药品信息服务的，持证单位应当在有效期届满前 6 个月内，向原发证机关申请换发《互联网药品信息服务资格证书》，原发证机关进行审核后，认为符合条件的，予以换发新证；认为不符合条件的，发不予换发新证的通知并说明理由，原《互联网药品信息服务资格证书》由原发证机关收回并公告注销。

省级食品药品监督管理部门根据申请人的申请，应当在《互联网药品信息服务资格证书》有效期届满前作出是否准予其换证的决定。逾期未做出决定的，视为准予换证。

《互联网药品信息服务资格证书》可以根据互联网药品信息服务提供者的书面申请，由原发证机关收回，原发证机关应当报国家食品药品监督管理总局备案并发布公告。被收回《互联网药品信息服务资格证书》的网站不得继续从事互联网药品信息服务。

互联网药品信息服务提供者变更下列事项之一的，应当向原发证机关申请办理变更手续，填写《互联网药品信息服务项目变更申请表》，同时提供下列相关证明文件：①《互联网药品信息服务资格证书》中审核批准的项目（互联网药品信息服务提供者单位名称、网站名称、IP 地址等）；②互联网药品信息服务提供者的基本项目（地址、法定代表人、企业负责人等）；③网站提供互联网药品信息服务的基本情况（服务方式、服务项目等）。

省级食品药品监督管理部门自受理变更申请之日起 20 个工作日内做出是否同意变更的审核决定。同意变更的，将变更结果予以公告并报国家食品药品监督管理总局备案；不同意变更的，以书面形式通知申请人并说明理由。省、自治区、直辖市（食品）药品监督管理部门对申请人的申请进行审查时，应当公示审批过程和审批结果。申请人和利害关系人可以对直接关系其重大利益的事项提交书面意见进行陈述和申辩。依法需要听证的，应按照法定程序举行听证。

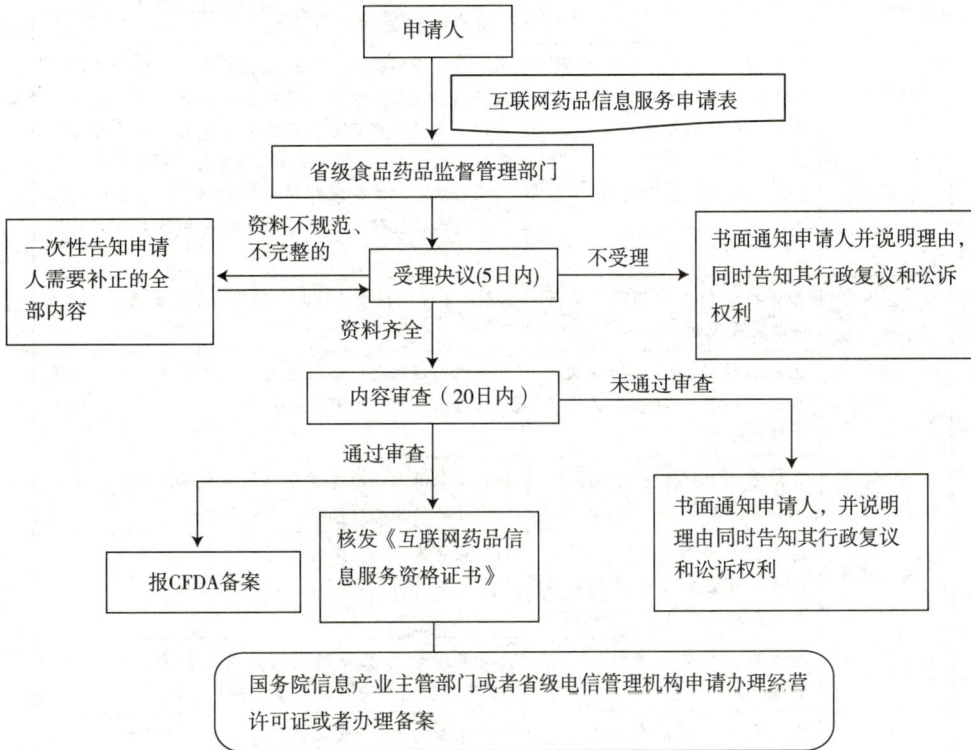

```
                    ┌─────────┐
                    │  申请人  │
                    └────┬────┘
                         │
                ┌────────────────────────┐
                │ 互联网药品信息服务申请表  │
                └────────┬───────────────┘
                         │
              ┌──────────────────────┐
              │ 省级食品药品监督管理部门 │
              └──────────┬───────────┘
                         │
  ┌──────────┐  资料不规范、          不受理   ┌──────────────┐
  │一次性告知申请│ 不完整的                      │书面通知申请人并 │
  │人需要补正的全│◄────►┌──────────────┐──────►│说明理由，同时告 │
  │部内容      │       │受理决议(5日内) │       │知其行政复议和讼 │
  └──────────┘       └──────┬───────┘       │诉权利         │
                    资料齐全   │               └──────────────┘
                         │
                 ┌──────────────┐  未通过审查
                 │内容审查(20日内)│──────────┐
                 └──────┬───────┘          │
                通过审查   │                 │
         ┌─────────┬──────┴──────┐     ┌──────────────┐
         │         │             │     │书面通知申请人，并 │
   ┌──────────┐ ┌──────────────┐    │说明理由同时告知其 │
   │报CFDA备案 │ │核发《互联网药品信 │    │行政复议和讼诉权利 │
   └──────────┘ │息服务资格证书》  │    └──────────────┘
                └──────┬───────┘
                       │
        ┌────────────────────────────────────┐
        │国务院信息产业主管部门或者省级电信管理机构申 │
        │请办理经营许可证或者办理备案            │
        └────────────────────────────────────┘
```

图 5-4　互联网药品信息服务资格申请与审批流程图

知识链接

违反药品广告管理的法律责任

县级以上药品监督管理部门应当对审查批准的药品广告发布情况进行监测检查。对违法发布的药品广告，移送同级广告监督管理机关查处；属于异地发布篡改经批准的药品广告内容的，发布地药品广告审查机关还应当向原审批的药品广告审查机关提出撤销药品广告批准文号的建议（如表5-6）。

药品广告审查机关对收回、注销或者撤销药品广告批准文号的，应当自做出行政处理决定之日起5个工作日内通知同级广告监督管理机关，由广告监督管理机关依法予以处理。

对发布违法药品广告，情节严重的，省级药品监督管理部门予以公告，并及时上报国家食品药品监督管理总局，国家食品药品监督管理总局定期汇总发布。对发布虚假违法药品广告情节严重的，由国家工商行政管理总局会同国家食品药品监督管理总局联合予以公告。

表 5 - 6　违反药品广告管理的法律责任

类别	违法情形	罚则
药品广告内容造假	篡改经批准的药品广告内容进行虚假宣传	药品监督管理部门责令立即停止药品广告发布，撤销该品种的药品批准文号，1 年内不受理该品种的广告审批申请
	任意扩大产品适应证范围、绝对化夸大药品疗效、严重欺骗和误导消费者	采取行政强制措施，暂停该药品在辖区内销售，同时违法企业在当地相应媒体发布更正启事。在该企业按要求发布更正启事后，省级以上食品药品监督管理部门应在 15 个工作日内做出是否解除行政强制措施的决定；需要进行药品检验的，应在自检验报告书发出之日起 15 日内，做出是否解除行政强制措施的决定
提供虚假材料申请药品广告审批	在审批过程中被药品广告审查机关发现的	1 年内不受理该企业该品种的广告审批申请
	已经取得药品广告批准文号后被药品广告审查机关审查发现的	应当撤销该药品广告批准文号，并 3 年内不受理该企业该品种的广告审批申请
异地发布广告	异地发布药品广告未向发布地药品广告审查机关备案的	应当责令限期办理备案手续，逾期不改正的，停止该药品品种在发布地的广告发布活动
发布未经审批的药品广告或虚假广告	对未经审查批准发布的药品广告，或者发布的药品广告与审查批准的内容不一致的	广告监督管理机关应当依据《广告法》第四十三条规定予以处罚
	构成虚假广告或者引人误解的虚假宣传的	广告监督管理机关依据《广告法》第三十七条、《反不正当竞争法》第二十四条规定予以处罚
违反《互联网药品信息服务管理办法》的	未取得或者超出有效期使用《互联网药品信息服务资格证书》从事互联网药品信息服务的	由 CFDA 或者省级食品药品监督管理部门给予警告，并责令其停止从事互联网药品信息服务；情节严重的，移送相关部门，依照有关法律、法规给予处罚
	不在其网站主页的显著位置标注《互联网药品信息服务资格证书》的证书编号的	由 CFDA 或者省级食品药品监督管理部门给予警告，责令限期改正；在限定期限内拒不改正的，对提供非经营性互联网药品信息服务的网站处以 500 元以下罚款，对提供经营性互联网药品信息服务的网站处以 5000 元以上 1 万元以下罚款
	已经获得证书，但提供的药品信息属直接撮合药品网上交易的	由 CFDA 或者省级食品药品监督管理部门给予警告，责令限期改正；情节严重的，对提供非经营性互联网药品信息服务的网站处以 1000 元以下罚款，对提供经营性互联网药品信息服务的网站处以 1 万元以上 3 万元以下罚款；构成犯罪的，依法追究刑事责任
	已经获得证书，超审核同意范围提供互联网药品信息服务的	同上
	提供不真实互联网药品信息服务并造成不良社会影响的	同上

续表

类别	违法情形	罚则
	擅自变更互联网药品信息服务项目的	同上
	在其业务活动中违法使用《互联网药品信息服务资格证书》的	由 CFDA 或者省级食品药品监督管理部门依照有关法律、法规的规定处罚

同步测试

一、A 型题（最佳选择题）

1. 标签的内容、格式及颜色必须一致的是
   A. 同一企业、同一药品的相同规格品种（指药品规格和包装规格）
   B. 同一企业相同品种的不同规格
   C. 同一企业生产的同一药品，分别按处方药和非处方药管理
   D. 同一企业、不同药品的规格品种
   E. 不同企业、相同药品的相同规格品种

2. 根据《药品广告审查发布标准》，可以发布广告的药品包括
   A. 麻醉药品　　　　 B. 军队特需药品　　　 C. 第二类精神药品
   D. 处方药　　　　　 E. 批准试生产的药品

3. 说明书的药品名称项中所列顺序正确的是
   A. 通用名称、汉语拼音、商品名称、拉丁名
   B. 通用名称、商品名称、英文名称、汉语拼音
   C. 商品名称、通用名称、汉语拼音、英文名称
   D. 通用名称、拉丁名、商品名称、汉语拼音
   E. 英文名称、通用名称、商品名称、汉语拼音

4. 《互联网药品信息服务资格证书》的格式由何部门统一制定
   A. 国家食品药品监督管理总局　　　 B. 省级食品药品监督管理部门
   C. 国家信息产业主管部门　　　　　 D. 省级信息产业主管部门
   E. 国家卫生行政部门

5. 根据《药品说明书和标签管理规定》，下列叙述错误的是
   A. 药品包装必须按照规定印有或者贴有标签
   B. 药品说明书和标签由省级药品监督管理部门核准
   C. 药品包装不得夹带其他任何介绍或者宣传产品、企业的文字、音像及其他资料
   D. 药品生产企业生产供上市销售的最小包装必须附有说明书

　　E. 非处方药说明书应当使用容易理解的文字表述，以便患者自行判断、选择和使用

6. 《药品广告审查办法》规定，应注销药品广告批准文号情形不包括

　　A. 《药品生产许可证》或者《药品经营许可证》被吊销

　　B. 药品被国家食品药品监督管理总局责令停止生产

　　C. 药品被省级药品监督管理部门责令停止生产

　　D. 药品出现不良反应

　　E. 药品批准证明文件被撤销

7. 非处方药专有标识的固定位置是

　　A. 包装的醒目位置

　　B. 包装的中间位置

　　C. 包装的左下角

　　D. 包装的右上方

　　E. 非处方药标签、说明书和每个基本单元包装印有中文药品通用名（商品名）的一面的右上角

8. 通过互联网向上网用户有偿提供药品信息服务的活动，属于

　　A. 非营利性互联网药品交易服务　　B. 营利性互联网药品交易服务

　　C. 非经营性互联网药品信息服务　　D. 经营性互联网药品信息服务

　　E. 互联网药品信息服务

二、B 型题（配伍选择题）

　　A. 用法用量　　　B. 药物相互作用　　C. 禁忌

　　D. 注意事项　　　E. 不良反应

9. 欲了解该药品不能应用的人群或者疾病情况，可查阅

10. 欲了解用药的剂量、计量方法、用药次数以及疗程期限，可查阅

　　A. 药品说明书　　　B. 药品内标签　　　C. 药品外标签

　　D. 原料药标签　　　E. 运输包装的标签

11. 注射剂和非处方药应当列出全部辅料名称的是

12. 至少应当标注药品通用名称、规格、产品批号、有效期的是

13. 应当注明不良反应、禁忌、注意事项的是

　　A. 适应证　　　B. 注意事项　　　C. 药物相互作用

　　D. 不良反应　　　E. 禁忌

14. 使用该药品需要定期检查血象、肝功能、肾功能的内容应列在

15. 该药品可以预防、治疗某种疾病的内容应列在

　　A. 药品广告　　　B. 烟草广告　　　C. 非处方药广告

D. 乙类非处方药广告 E. 特殊管理药品

16. 禁止在广播、电影、电视、报纸、期刊上发布的是

17. 不得做广告的是

18. 不得含有不科学的表示功效的断言或者保证的是

19. 不得使用无毒、无害等表明安全性的绝对化断言的是

    A. 发布地省、自治区、直辖市人民政府药品监督管理部门

    B. 申请人所在地省、自治区、直辖市人民政府药品监督管理部门

    C. 市级人民政府药品监督管理部门

    D. 县级以上药品监督管理部门

    E. 县级以上工商行政管理部门

根据《药品广告审查办法》

20. 发布药品广告，需经何部门批准

21. 在企业所在地以外的省、自治区、直辖市发布药品广告的，企业应当在发布前向何部门备案

22. 对审查批准的药品广告发布情况进行监测检查的部门是

23. 药品广告的监督管理机关是

三、X 型题（多项选择题）

24. 根据《药品说明书和标签管理规定》，下列叙述正确的是

    A. 药品包装必须按照规定印有或者贴有标签

    B. 药品说明书和标签由省级人民政府药品监督管理部门核准

    C. 药品包装不得夹带其他任何介绍或者宣传产品、企业的文字、音像及其他资料

    D. 药品生产企业生产供上市销售的最小包装必须附有说明书

    E. 非处方药说明书应当使用容易理解的文字表述，以便患者自行判断、选择和使用

25. 根据《药品说明书和标签管理规定》，下列药品有效期标注格式，正确的是

    A. 有效期至××××年××月××日

    B. 有效期至××××年××月

    C. 有效期至××.××××

    D. 有效期至××××.××

    E. 有效期至××××/××/××

26. 根据《药品广告审查办法》，下列叙述正确的有

    A. 药品广告批准文号的申请人必须是具有合法资格的药品生产企业或者药品经营企业

    B. 申请药品广告批准文号，应当向药品生产企业所在地省级药品广告审查机关提出，药品广告批准文号有效期为 1 年，过期作废

C. 经批准的药品广告，在发布时不得更改广告内容，如需改动的，应重新申请药品广告批准文号。

D. 取得药品广告批准文号，省外发布药品广告的，应在发布前到发布地省级药品广告审查机关审查备案

27. 提供互联网药品信息服务的网站不得发布产品信息的药品包括

A. 麻醉药品　　　　　B. 毒性药品　　　　　C. 医疗机构制剂

D. 抗肿瘤药品　　　　E. 戒毒药品

28. 根据《中华人民共和国广告法》，下列叙述正确的是

A. 药品广告的内容必须以批准的说明书为准

B. 药品广告不得说明治愈率或有效率

C. 麻醉药品不得做广告

D. 药品广告不可以使用"最佳抗癌新药"用语

E. 药品广告不得利用医药科研单位作证明

四、论述题

29. 一份规范的药品说明书包括哪些内容？应注意哪些问题？

30. 国家食品药品监督管理总局在 2014 年第二期"违法药品、医疗器械、保健食品广告汇总情况的通报"中公布安徽圣鹰药业有限公司生产的处方药"复方葛根氢氯噻嗪片（广告中标示名称：葛根降压片）"，其适应证为"用于高血压"。其广告宣称"服用当天血压平稳下降，3 天血压降至正常，3 个疗程即可停药，2 ~ 3 个周期，血管血液恢复至年轻态，至少 30 年不再犯"等。请依据药品广告管理法规分析该药品广告的违法情节。

技能训练

一、药品说明书的设计

1. 实训项目　了解不同种类药品说明书的撰写区别，试设计某药品的说明书。

2. 实训目的　熟悉药品说明书的项目设置要求。

3. 实训要求　以 5 人为一组，其中一组为药品说明书的审评小组，对其他各组撰写的说明书进行审评。其他各组确定某药品，撰写药品说明书，并形成实训报告，并制作报告汇报幻灯片；每组选派 1 人汇报说明书制作过程及注意事项。审评小组进行审评。

4. 实训内容　各小组要查阅该药品的物化性质、性状、药效学、药理学、临床作用、不良反应等等相关内容，讨论分析，以 CFDA 公布的说明书格式内容，制作该药品说明书，并将整个过程形成书面的实训报告。

审评小组依据相关法规要求对药品说明书进行审定，包括格式、项目合规性；各项内容的科学性、正确性；文字用语的科学性、严谨性以及易懂性。并形成文字的审评报告。

5. 实训评价 评价报告质量及汇报表现。

二、报纸药品广告审视报告

1. 实训项目 电视、报纸媒体上药品广告的审查。

2. 实训目的 熟悉药品广告的审查。

3. 实训要求 以5人为一组，各组收集3个电视、报纸上的有关药品的广告，根据《药品广告审查办法》对其进行审评，形成实训报告，并制作报告汇报幻灯片；每组选派1人汇报。

4. 实训内容 各设计小组需要搜集多个电视、报纸等大众媒体的药品广告，选出典型案例，通过对照该药品的说明书或查阅该药品的相关药效、药理、临床知识，以《药品广告审查办法》为依据对广告进行审评，完成药品广告审查报告。

5. 实训评价 评价报告质量及汇报表现。

项目五 药品经营管理

学习与教学目标

【学习目标】

知识目标：掌握药品经营企业的开办，GSP 的主要内容及认证管理；熟悉药品流通监督管理政策；了解相关药品经营违法责任。

技能目标：会开展药品经营企业开办申请、GSP 认证申请与准备工作；能适应 GSP 的认证与管理要求；能应用药品流通政策。

【教学目标】

对药品经营管理项目的教学，使学生掌握药品经营企业的开办，GSP 的主要内容及认证管理；熟悉药品流通监督管理政策；了解相关药品经营违法责任，能够胜任药品经营企业各岗位的工作，会申请开办药品经营企业，并熟悉 GSP 认证的程序。

【重点难点】

该教学项目中学习的重点在于药品经营许可证、药品 GSP 认证证书的申办；药品 GSP 中对药品采购与验收、储存与养护、陈列与零售的具体要求。难点主要包括药品 GSP 中对人员、文件、设施与设备、药品采购与验收、储存与养护、陈列与零售的具体要求。

任务一 《药品经营许可证》的申办

任务情境

王某为某医学高等专科学校药学专业的毕业生，毕业后在南方某大型零售连锁药店工作过两年，积累了一定的工作经验后，王某决定回家乡自主创业，开办一家零售药店。请问王某应该如何申办？需要哪些申请材料呢？

一、基础知识

药品是一种特殊商品，它关系着人们的健康和生命安全，因此，国家对药品经营企业实行行政许可制度，无论是药品的批发或零售均需经过相关行政部门的审批（特殊情况除外），领取《药品经营许可证》。《药品经营许可证》是企业取得合法经营药品的行政许可凭证。国家相关法律法规明确规定，无《药品经营许可证》不能经营药品，并且对无《药品经营许可证》经营药品的行为要给予惩处。

二、相关法律法规条款

《药品管理法》

第十四条　开办药品批发企业，须经企业所在地省、自治区、直辖市人民政府药品监督管理部门批准并发给《药品经营许可证》；开办药品零售企业，须经企业所在地县级以上地方药品监督管理部门批准并发给《药品经营许可证》。无《药品经营许可证》的，不得经营药品。

第七十三条　未取得《药品生产许可证》《药品经营许可证》或者《医疗机构制剂许可证》生产药品、经营药品的，依法予以取缔，没收违法生产、销售的药品和违法所得，并处违法生产、销售的药品（包括已售出的和未售出的药品）货值金额二倍以上五倍以下的罚款；构成犯罪的，依法追究刑事责任。

三、任务实施

（一）明确目标

申办药品经营许可证程序包括筹建申请、审查、筹建、验收申请、组织验收、许可公示等过程。作为行政相对人，要求能够正确填写筹建申请表和验收申请表，提供真实、完整的申报材料，按照开办条件组织筹建，筹建完成后申请验收，取得《药品经营许可证》。

（二）办理资料

1. 开办药品批发企业

（1）申请筹建药品批发企业需提交以下材料：①拟办企业法定代表人、企业负责人、质量负责人学历证明原件、复印件及个人简历；②执业药师执业证书原件、复印件；③拟经营药品的范围；④拟设营业场所、设备、仓储设施及周边卫生环境等情况。

（2）申请验收药品批发企业需提交以下材料：①药品经营许可证申请表；②工商行政管理部门出具的拟办企业核准证明文件；③拟办企业组织机构情况；④营业场所、仓库平面布置图及房屋产权或使用权证明；⑤依法经过资格认定的药学专业技术人员资格证书及聘书；⑥拟办企业质量管理文件及仓储设施、设备目录。

2. 开办药品零售企业

(1) 申请筹建药品零售企业需提交以下材料：①拟办企业法定代表人、企业负责人、质量负责人的学历、执业资格或职称证明原件、复印件及个人简历及专业技术人员资格证书、聘书；②拟经营药品的范围；③拟设营业场所、仓储设施、设备情况。

(2) 申请验收药品零售企业需提交以下材料：①药品经营许可证申请表；②工商行政管理部门出具的拟办企业核准证明文件；③营业场所、仓库平面布置图及房屋产权或使用权证明；④依法经过资格认定的药学专业技术人员资格证书及聘书；⑤拟办企业质量管理文件及主要设施、设备目录。

(三) 实施程序

申办药品经营许可证的流程，见图 6 – 1。

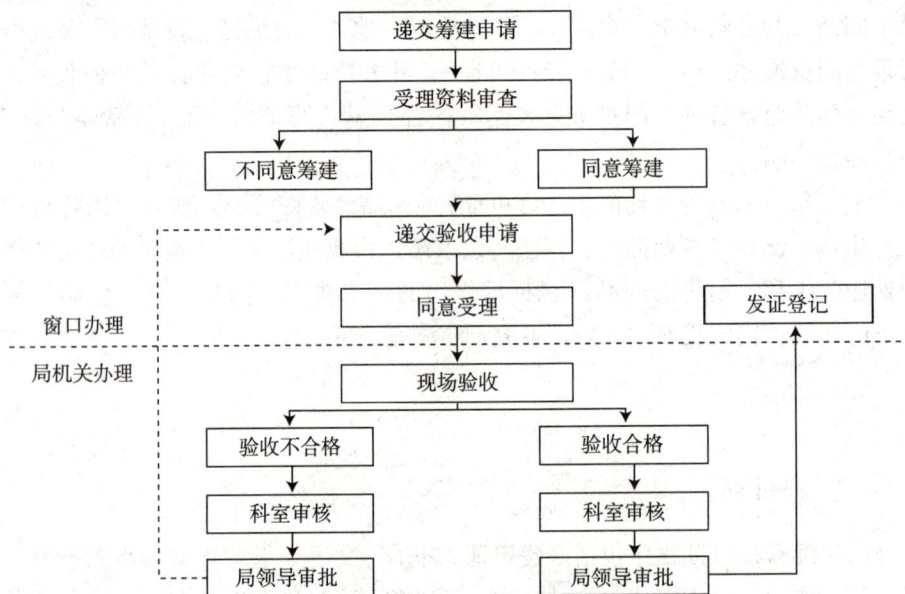

图 6 – 1   申办《药品经营许可证》流程图

具体的实施步骤如下：

1. 提出筹建申请

申办药品批发企业，申办人向拟办企业所在地的省、自治区、直辖市食品药品监督管理部门提出筹建申请，并提交筹建申请材料。申办药品零售企业，申办人向拟办企业所在地设区的市级食品药品监督管理机构或省、自治区、直辖市食品药品监督管理部门直接设置的县级食品药品监督管理机构提出筹建申请（见表 6 – 1），并提交筹建申请材料。

表6-1 药品零售企业筹建申请表

申请日期：　　　年　　月　　日

拟办企业名称			拟申办人签字（盖章）			
拟注册地址						
拟企业类型			联系电话			
拟营业场所面积		平方米	仓库面积			平方米
拟法定代表人		职称		学历		
拟企业负责人		职称		学历		
拟质量负责人		职称		学历		
拟经营类别	□ 处方药　　　□非处方药　（　□甲类、□乙类　）					
拟经营范围	□中药材　□中药饮片　□中成药　□化学药制剂　□抗生素制剂　□生化药品　□生物制品（预防性生物制品除外）　□甲类非处方药　□乙类非处方药					
拟配置设施设备	□空调　　□冰箱　　□玻璃门或风帘　　□温湿度计　　□电脑　　□灭火器　　□计量器具　□拆零工具及药袋　□防虫、防鼠、防霉变等设备　□验收、养护的设备　□中药饮片的调剂工具　□排气扇					
药学技术人员	姓名		职称	证书编号		发证日期
受理窗口						
			经办人：　　　　　　年　　月　　日			
部门审核意见						
			年　　月　　日			
审批意见						
			签字：　　　　　年　　月　　日（盖章）			
受理日期		年　　月　　日	编号			

2. 审查

食品药品监督管理部门自受理申请之日起30个工作日内，依据规定对申报材料进行审查，作出是否同意筹建的决定，并书面通知申办人。不同意筹建的，应当说明理由，并告知申办人依法享有申请行政复议或者提起行政诉讼的权利。

3. 筹建

按照开办的条件和各地的验收标准进行筹建。药品监督管理部门批准开办药品经营企业，应当遵循合理布局和方便群众购药的原则。同时，开办药品经营企业必须具备以下条件：①具有依法经过资格认定的药学技术人员；②具有与所经营药品相适应的营业场所、设备、仓储设施、卫生环境；③具有与所经营药品相适应的质量管理机构或者人员；④具有保证所经营药品质量的规章制度。

4. 验收申请

申办人完成筹建后，向受理申请的食品药品监督管理部门提出验收申请，并提交验收申请材料。

5. 组织验收

受理申请的食品药品监督管理部门在收到验收申请之日起 15 个（药品批发企业 30 个）工作日内，分别依据开办药品零售或批发企业验收实施标准组织验收，作出是否发给《药品经营许可证》的决定。不符合条件的，应当书面通知申办人并说明理由，同时，告知申办人享有依法申请行政复议或提起行政诉讼的权利。

6. 许可公示

许可证申办结果一般可在受理申请的食品药品监督管理机构网站进行查询。

四、知识拓展

（一）药品经营企业的概念与类型

药品经营企业是指经营药品的专营企业或兼营企业。

药品经营企业分为药品批发企业和药品零售企业。药品批发企业是指将购进的药品销售给药品生产企业、药品经营企业、医疗机构的药品经营企业。

药品零售企业是指将购进的药品直接销售给消费者的药品经营企业。

（二）《药品经营许可证》管理

1.《药品经营许可证》换发

《药品经营许可证》有效期为 5 年。有效期届满，需要继续经营药品的，持证企业应在有效期届满前 6 个月内，向原发证机关申请换发《药品经营许可证》。符合条件的，收回原证，换发新证。不符合条件的，可限期 3 个月进行整改，整改后仍不符合条件的，注销原《药品经营许可证》。

2.《药品经营许可证》变更

（1）许可事项变更：药品经营企业变更《药品经营许可证》许可事项的（见图6 - 2），应当在原许可事项发生变更 30 日前，向原发证机关申请《药品经营许可证》变更登记。未经批准，不得变更许可事项。原发证机关应当自收到企业变更申请和变更申请资料之日起 15 个工作日内作出准予变更或不予变更的决定。药品经营企业依法变更《药品经营许可证》的许可事项后，应依法凭变更后的《药品经营许可证》向工商行政管理部门办理企业注册登记的有关变更手续。

（2）登记事项变更：药品经营企业变更《药品经营许可证》的登记事项的，应在工商行政管理部门核准变更后 30 日内，向原发证机关申请《药品经营许可证》变更登记。原发证机关应当自收到企业变更申请和变更申请资料之日起 15 个工作日内为其办理变更手续。

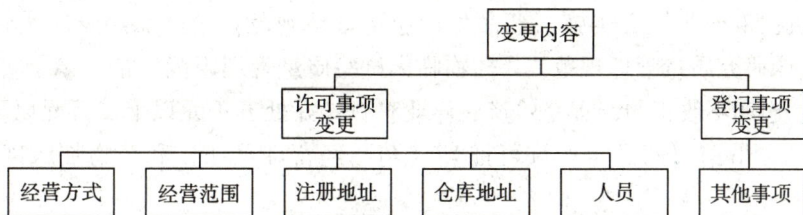

图 6-3　《药品经营许可证》变更分类示意图

3.《药品经营许可证》遗失补办

企业遗失《药品经营许可证》，应立即向发证机关报告，并在发证机关指定的媒体上登载遗失声明。发证机关在企业登载遗失声明之日起满 1 个月后，按原核准事项补发《药品经营许可证》。

4.《药品经营许可证》缴销

药品经营企业终止经营药品或者关闭的，《药品经营许可证》由原发证机关缴销。

任务二　《药品经营质量管理规范》认证证书的申办

任务情境

王某新开办的药店已经取得了《药品经营许可证》和《营业执照》，现在要向有关部门申办《药品经营质量管理规范》认证，那么王某该如何办理手续？提交哪些申请材料呢？

一、基础知识

《药品经营管理规范》认证（以下简称 GSP 认证）是药品监督管理部门依法对药品经营企业药品经营质量管理进行监督检查的一种手段，是对药品经营企业实施《药品经营质量管理规范》情况的检查、评价并决定是否发给认证证书的监督管理过程。《药品管理法》也明确要求药品经营企业必须取得《GSP 认证证书》，无《GSP 认证证书》不能经营药品，否则将予以处罚。

二、相关法律法规条款

（一）《药品管理法》

第十六条　药品经营企业必须按照国务院药品监督管理部门依据本法制定的《药品经营质量管理规范》经营药品。药品监督管理部门按照规定对药品经营企业是否符合

《药品经营质量管理规范》的要求进行认证；对认证合格的，发给认证证书。

第七十九条　药品的生产企业、经营企业、药物非临床安全性评价研究机构、药物临床试验机构未按照规定实施《药品生产质量管理规范》《药品经营质量管理规范》《药物非临床研究质量管理规范》《药物临床试验质量管理规范》的，给予警告，责令限期改正；逾期不改正的，责令停产、停业整顿，并处五千元以上二万元以下的罚款；情节严重的，吊销《药品生产许可证》《药品经营许可证》和药物临床试验机构的资格。

（二）《药品管理法实施条例》

第十三条　省、自治区、直辖市人民政府药品监督管理部门负责组织药品经营企业的认证工作。药品经营企业应当按照国务院药品监督管理部门规定的实施办法和实施步骤，通过省、自治区、直辖市人民政府药品监督管理部门组织的《药品经营质量管理规范》的认证，取得认证证书。《药品经营质量管理规范》认证证书的格式由国务院药品监督管理部门统一规定。

新开办药品批发企业和药品零售企业，应当自取得《药品经营许可证》之日起 30 日内，向发给其《药品经营许可证》的药品监督管理部门或者药品监督管理机构申请《药品经营质量管理规范》认证。受理药品零售企业认证申请的药品监督管理机构应当自收到申请之日起 7 个工作日内，将申请移送负责组织药品经营企业认证工作的省、自治区、直辖市人民政府药品监督管理部门。省、自治区、直辖市人民政府药品监督管理部门应当自收到认证申请之日起 3 个月内，按照国务院药品监督管理部门的规定，组织对申请认证的药品批发企业或者药品零售企业是否符合《药品经营质量管理规范》进行认证；认证合格的，发给认证证书。

第六十三条　药品生产企业、药品经营企业有下列情形之一的，由药品监督管理部门依照《药品管理法》第七十九条的规定给予处罚：

（1）开办药品生产企业、药品生产企业新建药品生产车间、新增生产剂型，在国务院药品监督管理部门规定的时间内未通过《药品生产质量管理规范》认证，仍进行药品生产的。

（2）开办药品经营企业，在国务院药品监督管理部门规定的时间内未通过《药品经营质量管理规范》认证，仍进行药品经营的。

（三）《药品经营质量管理规范认证管理办法》

（国家食品药品监督管理局 2003 年 4 月 24 日发布，国食药监市〔2003〕25 号）

第十七条　申请 GSP 认证的药品经营企业，应符合以下条件：

（1）属于以下情形之一的药品经营单位：

①具有企业法人资格的药品经营企业；

②非专营药品的企业法人下属的药品经营企业；

③不具有企业法人资格且无上级主管单位承担质量管理责任的药品经营实体。

（2）具有依法领取的《药品经营许可证》和《企业法人营业执照》或《营业执照》。

（3）企业经过内部评审，基本符合《药品经营质量管理规范》及其实施细则规定的条件和要求。

（4）在申请认证前12个月内，企业没有因违规经营造成的经销假劣药品问题（以药品监督管理部门给予行政处罚的日期为准）。

第十九条　药品经营企业将认证申请书及资料报所在地设区的市级药品监督管理机构或者省、自治区、直辖市药品监督管理部门直接设置的县级药品监督管理机构进行初审。

三、任务实施

（一）明确目标

申请GSP认证程序包括认证申请、初审、审查、现场检查、审批、公示发证等过程。作为行政相对人，要求能够正确填报《药品经营质量管理规范认证申请书》，提供真实、完整的申报材料，按照GSP认证检查评定标准进行准备，取得《GSP认证证书》。

（二）办理资料

申请GSP认证的药品经营企业，应正确填报《药品经营质量管理规范认证申请书》，同时报送以下资料：

（1）《药品经营许可证》和《营业执照》复印件。

（2）企业实施《药品经营质量管理规范》情况的自查报告。

（3）企业非违规经销假劣药品问题的说明及有效的证明文件。

（4）企业负责人员和质量管理人员情况表；企业药品验收、养护人员情况表。填报这两个表时，需将执业药师注册证书或专业技术职称证书（学历证书）的复印件附后，并在企业负责人员和质量管理人员情况表中注明企业质量负责人。

（5）企业经营场所、仓储、验收养护等设施、设备情况表。

（6）企业所属非法人分支机构情况表。

（7）企业药品经营质量管理制度目录。

（8）企业质量管理组织、机构的设置与职能框图。

（9）企业经营场所和仓库的平面布局图。

上述资料应按规定做到详实和准确。企业不得隐瞒、谎报、漏报，否则将驳回认证申请、中止认证现场检查或判定其认证不合格。

（三）实施程序

申请GSP认证的流程见图6-4。

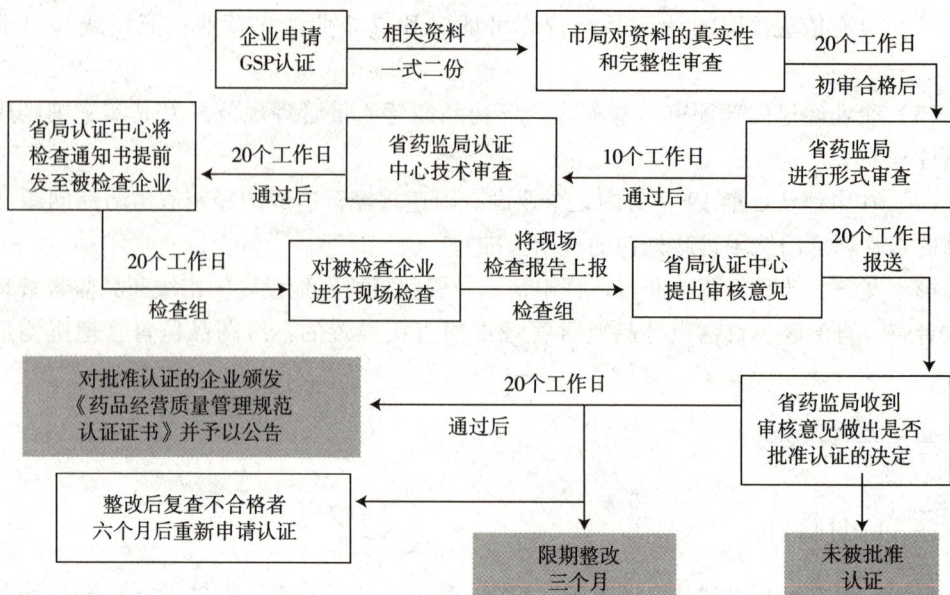

图 6 - 4 申请 GSP 认证流程图

具体的实施步骤如下：

1. 认证申请

新开办药品批发企业和药品零售企业，应当自取得《药品经营许可证》之日起 30 日内，向发给其《药品经营许可证》的药品监督管理部门或者药品监督管理机构申请《药品经营质量管理规范》认证。需填写《药品经营质量管理规范认证申请书》（见表 6 -2），并提交相关的申请材料。

表 6 -2 药品经营质量管理规范认证申请书

企业名称						
地址					邮编	
经营方式			经营范围			
经济性质		开办时间		职工人数	上年销售额（万元）	
法定代表人（企业负责人）		职务			执业药师或技术职称	
企业质量负责人		职务			执业药师或技术职称	
质量管理部门负责人		职务			执业药师或技术职称	
联系人		电话			传真	
企业基本情况						

2. 初审

药品经营企业将认证申请书及资料报所在地设区的市级药品监督管理机构或者省、自治区、直辖市药品监督管理部门直接设置的县级药品监督管理机构进行初审。

申请前 12 个月内发生过经销假劣药品问题，但在认证申请中没有说明或没有如实说明的，一经查实，无论是否属于违规经营，一律中止对其认证申请的审查或认证现场检查，通过认证的应予以纠正（包括收回证书和公布撤销），并在发出处理通知的 12 个月内不受理该企业的认证申请。

初审部门应在收到认证申请书及资料起 10 个工作日内完成初审，初审合格的将其认证申请书和资料移送省、自治区、直辖市药品监督管理部门审查。

3. 审查

省、自治区、直辖市药品监督管理部门在收到认证申请书及资料之日起 25 个工作日内完成审查，并将是否受理的意见填入认证申请书，在 3 个工作日内以书面形式通知初审部门和申请认证企业。不同意受理的，应说明原因。对同意受理的认证申请，省、自治区、直辖市药品监督管理部门应在通知初审部门和企业的同时，将认证申请书及资料转送本地区设置的认证机构。

审查中对认证申请书和资料有疑问的，省、自治区、直辖市药品监督管理部门应一次性通知初审部门，由初审部门要求企业限期予以说明或补充资料。逾期未说明或资料仍不符合要求的，由省、自治区、直辖市药品监督管理部门予以退审。

4. 现场检查

认证机构收到省、自治区、直辖市药品监督管理部门转送的企业认证申请书和资料之日起 15 个工作日内，应组织对企业的现场检查。检查前，应将现场检查通知书提前 3 日发至被检查企业。现场检查的流程如下。

（1）首次会议：首次会议主要内容包括介绍检查组成员、说明有关事项、宣布检查纪律、被检查企业汇报情况、确认检查范围、落实检查日程等。

（2）确定陪同人员：现场检查陪同人员应是被检查企业负责人或是经营、质量管理部门的负责人，应熟悉药品经营和质量管理的有关环节和要求，能准确回答检查组提出的有关问题。

（3）检查和取证：检查组应严格按照现场检查方案进行检查。检查时，如发现实际情况与企业申报资料不符，检查组应向局认证中心提出调整检查方案的意见。按照《药品经营质量管理规范现场检查指导原则》规定的项目，准确、全面地查验企业相关情况。检查中对检查的项目应逐条记录。发现问题应认真核对，必要时可进行现场取证。

（4）综合评定：根据《药品经营质量管理规范现场检查指导原则》进行综合评定。现场检查结果评定，见表 6 - 3。

表6－3　现场检查结果判定

检查项目			结果判定
严重缺陷项目	主要缺陷项目	一般缺陷项目	
0	0	≤20%	通过检查
0	0	20%～30%	限期整改后复核检查
0	<10%	<20%	
≥1			不通过检查
0	≥10%		
0	<10%	≥20%	
0	0	≥30%	

注：缺陷项目比例数＝对应的缺陷项目中不符合项目数/（对应缺陷项目总数－对应缺陷检查项目合理缺项数）×100%。

（5）末次会议：检查组召开由检查组成员、参加现场检查工作的相关人员和被检查企业有关人员参加的末次会议，通报检查情况。对提出的不合格项目和需完善的项目，由检查组全体成员和被检查企业负责人签字，双方各执一份。

（6）异议的处理：被检查企业对所通报情况如有异议，可提出意见或针对问题进行说明和解释。现场检查后，检查组应依据检查结果对照《药品经营质量管理规范现场检查指导原则》作出检查结论并提交检查报告。如企业对检查结论产生异议，可向检查组作出说明或解释，直至提出复议。

通过现场检查的企业，应针对检查结论中提出的缺陷项目提交整改报告，并于现场检查结束后7个工作日内报送认证机构。

5. 审批

根据检查组现场检查报告并结合有关情况，认证机构在收到报告的10个工作日内提出审核意见，送交省级药品监督管理部门审批。省级药品监督管理部门在收到审核意见之日起15个工作日内进行审查，作出认证是否合格或者限期整改的结论。

被要求限期整改的企业，应在接到通知的3个月内向省、自治区、直辖市药品监督管理部门和认证机构报送整改报告，提出复查申请。认证机构应在收到复查申请的15个工作日内组织复查。对超过规定期限未提出复查申请或经过复查仍未通过现场检查的不再给予复查，应确定为认证不合格。

6. 公示发证

通过认证现场检查的企业，省级药品监督管理部门应通过媒体（其中药品批发企业还应通过国家食品药品监督管理总局政府网站）向社会公示。

对认证合格的企业，省级药品监督管理部门应向企业颁发《药品经营质量管理规范认证证书》（见图6-4）；对认证不合格的企业，省级药品监督管理部门应书面通知企业。企业可在通知下发之日6个月后，重新申请GSP认证。

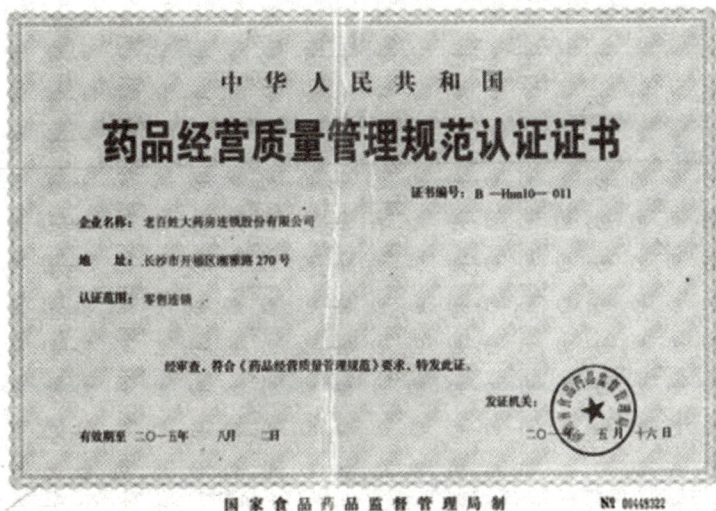

图 6 - 5　药品经营质量管理规范认证证书

四、知识拓展

(一)《药品经营质量管理规范认证证书》的换发

《药品经营质量管理规范认证证书》有效期 5 年,有效期满前 3 个月内,由企业提出重新认证的申请。省、自治区、直辖市药品监督管理部门依照本办法的认证程序,对申请企业进行检查和复审,合格的换发证书。

(二)认证检查员

GSP 认证检查员是在 GSP 认证工作中专职或兼职从事认证现场检查的人员。要求其具有大专以上学历或中级以上专业技术职称,并具有 5 年以上药品监督管理工作或者药品经营质量管理工作经历。

省、自治区、直辖市药品监督管理部门负责选派本地区符合条件的人员,参加由国家食品药品监督管理总局组织的培训和考试。考试合格的可列入本地区认证检查员库。

GSP 认证检查员在认证检查中应严格遵守国家法律和 GSP 认证工作的规章制度,公正、廉洁地从事认证检查的各项活动。如违反以上规定,省、自治区、直辖市药品监督管理部门应将其撤出认证检查员库,违规情节严重的,不得再次列入认证检查员库。

任务三　采购与验收药品

任务情境

　　王某聘用了某医药高专药学专业毕业的小周和小李分别承担药品的采购与验收工作，那么小周应该如何对供货方的资质进行审核？如何对药品的合法性进行审核？如何建立合格供货方档案？如何填写购进记录？小李应该如何对药品进行验收？验收的流程是什么？验收记录该如何填写？

一、基础知识

　　药品采购与验收是药品经营企业质量管理过程控制的首要环节，也是确保企业经营行为合法性、规范性以及药品质量的关键步骤，严把药品采购、验收关，才能使经营药品的质量得到保证。

二、相关法律法规知识

（一）《药品管理法》

　　第十七条　药品经营企业购进药品，必须建立并执行进货检查验收制度，验明药品合格证明和其他标识；不符合规定要求的，不得购进。

　　第十八条　药品经营企业购销药品，必须有真实完整的购销记录。购销记录必须注明药品的通用名称、剂型、规格、批号、有效期、生产厂商、购（销）货单位、购（销）货数量、购销价格、购（销）货日期及国务院药品监督管理部门规定的其他内容。

（二）《药品经营质量管理规范》

1. 关于药品批发企业采购、验收药品的主要规定

　　第六十一条　企业的采购活动应当符合以下要求：

　　（一）确定供货单位的合法资格；

　　（二）确定所购入药品的合法性；

　　（三）核实供货单位销售人员的合法资格；

　　（四）与供货单位签订质量保证协议。

　　采购中涉及的首营企业、首营品种，采购部门应当填写相关申请表格，经过质量管理部门和企业质量负责人的审核批准。必要时应当组织实地考察，对供货单位质量管理体系进行评价。

　　第七十六条　验收药品应当按照药品批号查验同批号的检验报告书。供货单位为批发企业的，检验报告书应当加盖其质量管理专用章原印章。检验报告书的传递和保存可以采用电子数据形式，但应当保证其合法性和有效性。

　　第七十八条　验收人员应当对抽样药品的外观、包装、标签、说明书以及相关的证

明文件等逐一进行检查、核对；验收结束后，应当将抽取的完好样品放回原包装箱，加封并标示。

2. 关于药品零售企业采购、验收药品的主要规定

第一百五十六条 药品到货时，收货人员应当按采购记录，对照供货单位的随货同行单（票）核实药品实物，做到票、账、货相符。

第一百五十七条 企业应当按规定的程序和要求对到货药品逐批进行验收，并按照本规范第八十条规定做好验收记录。

三、任务实施

（一）明确目标

采购药品的程序包括确定供货企业法定资格和质量信誉、审核购入药品的合法性和质量可靠性、验证供货单位销售人员的合法资质、审核首营品种、签订并执行采购合同、建立和保存购进记录等过程。药品经营企业采购药品时应将药品质量放在首位，严格审核企业、销售人员合法资质，审核药品的合法性和质量可靠性，尤其加强对首营企业和首营品种的审核，建立和保存真实、完整的供货方档案和购进记录。

验收药品的程序包括收货、待验、审查书面凭证、验收抽样、验收检查、入库、填写验收记录、上传电子监管码等过程。要求能够按照药品验收程序，严格对药品外观性状、内外包装、标识以及相关证明文件等进行检查，确保药品的质量。建立并保存真实、完整的验收记录。

（二）办理药品采购资料

1. 编制药品购进计划

业务购进部门根据本企业经营的实际情况，通常按年度、季度、月份填写"药品购进计划审批表"（见表6-4），报质量管理部门审核。

表6-4 药品购进计划审批表

编号：　　填报部门：　　填表人：　　填表日期：

药品通用名	商品名	剂型	规格	生产企业	批准文号	生产批号	供货单位	购进价格	购进数量
采购人员意见							签章：　年　月　日		
采购部门意见							负责人（签章）：　年　月　日		

续表

质量管理 部门意见	负责人（签章）： 年 月 日
企业质量 负责人意见	负责人（签章）： 年 月 日

2. 建立合格供货方档案

业务购进部门索取供货单位的合法证照，审核其合法性。质量管理部门建立包括所有供货方资料的"合格供货方档案"。

3. 建立药品质量档案

业务购进部门严格按照进货质量管理程序的要求，索取并核实药品的合法性资料，质量管理部门负责建立"药品质量档案"。

4. 填写首营企业审批表、首营品种审批表

对首营企业、首营品种，购进部门按要求索取相关资料，填写"首营企业审批表"（见表6-5）和"首营品种审批表"，报质量管理部门和企业质量负责人审核批准后，方可发生业务关系。

表6-5 首营企业审批表

编号： 填报部门： 填表人： 填表日期：

企业名称		类别	
企业地址		法定代表人	
传真		邮编	
开户户名			
开户银行		账号	
业务联系 人情况	姓名	身份证号码	
	法定代表人 授权书期限	联系电话	
许可证	许可证名称	许可证号	
	生产（经营）范围		
	有效期至	发证机关	
营业执照	注册号	注册资金	
	经营范围		
	有效期至	发照机关	
质量认证情况		证书编号	
		有效期至	
税务登记证	税号	发证机关	
	经营范围		

续表

组织机关代码证	代码		有效期	
	发证机关			
供货单位质量管理体系情况				
购进部门意见			负责人（签章）： 年 月 日	
质量管理部门意见			负责人（签章）： 年 月 日	
企业负责人意见			负责人（签章）： 年 月 日	

5. 填报"供货单位销售人员资格审批表"

索取供货方销售人员的有关证明资料，填写"供货单位销售人员资格审批表"，进行其合法性资格审核。

6. 建立药品购进记录

在购进活动中，应做好详尽的药品购进记录，以保证企业业务购进行为的合法性及规范性能够有效监控和追溯。

7. 完成药品购进情况质量评审表

质量管理部门应定期对药品购进情况进行综合质量评审，评审结果及时归档，为企业药品购进计划的制定与审核提供依据。

（三）药品采购实施程序

药品采购的流程见图6-6。

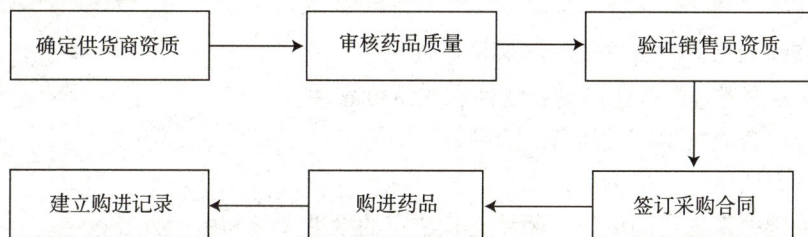

图6-6　药品采购流程图

具体的药品采购步骤为：

1. 确定供货企业法定资格和质量信誉

（1）**供货方为药品生产企业**：应索取供货企业的最新《药品生产许可证》《药品生产质量管理规范认证证书》以及《营业执照》复印件，复印件上应加盖企业公章（红色），同时要注意确认其证照的有效期和生产范围。

（2）**供货方为药品经营企业**：应索取供货企业的最新的《药品经营许可证》《药品经营质量管理规范认证证书》以及《营业执照》复印件，复印件上应加盖企业公章（红色），同时要注意确认其证照的有效期和经营范围。

（3）**供货方为首营企业**：首营企业是指购进药品时，与本企业首次发生供需关系的药品生产或经营企业。按照 GSP 的要求，对首营企业的审核，应当查验加盖其公章原印章的以下资料，确认真实、有效：①《药品生产许可证》或者《药品经营许可证》复印件；②《营业执照》及其年检证明复印件；③《药品生产质量管理规范》认证证书或者《药品经营质量管理规范》认证证书复印件；④相关印章、随货同行单（票）样式；⑤开户户名、开户银行及账号；⑥《税务登记证》和《组织机构代码证》复印件。采购部门应当填写相关申请表格，经过质量管理部门和企业质量负责人的审核批准。首营企业审批流程见图 6 - 7。必要时应当组织实地考察，对供货单位质量管理体系进行评价。经审核批准后，方可从首营企业进货。

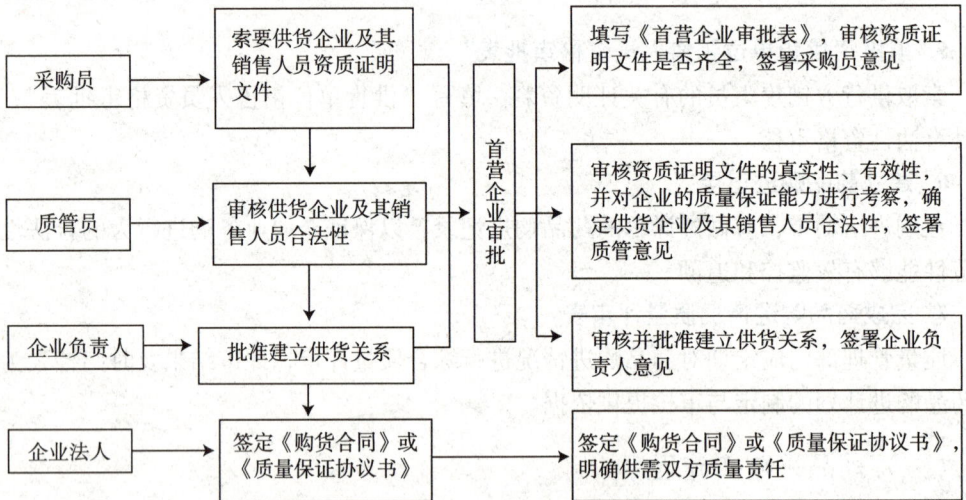

图 6 - 7　首营企业审批流程图

2. 审核购入药品的合法性和质量可靠性

从以下方面考查购入药品的合法性和质量可靠性：

（1）合法企业所生产或经营的药品；

（2）具有法定的质量标准；

（3）除国家未规定的以外，药品应有法定的批准文号和生产批号；

（4）企业购进进口药品应有符合规定的、加盖了供货单位质量管理机构原印章的《进口药品注册证》和《进口药品检验报告书》复印件；

（5）包装和标识符合有关规定和储运要求；

（6）中药材应标明产地。

3. 核实、留存供货单位销售人员的合法资质

（1）加盖供货单位公章原印章的销售人员身份证复印件；

（2）加盖供货单位公章原印章和法定代表人印章或者签名的授权书，授权书应当载明被授权人姓名、身份证号码，以及授权销售的品种、地域、期限；

（3）供货单位及供货品种相关资料。

4. 审核首营品种

首营品种是指本企业向某一药品生产企业（或经营企业）首次购进的药品。采购首营品种应当审核药品的合法性，索取加盖供货单位公章原印章的药品生产或者进口批准证明文件复印件并予以审核，审核无误的方可采购。

以上资料应当归入药品质量档案。

（1）**审核的范围**：新产品、新规格、新剂型、新包装。

（2）**审核的目的**：确定将购入的药品是合法的药品，同时了解药品的质量、储存条件等基本情况，以明确企业有无经营该品种的条件和能力。

（3）**审核的内容**：核实药品的批准文号和取得质量标准，审核药品的包装、标签、说明书等是否符合规定，了解药品的性能、用途、检验方法、储存条件以及质量信誉等内容。

采购员索取有关首营品种的相关资料并填写《首营品种审批表》后，交由质量管理机构审查，由质量管理机构负责人填写审查结果并签字；企业物价部门签署意见后，再交由企业负责人签署意见。各方均批准后，业务部门才可进货（具体流程见图6-8）。

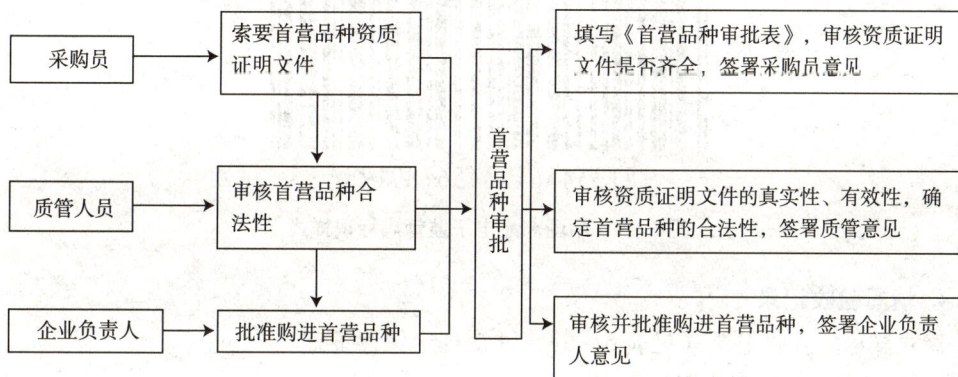

图6-8 首营品种审批流程图

相关资料包括：①《药品生产许可证》和《营业执照》复印件，如同属首营企业只需收取一份即可；②药品生产批文（批准文号）；③药品质量标准；④价格批文；⑤包装、标签、说明书；⑥新药证书；⑦《GMP认证证书》；⑧购进药品该批的检验报告书。

5. 签订并执行质量保证协议

依据《药品经营质量管理规范》第六十五条的规定，企业与供货单位签订的质量保证协议至少包括以下内容：①明确双方质量责任；②供货单位应当提供符合规定的资料且对其真实性、有效性负责；③供货单位应当按照国家规定开具发票；④药品质量符合药品标准等有关要求；⑤药品包装、标签、说明书符合有关规定；⑥药品运输的质量保证及责任；⑦质量保证协议的有效期限。

6. 建立和保存购进记录

采购药品应当建立采购记录。采购记录应当有药品的通用名称、剂型、规格、生产厂商、供货单位、数量、价格、购货日期等内容，采购中药材、中药饮片的还应当标明产地。

按照 GSP 要求，药品批发企业和药品零售企业的购进记录及相关凭证应当至少保存 5 年。特殊管理的药品的记录及凭证按相关规定保存。

（四）办理药品验收资料

1. 填写"药品入库通知单"

对验收合格的药品，填写"药品入库通知单"，与保管员办理交接手续。

2. 填写"药品拒收报告单"

对验收不合格的药品不得入库，填写"药品拒收报告单"

3. 扫描上传药品电子监管码

对实施电子监管的药品，应将药品电子监管码（见图 6 - 9）数据及时上传至中国药品电子监管系统平台。

81234561234567891234

图 6 - 9　中国药品电子监管码标识样式

4. 填写验收记录

建立详尽的验收记录（见表 6 - 6），并按规定保存备查。

（1）可按药品剂型分别填表。

（2）品名、规格、单位、生产企业按实货填写，生产批号应逐批填写。

（3）批准文号按实际情况填写。进口药品及直接从本地药厂进货需索取检验报告书填备注栏内。

（4）有效期限和使用期限应填写为×××年××月××日。

（5）外观质量可按实际情况填写，除性状（色泽）外，均应以百分比表示。

（6）包装质量情况，内外包装符合要求填写"合格"，不符合要求填写实际情况。

（7）验收结论，根据验收综合情况做出合格与不合格结论。

表 6-6　药品验收记录表

到货日期	供货单位	品名	剂型	规格	数量	生产企业	批号	有效期	批准文号/注册证号	注册商标	质量管理	验收合格数量	验收结果	验收员	备注

（五）药品验收实施程序

药品验收的流程见图 6-10。

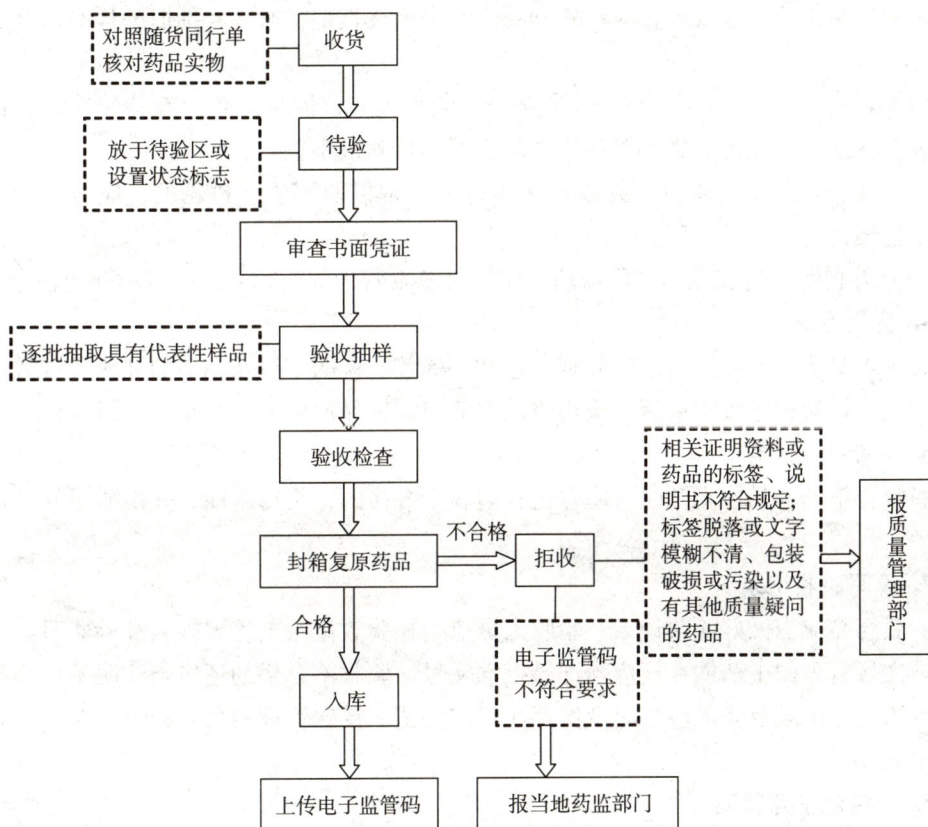

图 6-10　药品验收流程图

1. 收货

（1）企业应当按照规定程序和要求对到货药品逐批进行收货、验收，防止不合格药品入库。

（2）药品到货时，收货人员应当核实运输方式是否符合要求，并对照随货同行单（票）和采购记录核对药品，做到票、账、货相符。

随货同行单（票）应当包括供货单位、生产厂商、药品的通用名称、剂型、规格、批号、数量、收货单位、收货地址、发货日期等内容，并加盖供货单位药品出库专用章原印章。

2. 待验

收货人员对符合收货要求的药品，应当按品种特性要求放于相应待验区域，或者设置状态标志，通知验收。冷藏、冷冻药品应当在冷库内待验。

3. 审查书面凭证

验收药品应当按照药品批号查验同批号的检验报告书。供货单位为批发企业的，检验报告书应当加盖其质量管理专用章原印章。检验报告书的传递和保存可以采用电子数据形式，但应当保证其合法性和有效性。

4. 验收抽样

企业应当按照验收规定，对每次到货药品进行逐批抽样验收，抽取的样品应当具有代表性。

（1）同一批号的药品应当至少检查一个最小包装，但生产企业有特殊质量控制要求或者打开最小包装可能影响药品质量的，可不打开最小包装；

（2）破损、污染、渗液、封条损坏等包装异常以及零货、拼箱的，应当开箱检查至最小包装；

（3）外包装及封签完整的原料药、实施批签发管理的生物制品，可不开箱检查。

5. 验收检查

验收人员应当对抽样药品的外观、包装、标签、说明书以及相关的证明文件等逐一进行检查、核对；验收结束后，应当将抽取的完好样品放回原包装箱，加封并标示。

6. 入库

验收合格的药品应当及时入库登记；验收不合格的，不得入库，并由质量管理部门处理。

7. 填写验收记录

验收药品应当做好验收记录。验收人员应当在验收记录上签署姓名和验收日期。实施批准文号管理的中药饮片还应当记录批准文号。验收不合格的还应当注明不合格事项及处置措施。记录及凭证应当至少保存5年。疫苗、特殊管理的药品的记录及凭证按相关规定保存。

8. 上传电子监管码

对实施电子监管的药品，企业应当按规定进行药品电子监管码扫码，并及时将数据上传至中国药品电子监管网系统平台。

企业对未按规定加印或者加贴中国药品电子监管码，或者监管码的印刷不符合规定要求的，应当拒收。监管码信息与药品包装信息不符的，应当及时向供货单位查询，未得到确认之前不得入库，必要时向当地药品监督管理部门报告。

四、知识拓展

（一）某药店药品采购员岗位职责管理文件

1. 目的　规范药品的购进工作，保证购进药品的合法性和质量可靠性。

2. 依据　《药品经营质量管理规范》。

3. 适用范围　适用于药品采购人员。

4. 责任　药品购进人员对本职责的实施负责。

5. 工作内容

（1）择优选择合法经营和信誉好的企业购进药品，不与非法药品经营单位发生业务联系，保证购进药品质量保证，价格公平合理。

（2）购进前认真核对供应商的经营方式和经营范围，所购进的药品不得超出供应商的经营范围。

（3）与供应商签订的购货合同中必须明确质量条款或与供货单位签订质量保证协议。

（4）购进药品有合法票据。

（5）严格按照规定进行首营品种、首营企业的审批，经企业负责人批准后方可签订合同进货。

（6）分析销后和库存状况，优化药品结构，为保证满足市场需求和保证在库药品质量打好基础。

（7）与供应商明确落实药品的退、换货条款，减少双方矛盾。

（8）掌握购销过程的质量动态，积极向质量管理人员反馈信息。采购工作服从质量管理人员的质量指导和监督。

（二）某药店药品验收员岗位职责管理文件

1. 目的　规范药品的验收工作，保证入库药品的质量。

2. 依据　《药品经营质量管理规范》。

3. 适用范围　适用于企业的药品验收员。

4. 责任　药品验收员对本职责的实施负责。

5. 工作内容

（1）审核供应商是否具有符合规定的供货资格。

（2）审核来货是否在供货企业被批准的经营范围之内。

（3）按法定标准和验收规程，及时完成入库药品的验收工作并做好验收记录。

（4）严格按规定的标准、验收方法和抽样原则进行验收和抽取样品。

（5）对验收合格的药品，与保管员办理入库交接手续。

（6）对验收不合格的药品拒收，做好不合格药品的隔离存放工作，并及时报质量管理人员处理。

（7）规范填写验收记录，并签章。收集药品质量检验报告书和进口药品检验报告书，按规定保存备查。

（8）收集质量信息，配合质量管理人员做好药品质量档案工作。验收中发现的质量变化情况及时报质量管理人员。

任务四　储存与养护药品

任务情境

　　王某聘用罗某作药店仓库的保管员，主要负责各类药品的储存与养护，罗某该如何对药品进行储存和养护，才合乎 GSP 的规定与要求呢？

一、基础知识

储存与养护药品是按照确保质量、科学分类、安全准确的原则，通过采取有效的技术调控措施及程序管理手段，对所经营药品实施有效的物流控制及质量保证的过程。

二、相关法律法规条款

（一）《药品管理法》

第二十条　药品经营企业必须制定和执行药品保管制度，采取必要的冷藏、防冻、防潮、防虫、防鼠等措施，保证药品质量。

（二）《药品经营质量管理规范》

第八十五条　企业应当根据药品的质量特性对药品进行合理储存，并符合以下要求：

（一）按包装标示的温度要求储存药品，包装上没有标示具体温度的，按照《中华人民共和国药典》规定的贮藏要求进行储存；

（二）储存药品相对湿度为 35% ~75%；

（三）在人工作业的库房储存药品，按质量状态实行色标管理：合格药品为绿色，不合格药品为红色，待确定药品为黄色；

（四）储存药品应当按照要求采取避光、遮光、通风、防潮、防虫、防鼠等措施；

（五）搬运和堆码药品应当严格按照外包装标示要求规范操作，堆码高度符合包装图示要求，避免损坏药品包装；

（六）药品按批号堆码，不同批号的药品不得混垛，垛间距不小于 5 厘米，与库房内墙、顶、温度调控设备及管道等设施间距不小于 30 厘米，与地面间距不小于 10 厘米；

（七）药品与非药品、外用药与其他药品分开存放，中药材和中药饮片分库存放；

（八）特殊管理的药品应当按照国家有关规定储存；

（九）拆除外包装的零货药品应当集中存放；

（十）储存药品的货架、托盘等设施设备应当保持清洁，无破损和杂物堆放；

（十一）未经批准的人员不得进入储存作业区，储存作业区内的人员不得有影响药品质量和安全的行为；

（十二）药品储存作业区内不得存放与储存管理无关的物品。

第八十六条　养护人员应当根据库房条件、外部环境、药品质量特性等对药品进行养护，主要内容是：

（一）指导和督促储存人员对药品进行合理储存与作业；

（二）检查并改善储存条件、防护措施、卫生环境；

（三）对库房温湿度进行有效监测、调控；

（四）按照养护计划对库存药品的外观、包装等质量状况进行检查，并建立养护记录；对储存条件有特殊要求的或者有效期较短的品种应当进行重点养护；

（五）发现有问题的药品应当及时在计算机系统中锁定和记录，并通知质量管理部门处理；

（六）对中药材和中药饮片应当按其特性采取有效方法进行养护并记录，所采取的养护方法不得对药品造成污染；

（七）定期汇总、分析养护信息。

第八十八条　药品因破损而导致液体、气体、粉末泄漏时，应当迅速采取安全处理措施，防止对储存环境和其他药品造成污染。

第九十条　企业应当对库存药品定期盘点，做到账、货相符。

三、任务实施

（一）明确目标

储存与养护药品是药品经营企业经历了验收和入库之后的下一个环节，从停留时间这个角度，这是药品在经营企业内部所经历最长的一个环节。在药品储存与养护中，储存是基础，保证质量是目的，科学养护是方法，降低损耗、提高收发速度是质量和效益的统一。

药品的储存利用分类分区、色标管理，药品按批号集中堆放等方法保证药品的质量，而药品的养护通过药品质量的循环检查及时发现问题和对外界条件（如温度、湿度、日光等）加以控制，使其不对药品质量造成不良影响，以降低损耗，提高经济效益。

（二）实施条件

企业应当具有与其药品经营范围、经营规模相适应的经营场所和库房。库房的选址、设计、布局、建造、改造和维护应当符合药品储存的要求，防止药品的污染、交叉污染、混淆和差错。药品储存作业区、辅助作业区应当与办公区和生活区分开一定距离或者有隔离措施。库房的规模及条件应当满足药品的合理、安全储存，便于开展储存作业。

库房内外环境整洁，无污染源，库区地面硬化或者绿化。库房内墙、顶光洁，地面平整，门窗结构严密。库房有可靠的安全防护措施，能够对无关人员进入实行可控管理，防止药品被盗、替换或者混入假药。库房有防止室外装卸、搬运、接收、发运等作业受异常天气影响的措施。

库房应当配备药品与地面之间有效隔离的设备。库房应当配备避光、通风、防潮、防虫、防鼠等设备。库房应当配备有效调控温湿度及室内外空气交换的设备。库房应当配备自动监测、记录库房温湿度的设备。库房应当配备符合储存作业要求的照明设备。

库房应当有用于零货拣选、拼箱发货操作及复核的作业区域和设备。库房应当有包装物料的存放场所。库房应当有验收、发货、退货的专用场所。库房应当有不合格药品专用存放场所。经营特殊管理的药品有符合国家规定的储存设施。经营中药材、中药饮片的，应当有专用的库房和养护工作场所。直接收购地产中药材的应当设置中药样品室（柜）。经营冷藏、冷冻药品的，应当配备与其经营规模和品种相适应的冷库。

（三）实施程序

药品经营企业必须制定并执行药品保管和养护制度，采取必要的冷藏、防冻、防潮、防虫、防鼠等措施，从而保证药品质量。

1. 储存药品

药品经营企业储存药品品种繁多、批量不一、性能各异，在储存过程中，保管人员只有对药品进行合理储存，才能保证药品质量，同时为药品养护的开展打好基础。具体措施如下。

（1）分库储存：企业应当按包装标示的温度要求储存药品，包装上没有标示具体温度的，按照《中国药典》规定的贮藏要求进行储存。储存药品相对湿度为35%～75%。

（2）分类储存：药品经营企业应有适宜药品分类管理的仓库，按照药品的管理要求、用途、性状等进行分类储存。药品与非药品、外用药与其他药品分开存放。中药材和中药饮片分库存放。特殊管理的药品应当按照国家有关规定储存。拆除外包装的零货药品应当集中存放。

①中药材、中药饮片储存：药品经营企业应根据中药材、中药饮片的性质设置相应的储存仓库，合理控制温湿度条件。对于易虫蛀、霉变、泛油、变色的品种，应设置密封、干燥、凉爽、洁净的库房；对于经营量较小且易变色、挥发及融化的品种，应配备避光、避热的储存设备，如冰箱、冷柜。对于毒麻中药应做到专人专账、专库（或柜）双锁保管。

②特殊管理药品的储存：药品批发企业应对麻醉药品、第一类精神药品、医疗用毒

性药品、放射性药品实行专库或专柜存放、双人双锁管理、专账记录，做到账物相符。

麻醉药品和第一类精神药品可同库储存，医疗用毒性药品、放射性药品分别设置专库或专柜存放，放射性药品应采取有效的防辐射措施。

第二类精神药品宜存放于相对独立的储存区域，且应加强账、货管理。

（3）**色标管理**：为了有效控制药品储存质量，应对药品按其质量状态分库（区）存放，为杜绝库存药品的存放差错，必须对在库药品实行色标管理。

药品质量状态的色标区分标准为：合格药品——绿色；不合格药品——红色；质量状态不明确药品——黄色。

按照库房管理的实际需要，库房管理区域色标划分的统一标准是：待验药品库（或区）、退货药品库（或区）为黄色；合格药品库（或区）、中药饮片零货称取库（或区）、待发药品库（或区）为绿色；不合格药品库（或区）为红色。三色标牌以底色为准，文字可以白色或黑色表示，防止出现色标混乱。

（4）**搬运和堆垛要求**：搬运和堆码药品应当严格按照外包装标示要求规范操作，堆码高度符合包装图示要求，避免损坏药品包装。

药品按批号堆码，不同批号的药品不得混垛。

药品堆码垛间距不小于5厘米，与库房内墙、顶、温度调控设备及管道等设施间距不小于30厘米，与地面间距不小于10厘米。

2. 养护药品

养护人员应当根据库房条件、外部环境、药品质量特性等对药品进行养护，主要内容是：①指导和督促储存人员对药品进行合理储存与作业；②检查并改善储存条件、防护措施、卫生环境；③对库房温湿度进行有效监测、调控；④按照养护计划对库存药品的外观、包装等质量状况进行检查，并建立养护记录；对储存条件有特殊要求的或者有效期较短的品种应当进行重点养护；⑤发现有问题的药品应当及时在计算机系统中锁定和记录，并通知质量管理部门处理；⑥对中药材和中药饮片应当按其特性采取有效方法进行养护并记录，所采取的养护方法不得对药品造成污染；⑦定期汇总、分析养护信息。

3. 药品储存养护中发现质量问题的处理

对质量可疑的药品应当立即采取停售措施，并在计算机系统中锁定，同时报告质量管理部门确认。对存在质量问题的药品应当采取以下措施：①存放于标志明显的专用场所，并有效隔离，不得销售；②怀疑为假药的，及时报告药品监督管理部门；③属于特殊管理的药品，按照国家有关规定处理；④不合格药品的处理过程应当有完整的手续和记录；⑤对不合格药品应当查明并分析原因，及时采取预防措施。

4. 效期管理

企业应当采用计算机系统对库存药品的有效期进行自动跟踪和控制，采取近效期预警及超过有效期自动锁定等措施，防止过期药品销售。

四、知识拓展——冷藏、冷冻药品的储存与运输管理

冷藏、冷冻药品属于温度敏感性药品，在药品质量控制中具有风险高、专业化程度

高、操作标准严格、设施设备专业等特点。多年的管理实践表明，这类药品在收货、验收、储存、养护、运输等环节以及各环节的衔接上，稍有疏漏都会导致产生严重的质量问题，必须采用最细致的制度、最先进的技术和最严格的标准进行管理。

药品冷链是指有冷藏、冷冻储存要求等温度敏感性药品从生产企业成品库到使用前的整个储存、流通过程中都必须处于规定的温度环境（控温系统）下以保证药品质量的特殊供应链管理系统。它涉及药品的低温生产、低温运输与配送、低温储存、低温销售四个环节，其核心是使有冷藏、冷冻储存要求等温度敏感性药品时刻处于特定温度环境中，不能产生"断链"现象。

GSP附录《冷藏、冷冻药品的储存与运输管》共13条，是我国药品流通过程中第一个全面、系统、全供应链实施质量控制的管理标准，对冷链药品的物流过程做出了具体规定，对冷链药品的设施设备配置、人员条件、制度建设、质量追溯提出了具体的工作要求，明确了冷库、冷藏车及冷藏箱的技术指标，细化了操作规程，强调了人员培训，是药品经营企业开展冷链药品储存、运输管理的基本准则和操作标准。

任务五　陈列与零售药品

任务情境

小张大专毕业于药学专业，刚应聘到王某的药店作营业员，主要承担药品的陈列与销售等工作。小张怎样才能做好这项工作呢？

一、基础知识

陈列与零售药品是以药品为主题，利用各种药品固有的形状、色彩、性能，通过科学分类和艺术造型来突出重点，反映特色，易引起顾客的注意，提高顾客对药品的兴趣，从而最大限度地引起顾客的购买欲望，最终达到提升销售的目的。

二、相关法律法规条款

（一）《药品管理法》

第十九条　药品经营企业销售药品必须准确无误，并正确说明用法、用量和注意事项；调配处方必须经过核对，对处方所列药品不得擅自更改或者代用。对有配伍禁忌或者超剂量的处方，应当拒绝调配；必要时，经处方医师更正或者重新签字，方可调配。

药品经营企业销售中药材，必须标明产地。

（二）《药品经营质量管理规范》

第一百六十四条　药品的陈列应当符合以下要求：

（一）按剂型、用途以及储存要求分类陈列，并设置醒目标志，类别标签字迹清晰、放置准确；

（二）药品放置于货架（柜），摆放整齐有序，避免阳光直射；

（三）处方药、非处方药分区陈列，并有处方药、非处方药专用标识；

（四）处方药不得采用开架自选的方式陈列和销售；

（五）外用药与其他药品分开摆放；

（六）拆零销售的药品集中存放于拆零专柜或者专区；

（七）第二类精神药品、毒性中药品种和罂粟壳不得陈列；

（八）冷藏药品放置在冷藏设备中，按规定对温度进行监测和记录，并保证存放温度符合要求；

（九）中药饮片柜斗谱的书写应当正名正字；装斗前应当复核，防止错斗、串斗；应当定期清斗，防止饮片生虫、发霉、变质；不同批号的饮片装斗前应当清斗并记录；

（十）经营非药品应当设置专区，与药品区域明显隔离，并有醒目标志。

第一百七十条　销售药品应当符合以下要求：

（一）处方经执业药师审核后方可调配；对处方所列药品不得擅自更改或者代用，对有配伍禁忌或者超剂量的处方，应当拒绝调配，但经处方医师更正或者重新签字确认的，可以调配；调配处方后经过核对方可销售；

（二）处方审核、调配、核对人员应当在处方上签字或者盖章，并按照有关规定保存处方或者其复印件；

（三）销售近效期药品应当向顾客告知有效期；

（四）销售中药饮片做到计量准确，并告知煎服方法及注意事项；提供中药饮片代煎服务，应当符合国家有关规定。

第一百七十二条　药品拆零销售应当符合以下要求：

（一）负责拆零销售的人员经过专门培训；

（二）拆零的工作台及工具保持清洁、卫生，防止交叉污染；

（三）做好拆零销售记录，内容包括拆零起始日期、药品的通用名称、规格、批号、生产厂商、有效期、销售数量、销售日期、分拆及复核人员等；

（四）拆零销售应当使用洁净、卫生的包装，包装上注明药品名称、规格、数量、用法、用量、批号、有效期以及药店名称等内容；

（五）提供药品说明书原件或者复印件；

（六）拆零销售期间，保留原包装和说明书。

（三）《药品流通监督管理办法》

第十八条　药品零售企业应当按照国家食品药品监督管理局药品分类管理规定的要求，凭处方销售处方药。

经营处方药和甲类非处方药的药品零售企业，执业药师或者其他依法经资格认定的药学技术人员不在岗时，应当挂牌告知，并停止销售处方药和甲类非处方药。

第二十条 药品生产、经营企业不得以搭售、买药品赠药品、买商品赠药品等方式向公众赠送处方药或者甲类非处方药。

第二十一条 药品生产、经营企业不得采用邮售、互联网交易等方式直接向公众销售处方药。

三、任务实施

（一）明确目标

陈列与零售药品是药品经营的最后环节，也是药品经营企业实现利润的环节。药品货源充足，陈列丰满、合理、美观、易取，可以刺激顾客的购买欲望，从而提高药品的销售，同时提高药店的利润。因此，陈列与零售药品在药品经营中起着关键的作用。

（二）办理资料

1. 基本条件

（1）营业场所：企业的营业场所应当与其药品经营范围、经营规模相适应。企业的营业场所应当与药品储存、办公、生活辅助及其他区域分开。营业场所应当具有相应设施或者采取其他有效措施，避免药品受室外环境的影响，并做到宽敞、明亮、整洁、卫生。

（2）基本设施：企业营业场所应当有货架和柜台，应当有监测、调控温度的设备。经营中药饮片的，有存放饮片和处方调配的设备。经营冷藏药品的，有专用冷藏设备。经营第二类精神药品、毒性中药品种和罂粟壳的，有符合安全规定的专用存放设备。提供药品拆零服务的，有销售所需的调配工具、包装用品。

企业应当建立能够符合经营和质量管理要求的计算机系统，并满足药品电子监管的实施条件。

企业设置库房的，应当做到库房内墙、顶光洁，地面平整，门窗结构严密；有可靠的安全防护、防盗等措施。应当有药品与地面之间有效隔离的设备。应当有避光、通风、防潮、防虫、防鼠等设备。应当有有效监测和调控温湿度的设备。应当有符合储存作业要求的照明设备。应当有验收专用场所。应当有不合格药品专用存放场所。经营冷藏药品的，应当有与其经营品种及经营规模相适应的专用设备。经营特殊管理的药品应当有符合国家规定的储存设施。储存中药饮片应当设立专用库房。企业应当按照国家有关规定，对计量器具、温湿度监测设备等定期进行校准或者检定。

2. 药品零售质量管理制度

以某药店营业场所药品陈列及检查操作规程文件为例来说明药品陈列的基本制度。

（1）目的：通过制定营业场所的药品陈列及检查操作规程，有效控制营业场所的药品陈列及检查符合质量规定的要求。

（2）依据：《药品管理法》《药品经营质量管理规范》。

（3）适用范围：适用营业场所的药品陈列及检查全过程。

（4）责任者：门店养护人员及门店营业员。

（5）内容

①药品陈列

a. 质量管理员按照药品剂型、用途以及储存要求分类陈列；设置醒目标志，类别标签要求字迹清晰、放置准确；药品陈列于销售区域柜台或货架上，摆放整齐有序，避免阳光直射。

b. 药品分类要求：处方药、非处方药分区陈列，并有处方药、非处方药专用标识；处方药不得采用开架自选的方式陈列和销售；外用药设置外用药品专柜；拆零销售的药品集中存放于拆零专柜；特殊管理的药品和国家有专门管理要求的药品不得陈列，按有关要求专人负责；冷藏药品放置在冷藏设备中，按规定对温度进行监测和记录，并保证存放温度符合要求；中药饮片柜斗谱书写正名正字；装斗前认真复核，防止错斗、串斗；定期清斗，防止饮片生虫、发霉、变质；不同批号的饮片装斗前必须清斗并填写清斗记录；非药品在专区陈列，与药品区域明显隔离，并有醒目标志。

②陈列药品检查方法

a. 药品养护员依据陈列药品的流动情况，制定养护检查计划，对陈列药品每一个月检查一次，并认真填写"陈列药品检查记录"。

b. 药品养护：药品养护员在质量养护检查中，依据陈列药品的外观质量变化情况，抽样进行外观质量的检查；抽样的药品依照"药品外观质量检查要点"，按照药品剂型逐一检查，检查合格的药品填写好"陈列药品检查记录"可继续上架销售；质量有问题或有疑问的品种要立即下柜停止销售，并详细记录，同时上报质量管理员进行复查。

c. 中药饮片养护：中药饮片要按其特性分类存放，药斗要做到一货一斗，不得错斗、串斗；新进饮片装斗前要填写"清斗记录"，按要求真实、准确记录相关项目；养护员每月检查药斗内饮片质量，防止发生生虫、霉变、走油、结串、串药等现象；夏防季节，对易变质饮片要每天检查；如有变化要及时采取相应的养护措施，并如实填写"中药饮片检查记录"。

d. 药品效期管理：药品养护员根据每月对陈列药品的检查，填报"近效期药品催售表"；一式三份，质量负责人、养护员各一份，柜组一份，质量负责人督促营业员按照"先进先出、近期先出"的原则进行销售；养护员每月对近效期商品进行核查，在"近效期药品催销表"上如实记录已售、退货结论。

（三）实施程序

陈列与零售药品是药品经营的关键环节，店堂内陈列药品的质量和包装应符合规定，零售药品应严格遵守有关法律、法规和制度。

1. 陈列药品

陈列药品指药店为了最大限度地方便消费者购买药品，提高营业额和利润水平，利用门店的有限资源，合理规划店内总体布局、货架摆放顺序、药品摆放位置和堆码方式，创造便于顾客购物的环境。

（1）陈列原则

①易见易取原则。商品正面面向顾客，不被其他商品挡住视线；货架最底层不易看到的商品要倾斜陈列或前进陈列；货架最上层不易陈列过高、过重和易碎的商品等。在进门立即看到的位置，应该陈列包装盒漂亮的，有视觉冲击力的商品。

②满陈列原则。满陈列就是把商品在货架上陈列得丰满些，要有量感，俗话说："货卖堆山"。

③先进先出原则。每次将上架商品放在原有商品的后排或把近效期商品放在前排以便于销售。

④同一品牌垂直陈列原则。垂直陈列指将同一品牌的商品，沿上下垂直方向陈列在不同高度的货架层位上。

（2）陈列的方法

①分类陈列。根据药品的功能、剂型、特点和产地进行分类，向顾客展示的陈列方法。如药品按功能与主治分类，可大致分为抗菌消炎药（成人用药和儿童用药可以放在一起）、消化系统用药、呼吸系统用药、泌尿系统用药、妇科用药、儿科用药等，按照上述类别设置柜台进行陈列，便于药品的查找和销售。

②集中陈列。此为药店最常采用的方式，也是药店陈列布局的基础，就是把同一类商品集中陈列于一个地方的陈列方法，特别适合销售频率较快的商品。

③整齐陈列。将商品整齐排列，堆积起来一种非常简洁的陈列方法。使顾客感觉到该商品数量上是非常充足的。

④岛式陈列。是指在药店的入口处、中部或底部设置形状特殊的陈列台，在陈列台上陈列商品的方式。岛式陈列的商品一般为特价品、新产品、促销产品等，其高度不能超过消费者的肩部，否则会影响视野。

⑤关联陈列。将不同种类但可以相互补充的商品陈列在一起，或相邻近。运用药品之间的互补性，可以使顾客在购买药品后，顺便购买旁边的药品。

（3）陈列的要求

药品的陈列应当符合以下要求：①按剂型、用途以及储存要求分类陈列，并设置醒目标志，类别标签字迹清晰、放置准确；②药品放置于货架（柜），摆放整齐有序，避免阳光直射；③处方药、非处方药分区陈列，并有处方药、非处方药专用标识；④处方药不得采用开架自选的方式陈列和销售；⑤外用药与其他药品分开摆放；⑥拆零销售的药品集中存放于拆零专柜或者专区；⑦第二类精神药品、毒性中药品种和罂粟壳不得陈列；⑧冷藏药品放置在冷藏设备中，按规定对温度进行监测和记录，并保证存放温度符合要求；⑨中药饮片柜斗谱的书写应当正名正字；装斗前应当复核，防止错斗、串斗；应当定期清斗，防止饮片生虫、发霉、变质；不同批号的饮片装斗前应当清斗并记录；⑩经营非药品应当设置专区，与药品区域明显隔离，并有醒目标志。

2. 零售药品

零售药品是将药品和服务直接销售给最终消费者，从而实现药品和服务价值的过程。药品经营企业销售药品必须准确无误，并正确说明用法、用量和注意事项等。

（1）零售药品过程

①接待顾客。接近顾客是店员销售的关键性阶段。接近顾客看起来是很简单的事情，但实际上很复杂，比如顾客的心理、接待语言、营业因素等都会影响店员接待顾客。

②确认顾客的需要。店员通过向顾客询问和倾听顾客对疾病症状的描述确认顾客的需要，从而发现适合顾客需要的药品。

③介绍药品。店员向顾客介绍药品，以影响顾客做出购买决定。可通过介绍药品提供的核心利益和演示药品使顾客较快地进入购买决定过程。

④解答顾客疑问。店员介绍、演示药品之后，顾客可能还会提出一些问题。店员可通过正面解决、间接否定、迂回说服、清晰地介绍等方法简明、清晰地介绍药品和回答顾客问题，有利于防止顾客产生疑问。

⑤完成销售。完成销售是指药品销售过程进入成交阶段。完成销售关键的因素就是时机问题，即什么时候结束销售。店员经直接、假定成交、强调利益等方法促进药品销售的结束。

⑥建立售后关系。店员与顾客的关系并不是随一次销售或购买结束而结束。顾客在某次购买感到非常满意，会再次回到这个药店，甚至到接待过他的那个店员处购买药品。店员便与顾客建立了长期的销售－购买关系。

（2）零售药品注意事项

企业应当在营业场所的显著位置悬挂《药品经营许可证》《营业执照》、执业药师注册证等。

营业人员应当佩戴有照片、姓名、岗位等内容的工作牌，是执业药师和药学技术人员的，工作牌还应当标明执业资格或者药学专业技术职称。在岗执业的执业药师应当挂牌明示。

销售特殊管理的药品和国家有专门管理要求的药品，应当严格执行国家有关规定。

药品广告宣传应当严格执行国家有关广告管理的规定。

非本企业在职人员不得在营业场所内从事药品销售相关活动。

对实施电子监管的药品，在售出时，应当进行扫码和数据上传。

处方药不应采用开架自选的销售方式。

非处方药可不凭处方出售。但如顾客要求，执业药师或药师应负责对药品的购买和使用进行指导。

药品销售不得采用有奖销售、附赠药品或礼品销售等方式。

3. 相关要求

（1）销售药品应当符合以下要求：处方经执业药师审核后方可调配；对处方所列药品不得擅自更改或者代用，对有配伍禁忌或者超剂量的处方，应当拒绝调配，但经处方医师更正或者重新签字确认的，可以调配；调配处方后经过核对方可销售。

处方审核、调配、核对人员应当在处方上签字或者盖章，并按照有关规定保存处方或者其复印件。

销售近效期药品应当向顾客告知有效期。

销售中药饮片做到计量准确，并告知煎服方法及注意事项；提供中药饮片代煎服务，应当符合国家有关规定。

（2）**药品拆零销售应当符合以下要求**：负责拆零销售的人员经过专门培训。

拆零的工作台及工具保持清洁、卫生，防止交叉污染。

做好拆零销售记录，内容包括拆零起始日期，药品的通用名称、规格、批号、生产厂商、有效期、销售数量、销售日期、分拆及复核人员等。

拆零销售应当使用洁净、卫生的包装，包装上注明药品名称、规格、数量、用法、用量、批号、有效期以及药店名称等内容。

提供药品说明书原件或者复印件。

拆零销售期间，保留原包装和说明书。

四、知识拓展

（一）药店营业员岗位职责管理文件

1. 目的　规范企业的销售，保证销售的服务质量和销售药品的质量。

2. 依据　《药品经营质量管理规范》。

3. 适用范围　适用于企业的营业员。

4. 责任　企业营业员对本职责的实施负责。

5. 工作内容

（1）严格遵守企业纪律、规章制度，执行相关质量管理制度及程序。

（2）每日做好当班责任区内的清洁卫生、陈列、整理、定价、调价、养护、退库、效期跟踪等作业。

（3）保证仪容、仪表符合企业规定，对顾客礼貌招呼，热情微笑服务，文明用语。

（4）掌握并不断提高服务技巧、销售技能，不断熟悉药品知识，及时掌握新品种的药学内容，销售药品做到准确无误，并且正确说明用法、用量和注意事项，务必提醒顾客要认证阅读说明书，不得夸大宣传和欺骗顾客。

（5）做好药品的防盗和防止药品变质的工作。

（6）负责协助进行经营场所的气氛营造，装饰物的悬挂等。

（7）做好每班的贵重药品的交接班工作。

（8）协助搞好企业经营场所的设备维护、设施维护保养。

（二）处方审核员岗位职责管理文件

1. 目的　为规范处方审核人员的行为，保证处方药销售的合法性。

2. 依据　《药品经营质量管理规范》。

3. 适用范围　适用于处方审核人员。

4. 责任　处方审核人员对本职责的实施负责。

5. 工作内容

（1）负责药品处方内容的审查及所调配药品的审核并签字。

（2）负责执行药品分类管理制度，严格凭处方销售处方药。

（3）对有配伍禁忌或超剂量的处方，应当拒绝调配、销售。

（4）指导营业员正确、合理摆放及陈列药品，防止出现错药、混药及其他质量问题。

（5）营业时间必须在岗，并佩戴标明姓名、执业药师职称等内容的胸卡，不得擅离职守。

（6）为顾客提供用药咨询服务，指导顾客安全、合理用药。

（7）对销售过程中发现的质量问题，应及时上报质量管理部门。

（8）对顾客反映的药品质量问题，应认真对待、详细记录、及时处理。

（三）国家有专门管理要求的药品销售操作规程

1. 目的　通过制定实施国家有专门管理要求的药品销售操作规程，有效控制国家有专门管理要求的药品销售符合质量规定的要求。

2. 依据　《药品管理法》《药品经营质量管理规范》。

3. 适用范围　适用国家有专门管理要求的药品销售操作的全过程。

4. 责任者　门店在册上岗人员。

5. 内容

（1）国家有特殊管理要求的药品有《蛋白同化制剂、肽类激素》胰岛素类品种、《含特殊药品复方制剂》，包括含麻黄碱类复方制剂、含可待因复方口服溶液、复方地芬诺酯片和复方甘草片。销售人员在销售该类药品时，处方药要严格按照处方药销售制度规定条款销售，非处方药一次销售不得超过5个最小包装。

（2）销售含麻黄碱类复方制剂，查验购买者的身份证并登记。除处方药按处方剂量销售外，一次销售不得超过2个最小包装。

相关案例

【案情简介】一位女青年因为个人问题一时想不开，欲服安眠药自杀。在药店她提出要购买5瓶安定（地西泮），药店营业员不但未向她索要处方，竟然还建议，由于零钱找不开，买六瓶算了。女青年回家服药自杀，幸亏被家人及时发现，送医院抢救捡回一条命。

【问题探讨】

1. 该药店对以上事件的发生是否有责任？

2. 该零售药店营业员违反了什么规定？应受到什么处罚？

【处罚结果】

药店营业员违反了《药品经营质量管理规范》第一百七十三条销售特殊管理的药品和国家有专门管理要求的药品，应当严格执行国家有关规定。

依照《药品流通监督管理办法》第三十八条的规定，判决如下：

1. 该药店对该事件有责任。

2. 责令限期改正，给予警告，并没收违法所得；逾期不改正的，责令停业，并处 1000 元以下的罚款；情节严重的取消资格。

【案例分析】案例中提到的安定（地西泮）属于第二类精神药品，属于特殊管理的药品，同时也属于处方药。《药品经营质量管理规范》第一百七十三条销售特殊管理的药品和国家有专门管理要求的药品，应当严格执行国家有关规定。该药店营业员严重违反了此项规定。

同步测试

（一）名词解释

首营企业　首营品种　药品零售企业

（二）A 型题（最佳选择题）

1. 受理审批药品批发企业的部门是

    A. 国家（食品）药品监督管理部门　　B. 省级（食品）药品监督管理部门

    C. 市级（食品）药品监督管理部门　　D. 市级工商行政管理部门

    E. 县级（食品）药品监督管理部门

2. 《药品经营许可证》有效期为

    A. 1 年　　　　B. 2 年　　　　C. 3 年　　　　D. 5 年　　　　E. 10 年

3. 2012 年版《药品经营质量管理规范》的实施日期是

    A. 2012 年 6 月 1 日　　　　　　　B. 2012 年 7 月 1 日

    C. 2012 年 12 月 1 日　　　　　　D. 2013 年 6 月 1 日

    E. 2013 年 7 月 1 日

4. 受理审批药品零售企业的部门是

    A. 国家（食品）药品监督管理部门　　B. 省级（食品）药品监督管理部门

    C. 市级（食品）药品监督管理部门　　D. 市级工商行政管理部门

    E. 县级（食品）药品监督管理部门

5. 新开办药品批发和零售企业，应当自取得《药品经营许可证》之日起多少日内，向药品监督管理部门申请 GSP 认证

    A. 10 日　　　　B. 20 日　　　　C. 30 日　　　　D. 60 日　　　　E. 90 日

6. 批发企业采购药品，对于应当核实、留存供货单位销售人员相关资料说法错误的是

    A. 加盖供货单位公章原印章的销售人员身份证复印件

    B. 加盖供货单位公章原印章和法定代表人印章或者签名的授权书复印件

    C. 授权书应当载明被授权人姓名、身份证号码，以及授权销售的品种、地域、期限

D. 供货单位相关资料

E. 供货品种相关资料

7. 药品仓库的相对湿度应控制在

A. 45% ~75%　　　　B. 35% ~75%　　　　C. 35% ~60%

D. 40% ~75%　　　　E. 35% ~65%

8. 药品按批号堆码，不同批号的药品不得混垛，垛间距不小于

A. 5 厘米　　B. 10 厘米　　C. 15 厘米　　D. 20 厘米　　E. 25 厘米

9. 关于零售企业药品陈列说法错误的是

A. 处方药、非处方药分区陈列，并有处方药、非处方药专用标识

B. 处方药不得采用开架自选的方式陈列和销售

C. 外用药与其他药品分开摆放

D. 拆零销售的药品集中存放于拆零专柜或者专区

E. 第二类精神药品、毒性中药品种和罂粟壳专区陈列

（三）B 型题（配伍选择题）

A. 黄色　　　B. 黑色　　　C. 白色　　　D. 绿色　　　E. 红色

10. GSP 规定药品合格品库的色标为

11. GSP 规定药品不合格品库的色标为

12. GSP 规定药品待验收库的色标为

（四）X 型题（多项选择题）

13. 批发企业药品的采购活动应当符合的要求

A. 确定供货单位的合法资格

B. 确定所购入药品的合法性

C. 核实供货单位销售人员的合法资格

D. 与供货单位签订质量保证协议

E. 采购中涉及的首营企业、首营品种，应由采购部门负责人的审核批准

（五）思考题

14. 开办药品零售企业的条件有哪些？

15. 药品储存养护中发现质量问题应该如何处理？

技能训练

1. 实训项目　了解 GSP 认证。

2. 实训目的　了解《药品经营质量管理规范》对药品零售企业的具体要求，熟悉药品零售企业 GSP 的认证程序。

3. 实训要求　参观离学校较近的一家药品零售企业，重点参观了解企业《药品经营许可证》《营业执照》，《GSP 认证证书》的申办、使用和管理情况；药学技术人员的配备和管理情况；规章制度制定执行情况；药品采购、验收、储存、陈列、销售、售后

管理等情况；企业设施设备配备使用情况。参观学习结束后，与企业管理人员座谈交流。然后每5人为一组，以小组为单位，对参观过的药品零售企业进行GSP模拟认证。

（1）填写《药品经营质量管理规范认证申请书》。

（2）准备申报材料（相关表格从国家食品药品监督管理总局的网站下载）

（3）组织学生进行角色扮演，2人作为企业申报人员，3人作为检查人员，模拟进行初审及GSP认证。

4. 实训内容 填写《药品经营质量管理规范认证申请书》及相关申请表，准备申报材料，对材料模拟初审和现场检查。

5. 实训评价

（1）《药品经营质量管理规范认证申请书》及相关申请表填写情况。

（2）申报材料准备情况及角色扮演情况。

项目六　医疗机构药事管理

学习与教学目标

【学习目标】

知识目标：掌握医疗机构调剂业务程序及处方管理的相关规定；熟悉药品不良反应报告的具体要求；了解医疗机构制剂管理制度，能正确认识分析、解决医院药学实际工作中遇到的问题。

技能目标：从医疗机构药学实践的角度，理解医疗机构药事管理的相关规定。能综合运用处方管理有关规定，进行处方形式审核和适宜性审核并完成调剂业务；能按正确程序注册医疗机构制剂；会正确填写药品不良反应/事件报告表等资料，能初步结合临床和药物治疗，开展临床药物监测工作。

【教学目标】

通过对我国医疗机构药事管理项目的教学，使学生重点掌握调剂业务、处方管理及药品不良反应报告和监测制度的相关知识，了解医疗机构制剂注册程序，初步培养学生医疗机构药学工作的基本职业技能。

【重点难点】

该教学项目中学习的重点在于调剂业务流程、处方管理及药品不良反应报告的相关知识。难点主要包括药品不良反应/事件报告表的填写、医疗机构制剂注册程序和申报资料的准备。

医疗机构药事管理（institutional pharmacy administration）是指医疗机构以病人为中心，以临床药学为基础，对临床用药全过程进行有效的组织实施与管理，促进临床科学、合理用药的药学技术服务和相关的药品管理工作（《医疗机构药事管理规定》第二条）。涉及医院药品供应的管理（包括药品采购、储存保管、配方发药等），药品的生产配制管理（包括普通制剂、灭菌制剂、静脉药物配制等），药品质量管理，合理用药与药学科研管理（包括临床药学与药学服务、药品不良反应监测与报告、药物临床试验等）。也包含了医疗机构药事的组织管理、制度管理、经济管理、信息管理及继续教育管理等内容。医疗机构药事管理以促进药物合理应用、保障公众健康为目的，具有专业性、实践性和服务性的特点。

任务一　调　剂　处　方

调剂处方是医疗机构药事活动的重要环节，是医疗机构药学部（药剂科）的常规工作之一，涉及药品调剂、咨询服务、用药指导、药学服务等多方面内容。通过调剂工作，药师直接面向患者和临床，为其提供服务。正确的处方审核、调配、复核和发药并提供用药指导是对药物治疗最基础的保证，是药师所有工作中最重要的内容。

任务情境

小王为某医疗机构门诊药房的药师，他的工作内容主要是调剂处方、发药，那么调剂工作的流程和内容是什么？执行要点有哪些？

一、基础知识

（一）处方

处方，是指由注册的执业医师和执业助理医师在诊疗活动中为患者开具的、由取得药学专业技术职务任职资格的药学专业技术人员（即药师）审核、调配、核对，并作为患者用药凭证的医疗文书。处方包括医疗机构病区用药医嘱单。

（二）处方调剂

调剂（dispensing），又称处方调配，指接受处方到交付药品的全过程。包括收方（从患者处接受医生的处方，或从病区医护人员处接受处方或请领单）；审查处方；调配药剂或取出药品；核对处方与药剂、药品；将药剂发给病人（或病房护士）并进行交代和答复询问的全过程。

医疗机构药学部（药剂科）的调剂工作一般分为门（急）诊调剂、住院药房调剂和中药配方三种。

二、相关法律法规依据

（一）《药品管理法》

第二十二条　医疗机构必须配备依法经过资格认定的药学技术人员。非药学技术人员不得直接从事药剂技术工作。

第二十七条　医疗机构的药剂人员调配处方，必须经过核对，对处方所列药品不得擅自更改或者代用。对有配伍禁忌或者超剂量的处方，应当拒绝调配；必要时，经处方医师更正或者重新签字，方可调配。

（二）《药品管理法实施条例》

第二十五条　医疗机构审核和调配处方的药剂人员必须是依法经资格认定的药学技

术人员。

第二十七条 医疗机构向患者提供的药品应当与诊疗范围相适应，并凭执业医师或者执业助理医师的处方调配。

计划生育技术服务机构采购和向患者提供药品，其范围应当与经批准的服务范围相一致，并凭执业医师或者执业助理医师的处方调配。

个人设置的门诊部、诊所等医疗机构不得配备常用药品和急救药品以外的其他药品。常用药品和急救药品的范围和品种，由所在地的省、自治区、直辖市人民政府卫生行政部门会同同级人民政府药品监督管理部门规定。

（三）《医疗机构药事管理规定》

（卫医政发〔2011〕11 号，2011 年 1 月 30 日发布，2011 年 3 月 1 日起施行）

第二十八条 药学专业技术人员应当严格按照《药品管理法》《处方管理办法》、药品调剂质量管理规范等法律、法规、规章制度和技术操作规程，认真审核处方或者用药医嘱，经适宜性审核后调剂配发药品。发出药品时应当告知患者用法用量和注意事项，指导患者合理用药。

为保障患者用药安全，除药品质量原因外，药品一经发出，不得退换。

第二十九条 医疗机构门急诊药品调剂室应当实行大窗口或者柜台式发药。住院（病房）药品调剂室对注射剂按日剂量配发，对口服制剂药品实行单剂量调剂配发。

肠外营养液、危害药品静脉用药应当实行集中调配供应。

（四）《处方管理办法》

（卫生部第 53 号令，2007 年 2 月 14 日颁布，2007 年 5 月 1 日起施行）

第二十九条 取得药学专业技术职务任职资格的人员方可从事处方调剂工作。

第三十条 药师在执业的医疗机构取得处方调剂资格。药师签名或者专用签章式样应当在本机构留样备查。

第三十一条 具有药师以上专业技术职务任职资格的人员负责处方审核、评估、核对、发药以及安全用药指导；药士从事处方调配工作。

第三十二条 药师应当凭医师处方调剂处方药品，非经医师处方不得调剂。

第三十三条 药师应当按照操作规程调剂处方药品：认真审核处方，准确调配药品，正确书写药袋或粘贴标签，注明患者姓名和药品名称、用法、用量、包装；向患者交付药品时，按照药品说明书或者处方用法，进行用药交待与指导，包括每种药品的用法、用量、注意事项等。

第三十四条 药师应当认真逐项检查处方前记、正文和后记书写是否清晰、完整，并确认处方的合法性。

第三十六条 药师经处方审核后，认为存在用药不适宜时，应当告知处方医师，请其确认或者重新开具处方。

药师发现严重不合理用药或者用药错误，应当拒绝调剂，及时告知处方医师，并应当记录，按照有关规定报告。

第三十七条　药师调剂处方时必须做到"四查十对"：查处方，对科别、姓名、年龄；查药品，对药名、剂型、规格、数量；查配伍禁忌，对药品性状、用法用量；查用药合理性，对临床诊断。

第三十八条　药师在完成处方调剂后，应当在处方上签名或者加盖专用签章。

第三十九条　药师应当对麻醉药品和第一类精神药品处方，按年月日逐日编制顺序号。

第四十条　药师对于不规范处方或者不能判定其合法性的处方，不得调剂。

三、任务实施

（一）明确目标

掌握门诊药房处方调剂流程和工作内容，明确调剂业务的执行要点，学会初步判断处方合理性，并进行患者用药指导。

（二）处方的基本要求

处方是调剂业务中最重要的医疗文书，是药师为病人调配和发放药品的重要凭证，具有法律、技术和经济责任。因此处方格式内容的合规性和合理性，是调剂审方的核心。

1. 处方权限

（1）经注册的执业医师在执业地点取得相应的处方权。经注册的执业助理医师在医疗机构开具的处方，应当经所在执业地点执业医师签名或加盖专用签章后方有效。

（2）经注册的执业助理医师在乡、民族乡、镇、村的医疗机构独立从事一般的执业活动，可以在注册的执业地点取得相应的处方权。

（3）医师应当在注册的医疗机构签名留样或者专用签章备案后，方可开具处方。

（4）医疗机构应当按照有关规定，对本机构执业医师和药师进行麻醉药品和精神药品使用知识和规范化管理的培训。执业医师经考核合格后取得麻醉药品和第一类精神药品的处方权，药师经考核合格后取得麻醉药品和第一类精神药品调剂资格。医师取得麻醉药品和第一类精神药品处方权后，方可在本机构开具麻醉药品和第一类精神药品处方，但不得为自己开具该类药品处方。

（5）试用期人员开具处方，应当经所在医疗机构有处方权的执业医师审核，并签名或加盖专用签章后方有效。

（6）进修医师由接收进修的医疗机构对其胜任本专业工作的实际情况进行认定后授予相应的处方权。

2. 处方格式

处方标准由卫计委统一规定，处方格式由省、自治区、直辖市卫生行政部门统一制定，处方由医疗机构按照规定的标准和格式印制。

（1）处方内容：处方由前记、正文和后记三个部分组成。

①前记：包括医疗机构名称、费别、患者姓名、性别、年龄、门诊或住院病历号，科别或病区和床位号、临床诊断、开具日期等。可添列特殊要求的项目。麻醉药品和第一类精神药品处方还应当包括患者身份证明号，代办人姓名、身份证明号。处方前记必须认真填写，供药师在审核处方及调配药物时参考。

②正文：以 Rp 或 R（拉丁文 Recipe "请取" 的缩写）标示，分列药品名称、剂型、规格、数量、用法用量。正文是处方的核心部分，医师开具处方应当使用经药品监督管理部门批准并公布的药品通用名称、新活性化合物的专利药品名称、复方制剂药品名称；开具院内制剂处方时应当使用经省级卫生行政部门审核、药品监督管理部门批准的名称。不可随意使用自编代号、简写或者缩写药名，以免调配错误。药品剂量单位也应按法定要求书写。

③后记：医师签名或者加盖专用签章，药品金额以及审核、调配，核对、发药药师签名或者加盖专用签章。

医师利用计算机开具、传递普通处方时，应当同时打印出纸质处方，其格式与手写处方一致；打印的纸质处方经签名或者加盖签章后有效。

（2）处方颜色

①普通处方的印刷用纸为白色。

②急诊处方印刷用纸为淡黄色，右上角标注 "急诊"。

③儿科处方印刷用纸为淡绿色，右上角标注 "儿科"。

④麻醉药品和第一类精神药品处方印刷用纸为淡红色，右上角标注 "麻、精一"。

⑤第二类精神药品处方印刷用纸为白色，右上角标注 "精二"。

普通处方样式如图 7 – 1。

×××医院处方笺

费别	□公费　□自费　□农合 □医保　□其他医疗证号：	处方编号：

姓名：　　　性别：□男□女　年龄：岁　门诊/住院病历号：　　科别（病区/床位号）

临床诊断：　　　　　　　　　　　开具日期：　　年　　月　　日

住址/电话：

Rp

　（此处方为白底黑字）

医师：　　　　　　　　　　　药品金额：

审核药师：　　　　　　　　　调配药师/士：核对、发药药师：

图 7 – 1　普通处方样式图

3. 处方书写规则

（1）患者一般情况、临床诊断填写清晰、完整，并与病历记载相一致。

（2）每张处方限于一名患者的用药。

（3）字迹清楚，不得涂改；如需修改，应当在修改处签名并注明修改日期。

（4）药品名称应当使用规范的中文名称书写，没有中文名称的可以使用规范的英文名称书写；医疗机构或者医师、药师不得自行编制药品缩写名称或者使用代号；书写药品名称、剂量、规格、用法、用量要准确规范，药品用法可用规范的中文、英文、拉丁文或者缩写体书写，但不得使用"遵医嘱""自用"等含糊不清字句。

（5）患者年龄应当填写实足年龄，新生儿、婴幼儿写日、月龄，必要时要注明体重。

（6）西药和中成药可以分别开具处方，也可以开具一张处方，中药饮片应当单独开具处方。

（7）开具西药、中成药处方，每一种药品应当另起一行，每张处方不得超过5种药品。

（8）中药饮片处方的书写，一般应当按照"君、臣、佐、使"的顺序排列；调剂、煎煮的特殊要求注明在药品右上方，并加括号，如布包、先煎、后下等；对饮片的产地、炮制有特殊要求的，应当在药品名称之前写明。

（9）药品用法用量应当按照药品说明书规定的常规用法用量使用，特殊情况需要超剂量使用时，应当注明原因并再次签名。

（10）除特殊情况外，应当注明临床诊断。

（11）开具处方后的空白处划一斜线以示处方完毕。

（12）处方医师的签名式样和专用签章应当与院内药学部门留样备查的式样相一致，不得任意改动，否则应当重新登记留样备案。

（13）药品剂量与数量用阿拉伯数字书写。剂量应当使用法定剂量单位：重量以克（g）、毫克（mg）、微克（μg）、纳克（ng）为单位；容量以升（L）、毫升（mL）为单位；国际单位（IU）、单位（U）；中药饮片以克（g）为单位。片剂、丸剂、胶囊剂、颗粒剂分别以片、丸、粒、袋为单位；溶液剂以支、瓶为单位；软膏及乳膏剂以支、盒为单位；注射剂以支、瓶为单位，应当注明含量；中药饮片以剂为单位。

4. 处方常见外文缩写

医师在书写处方正文时，经常采用拉丁文缩写或者英文缩写表示药物剂量、次数、服用时间等。药师应掌握处方中常用的外文缩写，并理解其含义。

处方中常见的外文缩写及含义见表7-1。

表7-1　处方中常见的外文缩写及含义

拉丁文缩写词（全称）	中文	拉丁文缩写词（全称）	中文
用药时间			
a. c.（antecibos）	饭前	s. i. d.（semel in die）	一日一次
i. c.（intercibos）	饭间	b. i. d.（bis in die）	一日二次
p. c.（postcibos）	饭后	t. i. d.（ter in die）	一日三次
q. d.（quaque die）	每天	q. m.（quaque mane）	每晨

续表

拉丁文缩写词（全文）	中文	拉丁文缩写词（全文）	中文
q. h.（quaque hora）	每小时	q. n.（quaque nocte）	每晚
q. 6h.（quaque 6 hora）	每 6 小时	a. d.（ante decubitum）	睡前
用法			
deg.（deglutio）	吞服	Ad us. int.（Ad usum internum）	内服
c. t.（cutis testis）	皮试	pr. dos.（pro dosi）	一次量，顿服
i. h.（injectio hypodermica）	皮下注射	pr. ocul.（pro oculis）	眼用
i. d.（injectio intradermica）	皮内注射	pr. aur.（pro auribus）	耳用
i. m.（injection muscularis）	肌内注射	pr. inf.（pro infantibus）	婴儿用
i. v.（injectio venosa）	静脉注射	pr. nar.（pro maribus）	鼻用
i. v. gtt.（injectio venosa guttatim）	静脉滴注	p. rect.（per rectum）	灌肠
p. o.（per os）	口服	Ad us. ext.（ad usum externum）	外用
常用剂型名			
Caps.（Capsulae）	胶囊剂	Neb.（Nebula）	喷雾剂
Dec.（Decoctum）	煎剂	Ocul.（Oculentum）	眼膏剂
Emul.（Emulsio）	乳剂	Pil.（Pilulae）	丸剂
Inj.（Injectio）	注射剂	Tab.（Tabellae）	片剂
Syr.（Syrupus）	糖浆剂	Ung.（Unguentum）	软膏剂

5. 处方限量

处方开具当日有效。特殊情况下需延长有效期的，由开具处方的医师注明有效期限，但有效期最长不得超过 3 天。

（1）处方一般不得超过 7 日用量；急诊处方一般不得超过 3 日用量；对于某些慢性病、老年病或特殊情况，处方用量可适当延长，但医师应当注明理由。医疗用毒性药品、放射性药品的处方用量应当严格按照国家有关规定执行。

（2）为门（急）诊患者开具的麻醉药品注射剂，每张处方为一次常用量；控缓释制剂，每张处方不得超过 7 日常用量；其他剂型，每张处方不得超过 3 日常用量。

第一类精神药品注射剂，每张处方为一次常用量；控缓释制剂，每张处方不得超过 7 日常用量；其他剂型，每张处方不得超过 3 日常用量。哌醋甲酯用于治疗儿童多动症时，每张处方不得超过 15 日常用量。

第二类精神药品一般每张处方不得超过 7 日常用量；对于慢性病或某些特殊情况的患者，处方用量可以适当延长，医师应当注明理由。

（3）为门（急）诊癌症疼痛患者和中、重度慢性疼痛患者开具的麻醉药品、第一类精神药品注射剂，每张处方不得超过 3 日常用量；控缓释制剂，每张处方不得超过 15 日常用量；其他剂型，每张处方不得超过 7 日常用量。

（4）为住院患者开具的麻醉药品和第一类精神药品处方应当逐日开具，每张处方为 1 日常用量。

（5）对于需要特别加强管制的麻醉药品，盐酸二氢埃托啡处方为一次常用量，仅限于二级以上医院内使用；盐酸哌替啶处方为一次常用量，仅限于医疗机构内使用。

6. 处方保管

（1）处方由调剂处方药品的医疗机构妥善保存。普通处方、急诊处方、儿科处方保存期限为 1 年，医疗用毒性药品、第二类精神药品处方保存期限为 2 年，麻醉药品和第一类精神药品处方保存期限为 3 年。处方保存期满后，经医疗机构主要负责人批准、登记备案，方可销毁。

（2）医疗机构应当根据麻醉药品和精神药品处方开具情况，按照麻醉药品和精神药品品种、规格对其消耗量进行专册登记，登记内容包括发药日期、患者姓名、用药数量。专册保存期限为 3 年。

（三）实施程序

门诊处方调剂程序如图 7-2。

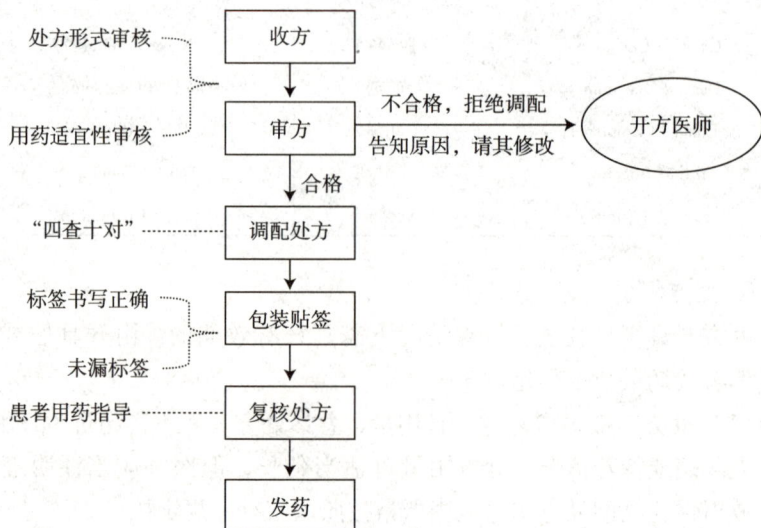

图 7-2　处方调剂流程图

具体步骤如下：

1. 收方

（1）取得药学专业技术职务任职资格的人员方可从事处方调剂工作。

（2）药师在执业的医疗机构取得处方调剂资格。药师签名或者专用签章式样应当在本机构留样备查。具有药师以上专业技术职务任职资格的人员负责处方审核、评估、核对、发药以及安全用药指导；药士从事处方调配工作。

（3）药师应当凭医师处方调剂处方药品，非经医师处方不得调剂。

2. 审方

（1）**处方的形式审核**：药师应当认真逐项检查处方前记、正文和后记书写是否清晰、完整，并确认处方的合法性。具体核查内容主要包括：①处方时效性：是否当日开方，若需延长效期的，有开方医师注明有效期限，最长不超过 3 天；②处方前记各项内容是否齐全、书写清楚；③处方正文是否符合法定书写规则，尤其是药品名称、规格书写正确，使用规范名称和法定计量单位；④是否符合处方限量要求；⑤处方后记是否有医师签名，且该医师有无相应处方权；⑥麻醉药品、精神药品是否按相关管理办法执行。

医师利用计算机开具、传递普通处方时，药师应当核对根据该电子处方打印出的纸质处方，纸质处方格式与手写处方一致，打印的纸质处方上需有医师签名或者加盖签章。

（2）用药适宜性审核

①规定必须做皮试的药品，处方医师是否注明过敏试验及结果的判定。某些药物在临床使用过程中容易发生过敏反应，如青霉素类、破伤风抗毒素注射剂、门冬酰胺酶、细胞色素 C 等，会出现皮疹、发热、血管神经性水肿，甚至过敏性休克等反应。为安全起见，应根据情况在注射给药前进行皮肤敏感试验。审核处方时，若有此类药物，药师应确定皮试结果为阴性后再调配药品。

②处方用药与临床诊断的相符性，即是否对症下药。要避免盲目联合用药、过度治疗用药、超适应证用药等。

③剂量、用法的正确性。以国家药品标准为准，不得超过极量，如有超过的，须经过医师再次签字方可调配。特别要注意儿童、老人及孕妇的用药剂量。

④选用剂型与给药途径的合理性，注意给药途径与病情轻重是否相适宜，给药间隔及给药时间是否正确。

⑤是否有重复给药现象。尤其是一药多名、中西药复方制剂中的化学成分等情况，防止用药过量。

⑥是否有潜在临床意义的药物相互作用和配伍禁忌。

⑦其他用药不适宜情况。比如儿童、老人、妊娠期、哺乳期、肝肾功能不全者的用药是否有禁忌。

药师经处方审核后，认为存在用药不适宜时，应当告知处方医师，请其确认或者重新开具处方。药师发现严重不合理用药或者用药错误，应当拒绝调剂，及时告知处方医师，并应当记录，按照有关规定报告。

3. 调配

药品配发与使用应遵循"先拆先用，先到先用"的原则。处方调剂过程中必须做到"四查十对"。"四查十对"指①查处方，对科别、姓名、年龄；②查药品，对药名、剂型、规格、数量；③查配伍禁忌，对药品性状、用法用量；④查用药合理性，对临床诊断。

处方调配的要点还有：

（1）仔细阅读处方，按药品顺序逐一调配。

（2）检查药品的批准文号，并注意药品的有效期、外观性状，以确保使用安全。

（3）检查核对药品包装上的用法用量是否与处方一致。

（4）调配好一张处方的所有药品后再调配下一张处方，以免发生差错。

（5）核对后签名或盖名章。

（6）严格遵守操作规程，准确称量，严禁用手直接取药或者不经称量估计取药。

（7）对贵重药品、麻醉药品等分别登记账卡。

4. 包装贴签

药品调配齐全后，准确、规范地书写药袋或粘贴标签，注明患者姓名和药品名称、用法、用量，有需要的进行包装。注意不要漏贴标签。对需特殊保存条件的药品应加贴醒目标签，以提示患者注意，如2℃~10℃冷处保存。

5. 复核处方

发药前，由另一药师再次核查处方内容。内容包括再次全面认真审核处方内容，逐个核对处方与调配的药品、规格、剂量、用法、用量是否一致，逐个检查药品的外观质量是否合格，有效期等均应确认无误，检查人员签字。

6. 发药

呼叫患者姓名，确认无误后方可发出。向患者交付药品时，按照药品说明书或者处方用法，交待与指导用药，包括每种药品的用法、用量、注意事项等。

发药是处方调剂工作的最后环节。还要注意以下几个方面：

（1）发现处方调配有错误时，应将处方和药品退回调配处方者，并及时更正。

（2）同一种药品有2盒以上时，需要特别交代。向患者交付处方药品时，应当对患者进行用药指导。

（3）发药时应注意尊重患者隐私。

（4）如患者有咨询问题，应尽量解答，对较复杂的问题可建议到药物咨询窗口。

四、知识拓展——住院病房调剂

相对于门诊处方调剂，住院药房调剂工作用药复杂，技术性和咨询服务性较高。贵重药品、特殊药品、抗感染药品、血液制品、输液（含静脉营养液）等消耗量大，品种要求齐全，供应量要充足。调剂室药师在完成调剂工作同时，也从事用药咨询、进行用药调查，为临床安全、有效、合理用药提供保障。

住院病人的用药有凭处方取药、凭请领单配药及医嘱摆药三种形式。

1. 处方取药经过收方、审方、核价、调配、核对、发药几个步骤，与门诊处方调剂类似。

2. 凭请领单配药程序为病区护士将医嘱输入计算机，其中小针剂及静脉输液由调剂室药学人员打印出请领单，调配后发给相应病区。

3. 医嘱摆药由中心摆药室药学人员摆药，摆药后当日由护士到摆药站核对后取回，发给病人服用。

任务二　报告药品不良反应

任务情境

小王在某医疗机构的临床药学室实习，带教老师向他介绍了临床药师的工作内容，其中一项是收集、整理和核实 ADR 报告并及时上报，那么什么是 ADR 报告，以及应如何报告呢？

随着我国医疗体制改革，医院药学工作从以调剂为主逐渐转向以临床为主。如何建立以病人为中心的临床药学服务成为医院药学工作的重点。《医疗机构药事管理规定》规定医疗机构应当配备临床药师。临床药师全职参与临床药物治疗工作，评估患者用药方案；及时发现、解决和预防药物治疗相关的问题；进行治疗药物监测，整理核实不良反应并报告；提供用药咨询服务；结合临床需要开展实验研究工作等，从而达到保证患者合理用药的目的。

一、基础知识

（一）药品不良反应的概念

药品不良反应（Adverse Drug Reaction，ADR）是指合格药品在正常用法用量下出现的与用药目的无关的有害反应。

（二）药品不良反应报告和监测

药品不良反应报告和监测是指药品不良反应的发现、报告、评价和控制的过程。

二、相关法律法规依据

（一）《药品管理法》

第七十一条　国家实行药品不良反应报告制度。药品生产企业、药品经营企业和医疗机构必须经常考察本单位所生产、经营、使用的药品质量、疗效和反应。发现可能与用药有关的严重不良反应，必须及时向当地省、自治区、直辖市人民政府药品监督管理部门和卫生行政部门报告。具体办法由国务院药品监督管理部门会同国务院卫生行政部门制定。

对已确认发生严重不良反应的药品，国务院或者省、自治区、直辖市人民政府的药品监督管理部门可以采取停止生产、销售、使用的紧急控制措施，并应当在五日内组织鉴定，自鉴定结论作出之日起十五日内依法作出行政处理决定。

（二）《医疗机构药事管理规定》

（卫生部卫医政发〔2011〕11号，2011年1月30日颁布，2011年3月1日起施行）

第二十一条　医疗机构应当建立药品不良反应、用药错误和药品损害事件监测报告制度。医疗机构临床科室发现药品不良反应、用药错误和药品损害事件后，应当积极救治患者，立即向药学部门报告，并做好观察与记录。医疗机构应当按照国家有关规定向相关部门报告药品不良反应，用药错误和药品损害事件应当立即向所在地县级卫生行政部门报告。

（三）《药品不良反应报告和监测管理办法》

（卫生部第81号令，2011年5月4日颁布，2011年7月1日起施行）

第三条　国家实行药品不良反应报告制度。药品生产企业（包括进口药品的境外制药厂商）、药品经营企业、医疗机构应当按照规定报告所发现的药品不良反应。

第十三条　药品生产、经营企业和医疗机构应当建立药品不良反应报告和监测管理制度。药品生产企业应当设立专门机构并配备专职人员，药品经营企业和医疗机构应当设立或者指定机构并配备专（兼）职人员，承担本单位的药品不良反应报告和监测工作。

第十四条　从事药品不良反应报告和监测的工作人员应当具有医学、药学、流行病学或者统计学等相关专业知识，具备科学分析评价药品不良反应的能力。

第十五条　药品生产、经营企业和医疗机构获知或者发现可能与用药有关的不良反应，应当通过国家药品不良反应监测信息网络报告；不具备在线报告条件的，应当通过纸质报表报所在地药品不良反应监测机构，由所在地药品不良反应监测机构代为在线报告。

报告内容应当真实、完整、准确。

第十七条　药品生产、经营企业和医疗机构应当配合药品监督管理部门、卫生行政部门和药品不良反应监测机构对药品不良反应或者群体不良事件的调查，并提供调查所需的资料。

第十八条　药品生产、经营企业和医疗机构应当建立并保存药品不良反应报告和监测档案。

第十九条　药品生产、经营企业和医疗机构应当主动收集药品不良反应，获知或者发现药品不良反应后应当详细记录、分析和处理，填写《药品不良反应/事件报告表》并报告。

第二十一条　药品生产、经营企业和医疗机构发现或者获知新的、严重的药品不良反应应当在15日内报告，其中死亡病例须立即报告；其他药品不良反应应当在30日内报告。有随访信息的，应当及时报告。

第二十三条　个人发现新的或者严重的药品不良反应，可以向经治医师报告，也可以向药品生产、经营企业或者当地的药品不良反应监测机构报告，必要时提供相关的病历资料。

第四十四条　省级以上药品监督管理部门可以联合同级卫生行政部门指定医疗机构

作为监测点，承担药品重点监测工作。

第四十六条　药品经营企业和医疗机构应当对收集到的药品不良反应报告和监测资料进行分析和评价，并采取有效措施减少和防止药品不良反应的重复发生。

第五十条　省级以上药品不良反应监测机构根据分析评价工作需要，可以要求药品生产、经营企业和医疗机构提供相关资料，相关单位应当积极配合。

第五十六条　鼓励医疗机构、药品生产企业、药品经营企业之间共享药品不良反应信息。

三、任务实施

（一）明确目标

药品不良反应报告的内容，及具体报告的要求。

（二）办理资料

我国实行药品不良反应报告制度，采取强制和自愿相结合的原则，强制要求医疗机构按照规定报告所发现的药品不良反应。

1. 填写药品不良反应/事件报告表

医疗机构获知或者发现药品不良反应后应当详细记录、分析和处理，填写《药品不良反应/事件报告表》（表7-2）并报告。

表 7-2　药品不良反应/事件报告表

首次报告□跟踪报告□　　编码：

报告类型：新的□严重□一般□

报告单位类别：医疗机构□经营企业□生产企业□个人□其他□

患者姓名：	性别：男□女□	出生日期：　年　月　日 或年龄：	民族：	体重（kg）：	联系方式：
原患疾病：		医院名称： 病历号/门诊号：	既往药品不良反应/事件：有□无□不详□ 家族药品不良反应/事件：有□无□不详□		
相关重要信息：吸烟史□　饮酒史□　妊娠期□　肝病史□　肾病史□　过敏史□　其他□					

药品	批准文号	商品名称	通用名称（含剂型）	生产厂家	生产批号	用法用量（次剂量、途径、日次数）	用药起止时间	用药原因
怀疑药品								
并用药品								

不良反应/事件名称：	不良反应/事件发生时间：　年　月　日

不良反应/事件过程描述（包括症状、体征、临床检验等）及处理情况（可附页）：				
不良反应/事件的结果：痊愈□　好转□　未好转□　不详□　有后遗症□　表现： 死亡□直接死因：　　　　　死亡时间：　　年　月　日				
停药或减量后，反应/事件是否消失或减轻？是□　否□　不明□　未停药或未减量□ 再次使用可疑药品后是否再次出现同样反应/事件？是□　否□　不明□　未再使用□				
对原患疾病的影响：不明显□病程延长□病情加重□导致后遗症□导致死亡□				
关联性评价	报告人评价：肯定□　很可能□　可能□　可能无关□　待评价□　无法评价□　签名： 报告单位评价：肯定□　很可能□　可能□　可能无关□　待评价□　无法评价□　签名：			
报告人信息	联系电话		职业：医生□　药师□　护士□　其他□	
	电子邮箱		签名	
报告单位信息	单位名称	联系人	电话	报告日期　　年　月　日
生产企业请填写 信息来源	医疗机构□　经营企业□　个人□　文献报道□　上市后研究□　其他□			
备注				

填写说明：

（1）填写内容、签署意见字迹要清楚，不得使用未见规定的符号、代号或缩写，填写内容真实完整。

（2）严重药品不良反应是指因使用药品引起以下损害情形之一的反应：①导致死亡；②危及生命；③致癌、致畸、致出生缺陷；④导致显著的或者永久的人体伤残或者器官功能的损伤；⑤导致住院或者住院时间延长；⑥导致其他重要医学事件，如不进行治疗可能出现上述所列情况的。

（3）新的药品不良反应是指药品说明书中未载明的不良反应。说明书中已有描述，但不良反应发生的性质、程度、后果或者频率与说明书描述不一致或者更严重的，按照新的药品不良反应处理。

（4）原患疾病是指患者所患有的所有疾病。

（5）既往药品不良反应/事件和家族药品不良反应/事件如果选"有"，则需具体说明。

（6）相关重要信息中过敏史一项指药物过敏以外的其他过敏反应，药物过敏在"既往药品不良反应/事件"项中说明。

（7）怀疑药品是指患者使用的怀疑与不良反应发生有关的药品。

（8）并用药品指发生此药品不良反应时患者除怀疑药品外的其他用药情况，包括患者自行购买的药品或中草药等。

（9）用法用量包括每次用药剂量、给药途径、每日给药次数，例如，5mg，口服，每日2次。

（10）不良反应/事件名称是指对明确为药源性疾病的填写疾病名称，不明确的填写不良反应中最主要、最明显的症状。不良反应/事件名称的填写参考《WHO 药品不良反应术语集》。

（11）本表每个病人填写一张。

2. 填写药品群体不良事件基本信息表

医疗机构获知或者发现药品群体不良事件后，应当立即通过电话或者传真等方式报所在地的县级药品监督管理部门、卫生行政部门和药品不良反应监测机构，必要时可以越级报告；同时填写《药品群体不良事件基本信息表》（表 7 - 3），对每一病例还应当及时填写《药品不良反应/事件报告表》，通过国家药品不良反应监测信息网络报告。

表 7 - 3　药品群体不良事件基本信息表

发生地区：		使用单位：		用药人数：	
发生不良事件人数：		严重不良事件人数：		死亡人数：	
首例用药日期：　年　月　日			首例发生日期：　年　月　日		
怀疑药品	商品名	通用名	生产企业	药品规格	生产批号	批准文号
器械	产品名称		生产企业		生产批号	注册号
	本栏所指器械是与怀疑药品同时使用且可能与群体不良事件相关的注射器、输液器等医疗器械。					
不良事件表现：						
群体不良事件过程描述及处理情况（可附页）：						
报告单位意见						
报告人信息	电话：		电子邮箱：		签名：	
报告单位信息	报告单位：		联系人：		电话：	

报告日期：　　年　月　日

填写说明：

（1）药品群体不良事件，是指同一药品在使用过程中，在相对集中的时间、区域内，对一定数量人群的身体健康或者生命安全造成损害或者威胁，需要予以紧急处置的事件。

（2）同一药品指同一生产企业生产的同一药品名称、同一剂型、同一规格的药品。

（3）不良事件表现涉及不良反应名称的，使用《WHO 药品不良反应术语集》中的规范名称，也可以用描述性语言填写不良反应的表现。

（三）实施程序

1. 不良反应报告主体及人员要求

（1）报告主体：医疗机构应当建立药品不良反应报告和监测管理制度。医疗机构应当设立或者指定机构并配备专（兼）职人员，承担本单位的药品不良反应报告和监测工作。

（2）人员要求：从事药品不良反应报告和监测的工作人员应当具有医学、药学、流行病学或者统计学等相关专业知识，具备科学分析评价药品不良反应的能力。

2. 报告种类

医疗机构主要涉及个例药品不良反应、群体药品不良事件两类不良反应/事件的报告。

3. 报告范围

新药监测期内的国产药品应当报告该药品的所有不良反应；其他国产药品报告新的和严重的不良反应。

进口药品自首次获准进口之日起5年内，报告该进口药品的所有不良反应；满5年的，报告新的和严重的不良反应。

4. 报告程序

医疗机构获知或者发现可能与用药有关的不良反应，应当通过国家药品不良反应监测信息网（http://www.adr.gov.cn/）报告；不具备在线报告条件的，应当通过纸质报表报所在地药品不良反应监测机构，由所在地药品不良反应监测机构代为在线报告。（图7-3）

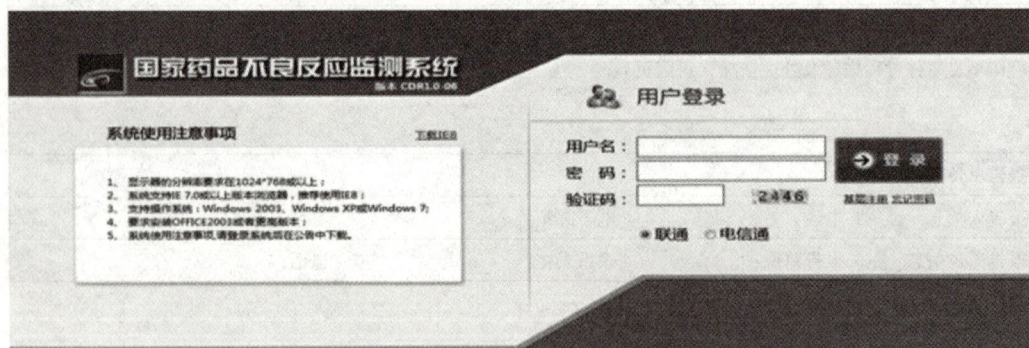

图7-3 国家药品不良反应监测系统

5. 报告时限

（1）医疗机构发现或者获知新的、严重的药品不良反应应当在15日内报告，其中死亡病例须立即报告；其他药品不良反应应当在30日内报告。有随访信息的，应当及时报告。

（2）医疗机构获知或者发现药品群体不良事件后，应当立即通过电话或者传真等方式报所在地的县级药品监督管理部门、卫生行政部门和药品不良反应监测机构，必要时可以越级报告。

6. 药品不良反应报告受理机构

我国药品不良反应监测机构包括行政管理机构和技术机构。

（1）行政管理机构：国家食品药品监督管理总局主管全国药品不良反应报告和监测工作，地方各级药品监督管理部门主管本行政区域内的药品不良反应报告和监测工作。各级卫生行政部门负责本行政区域内医疗机构与实施药品不良反应报告制度有关的管理工作。

（2）技术机构：国家药品不良反应监测中心负责全国药品不良反应报告和监测的技术工作，地方各级药品监督管理部门建立健全药品不良反应监测机构，负责本行政区域内药品不良反应报告和监测的技术工作。

设区的市级、县级药品不良反应监测机构对收到的药品不良反应报告的真实性、完整性和准确性进行审核。

7. 重点监测

为进一步了解药品的临床使用和不良反应发生情况，研究不良反应的发生特征、严重程度、发生率等，省级以上药品监督管理部门可以根据药品临床使用和不良反应监测情况，在必要时直接组织医疗机构开展药品安全性的重点监测活动。

8. 其他要求

（1）医疗机构应当建立并保存药品不良反应报告和监测档案。

（2）医疗机构应当配合药品监督管理部门、卫生行政部门和药品不良反应监测机构对药品不良反应或者群体不良事件的调查，并提供调查所需的资料。

（3）医疗机构发现药品群体不良事件后应当积极救治患者，迅速开展临床调查，分析事件发生的原因，必要时可采取暂停药品的使用等紧急措施。

（4）医疗机构应当收集到的药品不良反应报告和监测资料进行分析和评价，并采取有效措施减少和防止药品不良反应的重复发生。

四、知识拓展——区别药品不良反应与药品不良事件

在我国药品不良反应报告制度中，医疗机构获知或者发现药品不良反应后应当详细记录、分析和处理，并填写《药品不良反应/事件报告表》进行上报。此表中提到的药品不良反应和药品不良事件是两个概念，需要注意区分。

药品不良反应是指合格药品在正常用法用量下出现的与用药目的无关的有害反应。构成药品不良反应应具有以下条件：①合格药品；②在正常用法用量下出现；③与用药目的无关。ADR主要包括副作用、毒性反应、特异性反应、药物依赖、致癌、致畸、致突变等。

而药品不良事件（Adverse Drug Event，ADE）是指药物治疗过程中出现的不良临床事件，它不一定与该药有因果关系。所以药品不良事件的包含面更宽广，既包括药品标准缺陷、药品质量问题，又包括药品不良反应、用药失误以及药品滥用。一般来说，药品不良反应是指因果关系已确定的反应，而药品不良事件是指因果关系尚未确定的反

应。它在国外的药品说明书中经常出现，此反应不能肯定是由该药引起的，尚需要进一步评估。

尽管有所区别，医疗机构在医学实践中，无论已确认的药物不良反应，还是尚无法确定因果关系的药品不良事件，特别是严重、罕见或者新的药品不良反应/事件都应及时处理，并按照药品不良反应报告制度的相关规定进行上报。

任务三 配制医疗机构制剂

早期我国制药工业落后，不能满足医疗对药品多样化需求和及时供货的需求，医疗机构通过自制制剂弥补了市场不足，这类制剂具有自配、自用、使用量低、使用周期短等上市药品无法替代的特点。医疗机构制剂不同于调配处方，它属于药品生产范畴。长期以来，虽然医疗机构制剂对临床治疗做出了重要贡献，但批量小、品种多、配制环境及设施设备差、质量检验机构不健全等缺陷，也引发了许多质量问题。因此我国药品监督管理部门加强了对医疗机构制剂的法制化管理。规定医疗机构制剂实行许可证制度，必须经省级食品药品监督管理部门批准，方可设立制剂室。同时医疗机构制剂实行注册管理制度，须经省级食品药品监督管理部门批准，获得制剂批准文号，方可生产。

任务情境

小王毕业后在某医疗机构的制剂室工作，他的日常工作主要是按照标准操作规程生产和配制院内制剂。最近该医院打算上马一个新制剂，由小王负责审批材料的准备，请问她应该准备哪些资料，这些资料如何申报才能使该医院获得此制剂的合法配制资格？

一、基础知识

医疗机构制剂，是指医疗机构根据本单位临床需要经批准而配制、自用的固定处方制剂。

二、相关法律法规依据

（一）《药品管理法》

第二十三条　医疗机构配制制剂，须经所在地省、自治区、直辖市人民政府卫生行政部门审核同意，由省、自治区、直辖市人民政府药品监督管理部门批准，发给《医疗机构制剂许可证》。无《医疗机构制剂许可证》的，不得配制制剂。

《医疗机构制剂许可证》应当标明有效期，到期重新审查发证。

第二十四条　医疗机构配制制剂，必须具有能够保证制剂质量的设施、管理制度、检验仪器和卫生条件。

第二十五条 医疗机构配制的制剂，应当是本单位临床需要而市场上没有供应的品种，并须经所在地省、自治区、直辖市人民政府药品监督管理部门批准后方可配制。配制的制剂必须按照规定进行质量检验；合格的，凭医师处方在本医疗机构使用。特殊情况下，经国务院或者省、自治区、直辖市人民政府的药品监督管理部门批准，医疗机构配制的制剂可以在指定的医疗机构之间调剂使用。

医疗机构配制的制剂，不得在市场销售。

（二）《药品管理法实施条例》

第二十条 医疗机构设立制剂室，应当向所在地省、自治区、直辖市人民政府卫生行政部门提出申请，经审核同意后，报同级人民政府药品监督管理部门审批；省、自治区、直辖市人民政府药品监督管理部门验收合格的，予以批准，发给《医疗机构制剂许可证》。

省、自治区、直辖市人民政府卫生行政部门和药品监督管理部门应当在各自收到申请之日起 30 个工作日内，作出是否同意或者批准的决定。

第二十一条 医疗机构变更《医疗机构制剂许可证》许可事项的，应当在许可事项发生变更 30 日前，依照本条例第二十条的规定向原审核、批准机关申请《医疗机构制剂许可证》变更登记；未经批准，不得变更许可事项。原审核、批准机关应当在各自收到申请之日起 15 个工作日内作出决定。

医疗机构新增配制剂型或者改变配制场所的，应当经所在地省、自治区、直辖市人民政府药品监督管理部门验收合格后，依照前款规定办理《医疗机构制剂许可证》变更登记。

第二十二条 《医疗机构制剂许可证》有效期为 5 年。有效期届满，需要继续配制制剂的，医疗机构应当在许可证有效期届满前 6 个月，按照国务院药品监督管理部门的规定申请换发《医疗机构制剂许可证》。

医疗机构终止配制制剂或者关闭的，《医疗机构制剂许可证》由原发证机关缴销。

第二十三条 医疗机构配制制剂，必须按照国务院药品监督管理部门的规定报送有关资料和样品，经所在地省、自治区、直辖市人民政府药品监督管理部门批准，并发给制剂批准文号后，方可配制。

第二十四条 医疗机构配制的制剂不得在市场上销售或者变相销售，不得发布医疗机构制剂广告。

发生灾情、疫情、突发事件或者临床急需而市场没有供应时，经国务院或者省、自治区、直辖市人民政府的药品监督管理部门批准，在规定期限内，医疗机构配制的制剂可以在指定的医疗机构之间调剂使用。

国务院药品监督管理部门规定的特殊制剂的调剂使用以及省、自治区、直辖市之间医疗机构制剂的调剂使用，必须经国务院药品监督管理部门批准。

（三）《医疗机构制剂注册管理办法（试行）》

（国家食品药品监督管理局令第 20 号，2005 年 6 月 22 日颁布，自 2005 年 8 月 1 日

起施行)

第五条　医疗机构制剂的申请人，应当是持有《医疗机构执业许可证》并取得《医疗机构制剂许可证》的医疗机构。

未取得《医疗机构制剂许可证》或者《医疗机构制剂许可证》无相应制剂剂型的"医院"类别的医疗机构可以申请医疗机构中药制剂，但是必须同时提出委托配制制剂的申请。接受委托配制的单位应当是取得《医疗机构制剂许可证》的医疗机构或者取得《药品生产质量管理规范》认证证书的药品生产企业。委托配制的制剂剂型应当与受托方持有的《医疗机构制剂许可证》或者《药品生产质量管理规范》认证证书所载明的范围一致。

第二十六条　医疗机构制剂一般不得调剂使用。发生灾情、疫情、突发事件或者临床急需而市场没有供应时，需要调剂使用的，属省级辖区内医疗机构制剂调剂的，必须经所在地省、自治区、直辖市（食品）药品监督管理部门批准；属国家食品药品监督管理局规定的特殊制剂以及省、自治区、直辖市之间医疗机构制剂调剂的，必须经国家食品药品监督管理局批准。

第二十九条　医疗机构制剂的调剂使用，不得超出规定的期限、数量和范围。

第三十条　医疗机构配制制剂，应当严格执行经批准的质量标准，并不得擅自变更工艺、处方、配制地点和委托配制单位。需要变更的，申请人应当提出补充申请，报送相关资料，经批准后方可执行。

第三十八条　医疗机构不再具有配制制剂的资格或者条件时，其取得的相应制剂批准文号自行废止，并由省、自治区、直辖市（食品）药品监督管理部门予以注销，但允许委托配制的中药制剂批准文号除外。允许委托配制的中药制剂如需继续配制，可参照本办法第三十条变更委托配制单位的规定提出委托配制的补充申请。

第三十九条　未经批准，医疗机构擅自使用其他医疗机构配制的制剂的，依照《药品管理法》第八十条的规定给予处罚。

（四）《医疗机构制剂配制监督管理办法（试行）》

（原国家食品药品监督管理局令第 18 号，2005 年 4 月 14 日发布，自 2005 年 6 月 1 日起施行）

第五条　医疗机构配制制剂应当遵守《医疗机构制剂配制质量管理规范》。

第六条　医疗机构配制制剂，必须具有能够保证制剂质量的人员、设施、检验仪器、卫生条件和管理制度。

第十四条　医疗机构不得与其他单位共用配制场所、配制设备及检验设施等。

三、任务实施

（一）明确目标

准备医疗机构制剂配制许可所需资料及掌握申请审批程序。

（二）办理资料

1. 申请医疗机构制剂注册所需材料

见表7-4。

表7-4 申请医疗机构制剂注册材料表

申报资料项目	说明
1. 制剂名称及命名依据	
2. 立题目的以及该品种的市场供应情况	
3. 证明性文件	包括医疗机构执业许可证》复印件、《医疗机构制剂许可证》复印件；医疗机构制剂或者使用的处方、工艺等的专利情况及其权属状态说明，以及对他人的专利不构成侵权的保证书；提供化学原料药的合法来源证明文件，包括原料药的批准证明性文件、销售发票、检验报告书、药品标准等资料复印件；直接接触制剂的包装材料和容器的注册证书复印件；《医疗机构制剂临床研究批件》复印件
4. 标签及说明书设计样稿	
5. 处方组成、来源、理论依据以及使用背景情况	中药制剂的功能主治的表述必须使用中医术语、中医病名
6. 配制工艺的研究资料及文献资料	
7. 质量研究的试验资料及文献资料	
8. 制剂的质量标准草案及起草说明	
9. 制剂的稳定性试验资料	
10. 样品的自检报告书	样品的自检报告书，是指由医疗机构对制剂进行检验并出具的检验报告书。报送临床研究前资料时应提供连续3批样品的自检报告。未取得《医疗机构制剂许可证》或《医疗机构制剂许可证》无相应制剂型的"医院"类别的医疗机构申请医疗机构中药制剂者，应当提供受委托配制单位出具的连续3批制剂样品的自检报告
11. 辅料的来源及质量标准	
12. 直接接触制剂的包装材料和容器的选择依据及质量标准	
13. 主要药效学试验资料及文献资料	申请配制的化学制剂属已有同品种获得制剂批准文号的，或根据中医药理论组方，利用传统工艺配制且该处方在本医疗机构具有5年以上（含5年）使用历史的中药制剂，可免报资料项13~17
14. 急性毒性试验资料及文献资料	
15. 长期毒性试验资料及文献资料	
16. 临床研究方案	临床前申报资料项目为1~16项
17. 临床研究总结	报送临床研究总结资料，应同时报送按复核后的质量标准所作的连续3批自检报告书。

其他说明：

（1）医疗机构制剂注册与药品注册类似，分为临床研究申请及制剂配制许可申请两阶段。临床前研究结束后，需提交 1～16 项申报资料进行申报；而临床研究结束后，则需提交临床研究总结资料。

（2）申报资料须打印，A4 纸张，一式三份。

2. 医疗机构制剂注册申请表

申请配制医疗机构制剂时，申请人还需填写《医疗机构制剂注册申请表》，与注册材料一起报送。

（三）实施程序

```
                    医疗机构          持有《医疗机构执业许可证》
                      │              《医疗机构制剂许可证》
   完成临床前研究 ─────→│
                      ▼
              《医疗机构制剂注册申请表》及
               申报材料、制剂实样
                      │
                      ▼
              省级药品监督管理部门或其
              委托的设区的市级药品监督
              管理部门
                      │  审查同意
                      ▼
              发给《医疗机构制剂临床研究批件》
                      │
   完成临床研究 ──────→│
                      ▼
              临床研究总结资料
                      │
                      ▼
              省级药品监督管理部门或其委
              托的设区的市级药品监督管理
              部门
                      │  审查同意
                      ▼
              向申请人发给《医疗机构制剂注册
              批件》及制剂批准文号
                      │
                      ▼
              医疗机构配制制剂
```

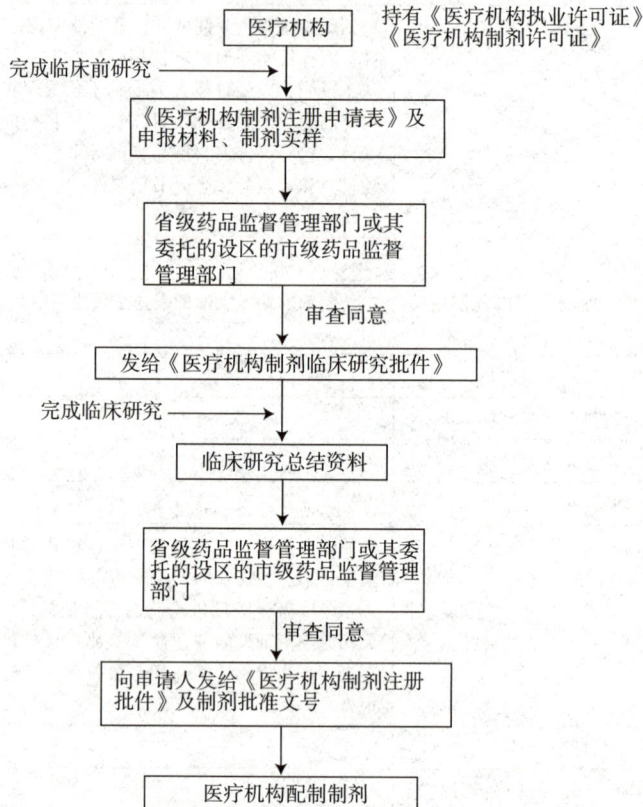

图 7-4 医疗机构制剂注册申请流程图

申请流程图如图 7-4，具体步骤如下：

1. 临床前研究

申请配制医疗机构制剂前应当进行相应的临床前研究，包括处方筛选、配制工艺、质量指标、药理学研究、毒理学研究等。

2. 申请报送资料

（1）报送的资料应当真实、完整、规范。

（2）申请制剂所用的化学原料药及实施批准文号管理的中药材、中药饮片必须具有药品批准文号，并符合法定的药品标准。

（3）申请人应当对其申请注册的制剂或者使用的处方、工艺、用途等，提供申请人或者他人在中国的专利及其权属状态说明；他人在中国存在专利的，申请人应当提交对他人的专利不构成侵权的声明。

（4）医疗机构制剂的名称，应当按照国家食品药品监督管理总局颁布的药品命名原则命名，不得使用商品名称。

（5）医疗机构配制制剂使用的辅料和直接接触制剂的包装材料、容器等，应当符合国家食品药品监督管理总局有关辅料、直接接触药品的包装材料和容器的管理规定。

（6）医疗机构制剂的说明书和包装标签由省、自治区、直辖市（食品）药品监督管理部门根据申请人申报的资料，在批准制剂申请时一并予以核准。医疗机构制剂的说明书和包装标签应当按照国家食品药品监督管理总局有关药品说明书和包装标签的管理规定印制，其文字、图案不得超出核准的内容，并需标注"本制剂仅限本医疗机构使用"字样。

3. 不得作为医疗机构制剂申请的情形

（1）市场上已有供应的品种；

（2）含有未经国家食品药品监督管理总局批准的活性成分的品种；

（3）除变态反应原外的生物制品；

（4）中药注射剂；

（5）中药、化学药组成的复方制剂；

（6）麻醉药品、精神药品、医疗用毒性药品、放射性药品；

（7）其他不符合国家有关规定的制剂。

4. 药品监督管理部门临床研究申请审查

（1）形式审查：收到申请的省、自治区、直辖市（食品）药品监督管理部门或者其委托的设区的市级（食品）药品监督管理机构对申报资料进行形式审查，符合要求的予以受理；不符合要求的，应当自收到申请材料之日起 5 日内书面通知申请人并说明理由，逾期未通知的自收到材料之日起即为受理。

（2）现场考察及抽样：受理机构在申请受理后 10 日内组织现场考察，抽取连续 3 批检验用样品，通知指定的药品检验所进行样品检验和质量标准技术复核。接到检验通知的药品检验所应当在 40 日内完成样品检验和质量标准技术复核，出具检验报告书及标准复核意见，报送省、自治区、直辖市（食品）药品监督管理部门并抄送通知其检验的（食品）药品监督管理机构和申请人。

（3）技术审评：省、自治区、直辖市（食品）药品监督管理部门应当在收到全部资料后 40 日内组织完成技术审评，符合规定的，发给《医疗机构制剂临床研究批件》。

5. 临床试验

临床试验在获得《医疗机构制剂临床研究批件》后，取得受试者知情同意书以及伦理委员会的同意，按照《药物临床试验质量管理规范》的要求实施。医疗机构制剂的临床研究，应当在本医疗机构按照临床研究方案进行，受试例数不得少于60例。

6. 药品监督管理部门制剂配制许可申请审查

（1）完成临床研究后，申请人向所在地省、自治区、直辖市（食品）药品监督管理部门或者其委托的设区的市级（食品）药品监督管理机构报送临床研究总结资料。

（2）省、自治区、直辖市（食品）药品监督管理部门收到全部申报资料后 40 日内组织完成技术审评，做出是否准予许可的决定。符合规定的，应当自做出准予许可决定之日起 10 日内向申请人核发《医疗机构制剂注册批件》及制剂批准文号，同时报国家食品药品监督管理总局备案；不符合规定的，应当书面通知申请人并说明理由，同时告知申请人享有依法申请行政复议或者提起行政诉讼的权利。

7. 制剂批准文号

为医疗机构制剂配制资格的合法证明文件。医疗机构制剂批准文号的格式为：X 药制字 H（Z）+4 位年号 +4 位流水号（X 为省、自治区、直辖市简称，H 为化学制剂，Z 为中药制剂）

（1）医疗机构制剂批准文号的有效期为 3 年。有效期届满需要继续配制的，申请人应当在有效期届满前 3 个月按照原申请配制程序提出再注册申请，报送有关资料。

（2）省、自治区、直辖市（食品）药品监督管理部门应当在受理再注册申请后 30 日内，作出是否批准再注册的决定。准予再注册的，应当自决定做出之日起 10 日内通知申请人，予以换发《医疗机构制剂注册批件》，并报国家食品药品监督管理总局备案。决定不予再注册的，应当书面通知申请人并说明理由，同时告知申请人享有依法申请行政复议或者提起行政诉讼的权利。

（3）有下列情形之一的，不予批准再注册，并注销制剂批准文号：①市场上已有供应的品种；②按照本办法应予撤销批准文号的；③未在规定时间内提出再注册申请的；④其他不符合规定的。

（4）已被注销批准文号的医疗机构制剂，不得配制和使用；已经配制的，由当地药品监督管理部门监督销毁或者处理。

四、知识拓展——《医疗机构制剂配制质量管理规范》

医疗机构配制制剂是一种药品生产行为，其质量的好坏直接关系到医院的医疗质量和患者的健康。因此医疗机构制剂配制过程要严格进行质量控制。我国《医疗机构制剂配制监督管理办法（试行）》明确规定医疗机构配制制剂应当遵守《医疗机构制剂配制质量管理规范》（简称 GPP）。该规范参照《药品生产质量管理规范》的基本原则，结合医疗机构配制制剂特点，对制剂生产全过程进行了规范，要求配制医疗机构制剂必须具有能够保证制剂质量的机构与人员、房屋与设施、设备、物料和卫生等规定条件。其主要内容概括如下。

（一）机构与人员

1. 医疗机构制剂配制应在药剂部门设制剂室、药检室和质量管理组织。机构与岗位人员的职责应明确，并配备具有相应素质及相应数量的专业技术人员。

2. 制剂室和药检室的负责人应具有大专以上药学或相关专业学历，具有相应管理实践经验，有对工作中出现的问题作出正确判断和处理的能力。制剂室和药检室的负责人不得互相兼任。

3. 从事制剂配制操作及药检人员，应经专业技术培训，具有基础理论知识和实际操作技能。凡有特殊要求的制剂配制操作和药检人员还应经相应的专业技术培训。

（二）房屋与设施

1. 为保证制剂质量，制剂室要远离各种污染源。周围的地面、路面、植被等不应对制剂配制过程造成污染。制剂室应有防止污染、昆虫和其他动物进入的有效设施。制剂室的房屋和面积必须与所配制的制剂剂型和规模相适应。应设工作人员更衣室。

2. 各工作间应按制剂工序和空气洁净度级别要求合理布局。

3. 制剂室应具有与所配制剂相适应的物料、成品等库房，并有通风、防潮等设施。

4. 制剂室在设计和施工时，应考虑使用时便于进行清洁工作。

5. 根据制剂工艺要求，划分空气洁净度级别。洁净室（区）内空气的微生物数和尘粒数应符合规定，应定期检测并记录。洁净室（区）应有足够照度，主要工作间的照度宜为300勒克斯。洁净室（区）应维持一定的正压，并送入一定比例的新风。洁净室（区）内安装水池、地漏的位置应适宜，不得对制剂造成污染。100级洁净区内不得设地漏。

（三）设备

1. 设备的选型、安装应符合制剂配制要求，易于清洗、消毒或灭菌，便于操作、维修和保养，并能防止差错和减少污染。

2. 与药品直接接触的设备表面应光洁、平整、易清洗或消毒、耐腐蚀；不与药品发生化学变化和吸附药品。设备所用的润滑剂、冷却剂等不得对药品和容器造成污染。

3. 建立设备管理的各项规章制度，制定标准操作规程。设备应由专人管理，定期维修、保养，并作好记录。

（四）物料

制剂配制所用物料的购入、储存、发放与使用等应制定管理制度。各种物料要严格管理。合格物料、待验物料及不合格物料应分别存放，并有易于识别的明显标志。

（五）卫生

制剂室应有防止污染的卫生措施和卫生管理制度，并由专人负责。洁净室（区）仅限于在该室的配制人员和经批准的人员进入。进入洁净室（区）的人员不得化妆和佩戴饰物，不得裸手直接接触药品。配制人员应有健康档案，并每年至少体检一次。传染病、皮肤病患者和体表有伤口者不得从事制剂配制工作。

（六）文件

1. 制剂室应有《医疗机构制剂许可证》及申报文件、验收、整改记录；制剂品种申报及批准文件；制剂室年检、抽验及监督检查文件及记录。

2. 医疗机构制剂室应有配制管理、质量管理的各项制度和记录。

3. 制剂配制管理文件主要有配制规程和标准操作规程，配制记录。

4. 配制制剂的质量管理文件主要有物料、半成品、成品的质量标准和检验操作规程；制剂质量稳定性考察记录；检验记录。

同步测试

（一）名词解释

医疗机构药事管理　调剂　药品不良反应　医疗机构制剂

（二）A型题（最佳选择题）

1. 关于调剂工作步骤正确的顺序是

　　A. 收方→调配→贴签→审方→核对→发药

　　B. 收方→调配→核对→审方→贴签→发药

　　C. 收方→审方→调配→贴签→核对→发药

　　D. 审方→收方→调配→核对→贴签→发药

2.《药品管理法》规定，对有配伍禁忌或超剂量的处方，应拒绝调配，必要时

　　A. 经原处方医师更正或重新签字，方可调配

　　B. 经执业药师签字后，方可调配

　　C. 经药剂科主任签字后，方可调配

　　D. 调剂人员双人签字后，方可调配

3. 医疗机构发现新的个例药品不良反应应当在多少日内报告

　　A. 当天　　　　　　　B. 7日　　　　　　　C. 15日　　　　　　　D. 30日

4. 医疗机构自配制剂的品种范围是

　　A. 本单位临床需要而市场上没有供应的品种

　　B. 市场上已有供应的品种

　　C. 中药注射剂

　　D. 中药、化学药组成的复方制剂

5. 医疗机构制剂批准文号的格式为

　　A. X药制字H（Z）+4位年号+6位流水号

　　B. X药制字H（Z）+4位年号+4位流水号

　　C. X药制字+6位年号+4位流水号

　　D. X药制字+4位年号+6位流水号

（三）B 型题（最佳选择题）

　　A. 1 次用量　　B. 1 日用量　　C. 3 日用量　　D. 5 日用量　　E. 7 日用量

6. 处方一般不得超过

7. 急诊处方不得超过

8. 为门诊患者开具的麻醉药品注射剂处方不得超过

9. 为门诊患者开具的第一类精神药品片剂处方一般不得超过

（四）X 型题（多项选择题）

10. 以下属于严重药品不良反应的有

　　A. 导致死亡　　　　　　　　B. 危及生命　　　C. 致癌、致畸、致出生缺陷

　　D. 报告者认为是严重的　　　E. 过量服用药品

技能训练

1. **实训项目**　对处方进行形式审核及用药适宜性审核。

2. **实训目的**　熟悉处方审核的内容和要点。

3. **实训要求**　以 5 人为一组，以用互联网以及万方数据库等方法查找医疗机构不合理处方，讨论分析，形成实训报告，并制作报告汇报幻灯片；每组选派一名汇报人交流审方中发现的问题。

4. **实训内容**　查找 5 份不合理处方，从处方形式审核和用药适宜性审核两方面，进行处方分析，列举处方不合格项目，说明理由并阐述相应的处理措施。

5. **实训评价**　根据审方分析报告质量及汇报表现进行评价。

项目七　药品生产管理

学习与教学目标

【学习目标】

知识目标：熟悉开办药品生产企业申报审批程序及开办药品生产企业的法律规定；熟悉药品委托生产的概念；掌握我国《药品生产质量管理规范》（GMP）内容及 GMP 认证申请与准备工作；掌握药品生产管理与质量管理的特点；了解药品生产相关政策要求及违规生产的相关法律责任。

技能目标：学会正确应用药品生产管理知识和相关的法律法规分析药品生产典型案例，提出解决问题的方案；能按照药品生产质量管理的相关规定初步准备药品生产管理和药品生产的各种资料；能初步运用 GMP 的要求从事药品生产活动，解决药品生产的实际问题。

【教学目标】

通过对药品生产管理项目的教学，帮助学生了解开办药品生产企业的申报审批程序和 GMP 认证申请与准备工作，掌握药品生产管理与质量管理的相关要求，培养学生具备从事药品生产活动的基本技能及解决实际问题的能力。

【重点难点】

该教学项目中学习的重点在于掌握我国 GMP 的相关要求及 GMP 认证申请准备工作。难点则主要包括药品生产管理与质量管理的特点，如何将 GMP 的要求与药品生产实际活动紧密对接，会正确分析药品生产的典型案例，会提出解决实际问题的方案。

任务一　申办药品生产两证

本教材中"药品生产两证"是指《药品生产许可证》《GMP 证书》。本教学任务重点介绍开办药品生产企业申报审批程序及 GMP 认证申请程序，帮助学生了解药品生产准入的相关规定，能够遵守相关的法律法规生产合格的药品。

任务情境

　　小王毕业于某医药学校药学专业，在某药品生产企业就职，刚好该企业的《药品生产许可证》及《GMP证书》即将到期需换证，如果这项申报审批工作交与小王去做，小王该如何做好换证的准备材料呢？

一、基础知识

　　药品生产是指药品生产企业将一定的资源转化成合格药品的过程。这一过程需要具备四个基本要素：一是需要有一个合法的药品生产企业；二是要有已经获得批准文号的具体药品；三是要具有生产这些药品的各种资源及转化成药品的能力（如人员、厂房、设施、设备、管理文件、生产工艺和技术等）；四是生产的药品要符合国家标准。

（一）《药品生产许可证》的管理

　　合法的药品生产企业应当取得生产药品的资质，即获得药品生产两证一照（《药品生产许可证》、药品《GMP证书》《营业执照》）。

1.《药品生产许可证》申办条件

　　符合《药品管理法》第八条的规定：①具有依法经过资格认定的药学技术人员、工程技术人员及相应的技术工人；②具有与其药品生产相适应的厂房、设施和卫生环境；③具有能对所生产药品进行质量管理和质量检验的机构、人员以及必要的仪器设备；④具有保证药品质量的规章制度。

2.《药品生产许可证》所示基本信息

　　《药品生产许可证》有效期为5年，分正本和副本，二者具有同等的法律效力。

　　《药品生产许可证》应当载明许可证编号、企业名称、法定代表人、企业负责人、企业类型、注册地址、生产地址、生产范围、发证机关、发证日期、有效期限等项目。其中企业负责人、生产范围、生产地址应经药品监督管理部门核准；企业名称、法定代表人、注册地址、企业类型等其他项目应与工商行政管理部门核发的《营业执照》中载明的相关内容一致。

3.《药品生产许可证》的变更管理

　　《药品生产许可证》的变更管理包括许可事项变更与登记事项变更两种类型。其中企业负责人、生产范围、生产地址的变更属于许可事项变更；而登记事项变更则指企业名称、法定代表人、注册地址、企业类型等其他项目的变更。

　　如果变更的内容属于许可事项变更，企业应当在原许可事项发生变更30日前，向原发证机关提出《药品生产许可证》变更申请。未经原发证机关的批准，企业不得擅自变更许可事项。原发证机关在收到企业变更申请之日起应在15个工作日内作出是否准予变更的决定。

　　如果变更的内容属于登记事项变更，企业应当在工商行政管理部门核准变更后30日内，向原发证机关申请《药品生产许可证》变更登记。原发证机关在收到企业变更申请之日起应在 15 个工作日内作出是否准予变更的决定。

当《药品生产许可证》发生变更时：①原发证机关在准予变更的同时，应在《药品生产许可证》副本上同时记录变更的内容及时间；②在核发变更后的《药品生产许可证》正本时，应收回原《药品生产许可证》正本；③变更后的《药品生产许可证》有效期不变。

4. 《药品生产许可证》的换发管理

《药品生产许可证》有效期满，需要继续生产药品的，药品生产企业应在有效期届满前 6 个月，向原发证机关申请换发《药品生产许可证》。《药品生产许可证》超过有效期的，药品生产企业不得继续生产药品，否则依据《药品管理法》中相关规定按无证生产论处。

5. 《药品生产许可证》的缴销及遗失管理

药品生产企业因各种原因终止生产药品的，应由原发证机关缴销原《药品生产许可证》，并通知工商行政管理部门。

药品生产企业因各种原因丢失了《药品生产许可证》，则应立即向原发证机关申请补发，同时应按照原发证机关的要求在指定媒体上登载遗失声明。在药品生产企业遗失声明登载满 1 个月后，原发证机关按照原核准事项向药品生产企业补发《药品生产许可证》。

（二）《GMP 证书》的管理

《GMP 证书》，全称为《药品生产质量管理规范认证证书》，是药品监督管理部门依法对药品生产企业（或车间）实施《药品生产质量管理规范》的情况进行监督检查，并对认证合格的药厂（车间）发放的证书。

1. GMP 认证申请条件

持有《药品生产许可证》的生产企业；持有与《药品生产许可证》生产范围相符的药品注册批准证明文件的生产企业。

2. GMP 认证机构

国家食品药品监督管理总局主管全国药品 GMP 认证管理工作。负责注射剂、放射性药品、生物制品等药品 GMP 认证和跟踪检查工作；负责进口药品 GMP 境外检查和国家或地区间药品 GMP 检查的协调工作。

省级药品监督管理部门负责本辖区内除注射剂、放射性药品、生物制品以外其他药品的 GMP 认证和跟踪检查工作，以及国家食品药品监督管理总局委托开展的药品 GMP 检查工作。

2013 年 5 月 15 日，国家食品药品监督管理总局发布了关于主要职责内设机构和人员编制的规定，将药品质量管理规范认证职责下放到各省级药品监督管理部门。

3. GMP 认证后的监督管理

GMP 认证是国家对药品生产企业实施的一种强制性管理手段，有利于药品生产质量的提高。为了加强药品 GMP 认证监督检查力度，原国家食品药品监督管理局在 2006

年 4 月 24 日发布了《药品 GMP 飞行检查暂行规定》（国食药监安〔2006〕165 号），对企业的 GMP 执行情况进行跟踪与监督。

药品生产企业在取得《GMP 证书》后，应严格按照《药品生产质量管理规范》组织生产。国家食品药品监督管理总局负责组织对全国 GMP 认证工作实施跟踪检查，各省局对辖区内 GMP 认证企业进行每年至少一次的跟踪检查，并将检查情况按要求上报国家食品药品监督管理总局。如果药品生产企业未达到 GMP 要求，各药监部门将给予警告，责令其限期改正；逾期不改正的，责令停产，停业整顿，并处五千元以上二万元以下的罚款；情节严重的，将吊销或缴销《药品生产许可证》，同时《GMP 证书》也将由原发证机关收回。

药品生产企业已取得过《GMP 证书》的，应至少在《GMP 证书》有效期满前 6 个月向原发证机关提出再次认证申请。《GMP 证书》有效期为 5 年，超过有效期的，药品生产企业不得继续生产药品。

二、相关法律法规条款

（一）《药品管理法》

第七条　开办药品生产企业，须经企业所在地省、自治区、直辖市人民政府药品监督管理部门批准并发给《药品生产许可证》。无《药品生产许可证》的，不得生产药品。

《药品生产许可证》应当标明有效期和生产范围，到期重新审查发证。

药品监督管理部门批准开办药品生产企业，除依据本法第八条规定的条件外，还应当符合国家制定的药品行业发展规划和产业政策，防止重复建设。

第八条　开办药品生产企业，必须具备以下条件：

（一）具有依法经过资格认定的药学技术人员、工程技术人员及相应的技术工人；

（二）具有与其药品生产相适应的厂房、设施和卫生环境；

（三）具有能对所生产药品进行质量管理和质量检验的机构、人员以及必要的仪器设备；

（四）具有保证药品质量的规章制度。

第九条　药品生产企业必须按照国务院药品监督管理部门依据本法制定的《药品生产质量管理规范》组织生产。药品监督管理部门按照规定对药品生产企业是否符合《药品生产质量管理规范》的要求进行认证；对认证合格的，发给认证证书。

《药品生产质量管理规范》的具体实施办法、实施步骤由国务院药品监督管理部门规定。

第七十三条　未取得《药品生产许可证》《药品经营许可证》或者《医疗机构制剂许可证》生产药品、经营药品的，依法予以取缔，没收违法生产、销售的药品和违法所得，并处违法生产、销售的药品（包括已售出的和未售出的药品，下同）货值金额二倍以上五倍以下的罚款；构成犯罪的，依法追究刑事责任。

第八十三条　违反本法规定，提供虚假的证明、文件资料样品或者采取其他欺骗手段取得《药品生产许可证》《药品经营许可证》《医疗机构制剂许可证》或者药品批准证明文件的，吊销《药品生产许可证》《药品经营许可证》《医疗机构制剂许可证》或者撤销药品批准证明文件，五年内不受理其申请，并处一万元以上三万元以下的罚款。

第九十四条　药品监督管理部门违反本法规定，有下列行为之一的，由其上级主管机关或者监察机关责令收回违法发给的证书、撤销药品批准证明文件，对直接负责的主管人员和其他直接责任人员依法给予行政处分；构成犯罪的，依法追究刑事责任：

（一）对不符合《药品生产质量管理规范》《药品经营质量管理规范》的企业发给符合有关规范的认证证书的，或者对取得认证证书的企业未按照规定履行跟踪检查的职责，对不符合认证条件的企业未依法责令其改正或者撤销其认证证书的；

（二）对不符合法定条件的单位发给《药品生产许可证》《药品经营许可证》或者《医疗机构制剂许可证》的。

（二）《药品管理法实施条例》

第四条　药品生产企业变更《药品生产许可证》许可事项的，应当在许可事项发生变更30日前，向原发证机关申请《药品生产许可证》变更登记；未经批准，不得变更许可事项。原发证机关应当自收到申请之日起15个工作日内作出决定。

第五条　省级以上人民政府药品监督管理部门应当按照《药品生产质量管理规范》和国务院药品监督管理部门规定的实施办法和实施步骤，组织对药品生产企业的认证工作；符合《药品生产质量管理规范》的，发给认证证书。其中，生产注射剂、放射性药品和国务院药品监督管理部门规定的生物制品的药品生产企业的认证工作，由国务院药品监督管理部门负责。《药品生产质量管理规范》认证证书的格式由国务院药品监督管理部门统一规定。

第六条　新开办药品生产企业、药品生产企业新建药品生产车间或者新增生产剂型的，应当自取得药品生产证明文件或者经批准正式生产之日起30日内，按照规定向药品监督管理部门申请《药品生产质量管理规范》认证。受理申请的药品监督管理部门应当自收到企业申请之日起6个月内，组织对申请企业是否符合《药品生产质量管理规范》进行认证；认证合格的，发给认证证书。

第八条　《药品生产许可证》有效期为5年，有效期届满，需要继续生产药品的，持证企业应当在许可证有效期届满前6个月，按照国有药品监督管理部门的持证企业应当在许可证有效期届满前6个月，按照国务院药品监督管理部门的规定申请换发《药品生产许可证》。药品生产企业终止生产药品或者关闭的，药品生产许可证由原发证部门缴销。

（三）《药品生产监督管理办法》

（国家食品药品监督管理局令第14号，2004年5月28日经国家食品药品监督管理局局务会审议通过，2004年8月5日起施行）

第九条 新开办药品生产企业、药品生产企业新建药品生产车间或者新增生产剂型的，应当自取得药品生产证明文件或者经批准正式生产之日起 30 日内，按照国家食品药品监督管理局的规定向相应的（食品）药品监督管理部门申请《药品生产质量管理规范》认证。

（四）《药品生产质量管理规范》

（卫生部令第 79 号，于 2010 年 10 月 19 日经卫生部部务会议审议通过，自 2011 年 3 月 1 日起施行）

第一条 为规范药品生产质量管理，根据《中华人民共和国药品管理法》《中华人民共和国药品管理法实施条例》，制定本规范。

三、任务实施

（一）明确目标

1. 开办药品生产企业，申办人首先要向省药品监督管理部门申请筹建，经批准同意后，开始筹建。

2. 筹建完成后，申请《药品生产许可证》，经审批取得《药品生产许可证》。

3. 持《药品生产许可证》到工商行政管理部门办理登记注册，取得《营业执照》。

4. 申请 GMP 认证，取得《GMP 证书》。

（二）办理资料

1.《药品生产许可证》的申请材料

（1）《药品生产许可证登记表》；

（2）申请人的基本情况及相关证明文件，申请人筹建期间的相关证明文件（开办单位的证明文件、土地使用证明、可行性研究报告）；

（3）拟办企业的基本情况，包括拟办企业名称、生产品种、剂型、设备、工艺及生产能力；拟办企业的场地、周边环境、基础设施等条件说明以及投资规模等情况说明；

（4）工商行政管理部门出具的拟办企业名称预先核准通知书；生产地址及注册地址、企业类型、法定代表人或者企业负责人；

（5）拟办企业的组织机构图（注明各部门的职责及相互关系、部门负责人）；

（6）拟办企业的法定代表人、企业负责人、部门负责人简历、学历和职称证书；依法经过资格认定的药学及相关专业技术人员、工程技术人员、技术工人登记表，并标明所在部门及岗位；高级、中级、初级技术人员的比例情况表；

（7）拟办企业的周边环境图、总平面布置图、仓储平面布置图、质量检验场所平面布置图；

（8）拟办企业生产工艺布局平面图（包括更衣室、盥洗间、人流和物流通道、气闸等，并标明人、物流向和空气洁净度等级），空气净化系统的送风、回风、排风平面布置图，工艺设备平面布置图；

（9）拟生产的范围、剂型、品种、质量标准及依据；

（10）拟生产剂型及品种的工艺流程图，并注明主要质量控制点与项目；

（11）空气净化系统、制水系统、主要设备验证概况；生产、检验仪器、仪表、衡器校验情况；

（12）主要生产设备及检验仪器目录；

（13）拟办企业生产管理、质量管理文件目录；

（14）洁净室监测报告；

（15）申请材料真实性的自我保证声明，并对所提交材料作出如有虚假承担法律责任的承诺；

（16）申办人身份证复印件；申办人不是法定代表人的，还应提交法定代表人委托书。

2. 《药品生产许可证》登记或换发申请表的填写

登陆国家食品药品监督管理总局网站（www. sfda. gov. cn），在"许可服务"处点击申请表及软件下载，查找药品生产许可证管理系统，按照 2010 年版药品生产许可证登记和换发申报软件下载说明下载相关文件，具体填写要求如下。

该申报软件下载完成后，直接解压到任意目录，然后运行其中的 ProjXKZClient. exe 即可启动。

（1）资料填报

①运行 ProjXKZClient. exe 后会弹出以下界面选择申请表填报类型。（图 8 – 1）

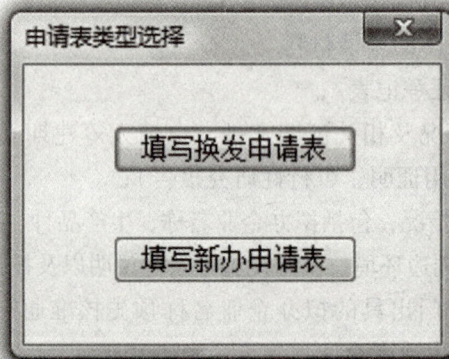

图 8 – 1　《药品生产许可证》申请表类型

因换发申请表的内容比新办申请表的内容少，且格式相近，所以以下操作均以"填写换发申请表"为例进行说明，点击"填写换发申请表"。

②如图 8 – 2 所示，左上角是各个表格的导航栏，从"封面"开始，按照《填表说明》依次填写"表一"至"表六"的内容。

③打开"封面"至"表六"各个表格后，都需要点击图 8 – 3 中画圈的"点我新增数据"栏目删除、修改或新增信息，所有项目填写或修改完成后需点下方的"保存"

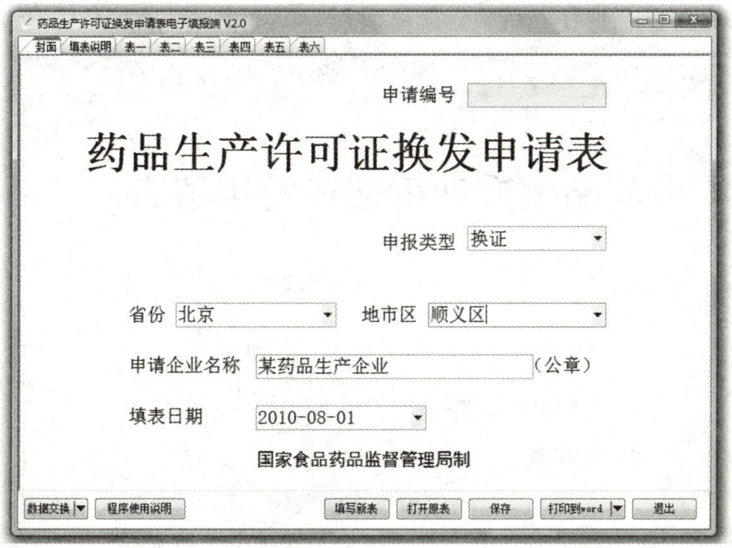

图 8-2　《药品生产许可证》换发申请表的填写

按钮完成填报工作。图 8-3 以"表二"为例显示填写相应内容后的保存。

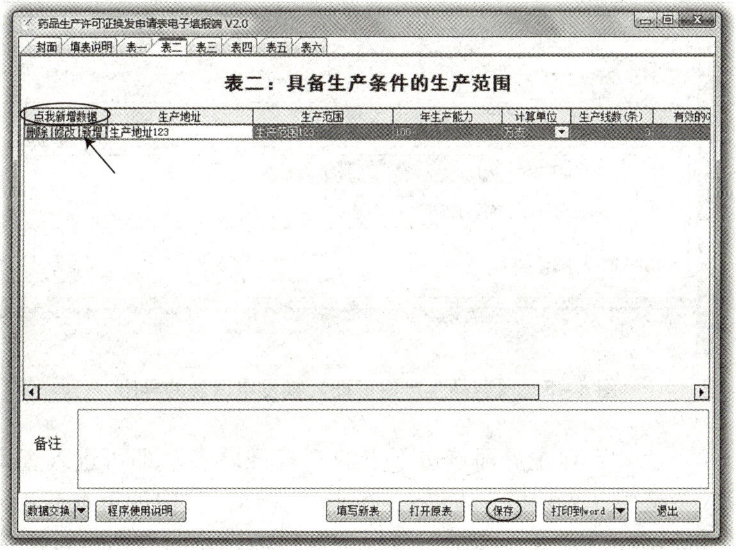

图 8-3　删除、修改或新增《药品生产许可证》换发申请表的信息

(2) 资料打印和数据报送

①填报完成后，点右下方的"打印到 Word"按钮，检查无误后即可打印整个文档，或对 word 文档进行修改后再打印。(图 8-4)

②点击图 8-4 中页面左下方的"数据交换"按钮右边的三角形箭头，选择"导出上报数据"，软件会自动生成一个省份＋地区＋序列号的 . xkz 数据备份文件（图 8-5)，把这个导出文件与打印出来的材料一起上报省市食品药品监督管理部门。注意上报的文件名中包含的序列号，必须与打印出来的纸质材料每页左下角的序列号一致，该序

列号每次在软件中按"保存"按钮后都会发生变化。

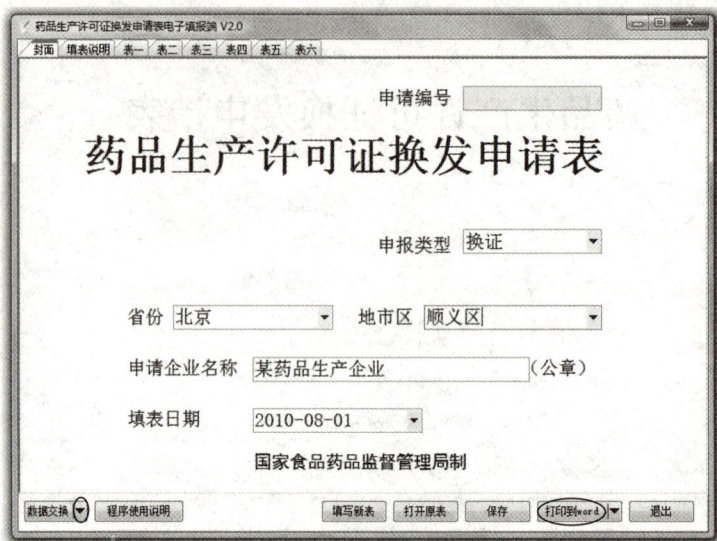

图 8-4 《药品生产许可证》换发申请表的打印

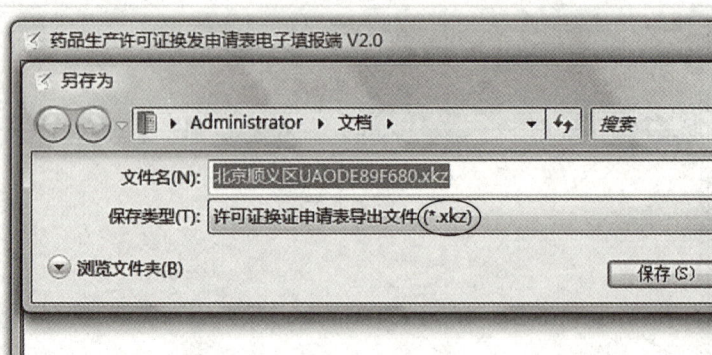

图 8-5 《药品生产许可证》换发申请表的导出

（3）企业资料查询：在主界面点击下方的"打开原表"即可进入查询界面。在查询界面下方输入关键词（支持模糊查询），再点"查询"按钮即可查询相关数据，然后点击对应的"删除/修改/查看"可对某条记录进行操作。同时还可对选定的记录"导出上报数据"或"保存到 excel"，将其导入到其他软件中进行操作。（图 8-6）

3. 《GMP 证书》的申请材料

（1）《药品 GMP 认证申请书》；

（2）《药品生产许可证》和《营业执照》复印件；《药品生产许可证》中有申请认证剂型的生产范围，并与《药品 GMP 认证申请书》中填写的生产地址一致；《营业执照》复印件中的地址与《药品生产许可证》中企业注册地址一致，法定代表人为同一人。

（3）药品生产管理和质量管理自查情况。包括企业概况及历史沿革情况、生产和

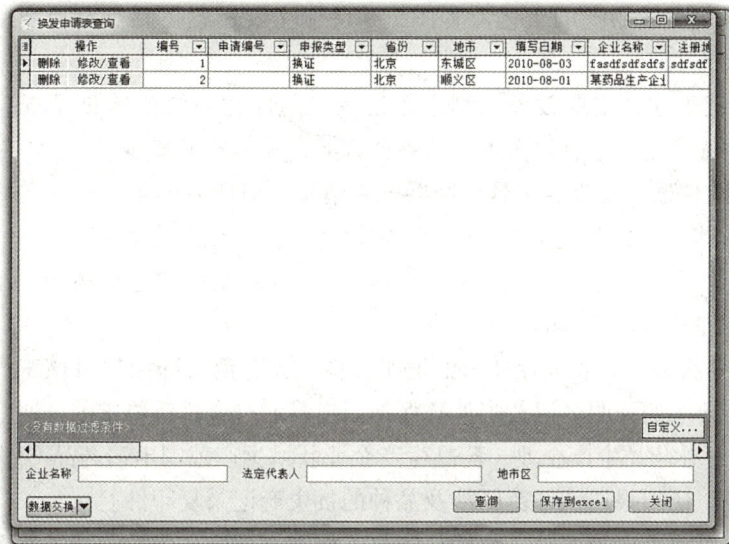

图 8 - 6   《药品生产许可证》换发申请表的查询

质量管理情况，证书期满重新认证企业的软、硬件条件变化情况，前次认证不合格项目的改正情况；自查报告结构按照《药品生产质量管理规范》的章节，系统地介绍企业的厂房设施、生产、质量管理，文件等各方面情况。同时针对上次检查中出现的不合格项目进行的整改措施。文字通顺、结构完整、实事求是的反映企业的整体状况。

（4）企业组织机构图，要求注明各部门名称、相互关系、部门负责人；组织结构完整，部门职责明晰。

（5）企业负责人、部门负责人简历；依法经过资格认定的药学及相关专业技术人员、工程技术人员、技术工人登记表，并标明所在部门及岗位；高、中、初级技术人员占全体员工的比例情况表；生产和质量管理人员不得相互兼任。

（6）企业生产范围全部剂型和品种表；申请认证范围剂型和品种表（注明常年生产品种），包括依据标准、药品批准文号；新药证书及生产批件等有关文件材料的复印件；常年生产品种的质量标准。

（7）企业总平面布置图，以及企业周围环境图；仓储平面布置图、质量检验场所平面布置图（含动物室）；要求图纸清晰，标明各部分的名称和位置。

（8）生产车间概况。要求图纸清晰完整，包括所在建筑物每层用途和车间的平面布局、建筑面积、洁净区、空气净化系统等情况。并对各部分的进行标注。

对 β - 内酰胺类品种（如青霉素类、头孢菌素类等）、避孕药、激素类、抗肿瘤类、放射性药品等的生产区域、空气净化系统及设备情况进行需要重点描述，从设计的角度防止交叉污染。

设备安装平面布置图，包括更衣室、盥洗间、人流和物流通道、气闸等，并标明人、物流向和空气洁净度等级。

空气净化系统的送风、回风、排风平面布置图；注明送、回风口的位置等。

（9）认证剂型或品种的工艺流程图，并注明主要过程控制点及控制项目；要求工艺过程与批准的生产工艺一致。

（10）关键工序、主要设备、制水系统及空气净化系统的验证情况；对工序、设备、制水及空气净化系统有切实可行的验证方案，并得到了实施。

（11）检验仪器、仪表、量具、衡器校验情况；对所有的生产、检验用的、检验仪器、仪表、量具、衡器进行校验，符合法定标准并在标准有效期内。

（12）企业生产管理、质量管理文件目录。文件系统结构条理清晰，结构完整。内容覆盖生产管理和质量管理的主要过程。

（13）企业符合消防和环保要求的证明文件。具有消防部门出具该工厂或申请认证车间符合消防要求的证明，以及当地环保部门出具的符合排污要求的证明。

（14）新开办药品生产企业、药品生产企业新增生产范围申请药品 GMP 认证，除报送上述材料外，还须报送认证范围涉及品种的批生产记录复印件。

批生产记录要求内容完整，包括从物料、配制、制剂、包装、清场等全过程，严格按照生产工艺生产，生产完成后进行了有效的清场，记录清晰完整，物料平衡。

（15）申请材料真实性的自我保证声明，并对所提交材料作出如有虚假承担法律责任的承诺；

（16）申办人身份证复印件；申办人不是法定代表人的，还应提交法定代表人委托书。

4. 《药品 GMP 认证申请书》的填写

登陆国家食品药品监督管理总局网站（www. sfda. gov. cn），在"许可服务"处点击申请表及软件下载，查找 GMP 认证申请书电子填报软件，下载填写相关文件。

填写《药品 GMP 认证申请书》，同时附申请书电子文档。《药品 GMP 认证申请书》是申请人提出药品 GMP 认证申请的基本文件，同时也是药监部门对该申请进行审批的依据，是药品监督管理部门对药品 GMP 认证申请进行形式审查的重点，其填写必须准确、规范，并符合填表说明的要求。（表 8 - 1、表 8 - 2）

（1）组织机构代码：按《中华人民共和国组织机构代码证》上的代码填写。

（2）生产类别：包括化学药、中成药、化学药及中成药，并同时在括弧内注明原料药、中药提取、制剂，生物制品，体外诊断试剂，放射性药品，其他类（中药饮片、药用辅料、空心胶囊、医用氧）。

（3）企业类型：按《企业法人营业执照》上企业类型填写。三资企业请注明投资外方的国别或港、澳、台地区。

（4）认证范围：填写制剂剂型，其中青霉素类、头孢菌素类、激素类、抗肿瘤药、避孕药在括弧内注明（中药提取车间在括弧内注明）；填写原料药同时在括弧内注明品种名称；填写放射性药品并在括弧内注明相应剂型；生物制品填写品种名称，并在括弧内注明相应剂型。

（5）认证剂型类别：包括注射剂、口服固体制剂、口服液体剂、其他制剂、原料药，生物制品，体外诊断试剂，放射性药品，其他类（中药饮片、药用辅料、空心胶囊、医用氧)。

(6) 建设性质:包括新建(指新开办的药品生产企业和新增生产范围)、改扩建、迁建。

(7) 计算单位:固定资产和投资额计算单位为万元。生产能力计算单位为万瓶、万支、万片、万粒、万袋、吨等。

(8) 联系电话:号码前标明所在地区长途电话区号。

表 8-1 药品 GMP 认证申请书——企业基本信息

企业名称	中文				
	英文				
注册地址	中文				
生产地址	中文				
	英文				
注册地址邮政编码			生产地址邮政编码		
组织机构代码			药品生产许可证编号		
生产类别					
企业类型			三资企业外方国别或地区		
企业始建时间		年 月 日	最近更名时间		年 月 日
职工人数			技术人员比例		
法定代表人		职 称		所学专业	
企业负责人		职 称		所学专业	
质量负责人		职 称		所学专业	
生产负责人		职 称		所学专业	
联系人		电 话		手 机	
传 真		e - mail			
固定资产原值(万元)			固定资产净值(万元)		
厂区占地面积(平方米)			建筑面积(平方米)		
上年工业总产值(万元)			销售收入(万元)		
利润(万元)		税金(万元)		创汇(万美元)	
原料药生产品种(个)		制剂生产品种(个)		常年生产品种(个)	
申请认证范围	中文				
	英文				
本次认证生产剂型和品种		列表(附申请书后),包括药品名称、剂型、规格、批准文号或报批情况			
认证剂型类别					
本次认证是企业第 [ ] 次认证					
本次申请 GMP 认证范围固定资产投资情况(万元)					

续表

本次申请 GMP 认证范围固定资产投资情况（万元）	改扩建		年　月　日		建成时间			年　月　日	
	资金来源	固定资产投资总额		投资构成	建筑工程				
		其中：银行贷款			安装工程				
		利用外资			设备、工器具购置				
		自筹资金			其中：工艺设备				
		其他资金			其他费用				
	建筑面积（平方米）								
企业全部制剂剂型、生物制品品种、原料药车间、中药提取车间名称			本次认证范围年生产能力		计算单位		本次认证制剂生产线数（条）		已取得药品 GMP 证书编号
备注									

表 8 - 2　药品 GMP 认证申请书——生产剂型和品种表

药品名称	原料药、制剂剂型	规格	药品批准文号或执行标准

（如制剂剂型等内容填写空间不够，可另加附页）

（三）实施程序

1.《药品生产许可证》申报程序

（1）申请：申请人向省食品药品监督管理局行政许可受理办提交开办申请《药品生产许可证登记表》和其他申请材料。

（2）受理：5 个工作日内完成申请材料受理审查。符合要求的，予以受理，出具受理通知书；不符合要求的，出具补正材料或不予受理通知书。

（3）审查：按照《药品管理法》《药品管理法实施条例》《药品生产监督管理办法》《药品生产质量管理规范》《药用辅料生产质量管理规范》等有关规定，组织审查、现场检查验收。

（4）决定：经审查，符合规定的，批准核发《药品生产许可证》，不符合规定的，作出不予批准的决定，书面说明理由告知申请人。

（5）许可文本制作及送达：省局受理办制作、送达《药品生产许可证》正、副本。

2.《GMP 证书》申报程序

（1）认证的申请：药品生产企业将申请资料报国家食品药监督管理总局或省级药品监督管理部门。

（2）资料审查：省级以上药品监督管理部门对药品 GMP 申请书及相关资料进行形式审查，申请材料齐全、符合法定形式的予以受理；未按规定提交申请资料的，以及申请资料不齐全或者不符合法定形式的，当场或者在 5 日内一次性书面告知申请人需要补正的内容；省级以上药品认证检查机构对申请资料进行技术审查，需要补充资料的，书面通知申请企业，申请企业应按通知要求，在规定时限内完成补充资料，逾期未报的，其认证申请予以终止。

（3）现场检查：省级以上药品认证检查机构完成申报资料技术审查后，制定现场检查工作方案，并组织实施现场检查。

知识链接

GMP 认证现场检查要点

一、质量保证体系情况

检查要点 1：质量体系的概念是否建立。该体系应当涵盖影响药品质量的所有因素，包括确保药品质量符合预定用途的有组织、有计划的全部活动。质量体系与质量保证、质量控制、GMP 之间的关系。企业质量方针、质量目标、部门及其个人的质量目标。

检查要点 2：质量保证系统是否有效运行（质量保证系统的运作流程）。

检查要点 3：组织机构图及相关职责的文件、职责、分工是否明确，查看岗位职责及相关培训。

检查要点 4：质量风险管理规程。

风险管理的启动、风险评估的方法（一切验证都需先做风险评估，根据评估结果确定验证的深度及范围）

二、机构与人员

检查要点 1：组织机构图（组织机构图来源于文件，一切都要有文件支持）。

检查要点 2：质量部是否独立设置、是否参与所有质量活动及审核 GMP 文件。

检查要点 3：关键人员的职责是否清晰完整，招聘时也要有文件支持。如资历、经验、技能等方面都要有文件作出规定。

检查要点 4：企业负责人与实际负责人的关系，是否有授权。

检查要点 5：培训管理部门的职责、年度培训计划、培训计划、培训方案、相关记录、培训考核、培训跟踪等。每个企业都存在人员培训不到位的情况，人员可以有培训不到位的现象出现，但是有关培训的一整套文件不能有问题。

检查要点6：卫生人员更衣程序、健康体检、参观人员管理、工衣工服工鞋是否有编号、服装的清洁应有记录（先风险评估后作出的规定）。

三、厂房与设施

检查要点1：厂房、公用设施、固定管道（应有图纸）。

检查要点2：生产区、仓储区、质量控制区布局图。

检查要点3：厂房设施清洁维护规程。

检查要点4：温度湿度控制情况（库房温度、湿度需要验证）。

检查要点5：防虫、防鼠硬件措施及管理文件、记录。

检查要点6：人员进入生产、贮存和质量控制区的情况（控制无关人员随便出入）。

检查要点7：物流路线（从库房到车间，特别注意在运输过程中的管理措施）。

四、生产区

检查要点1：生产工艺流程图，洁净区送风、回风、排风布局图（根据药品生产过程的风险评估来确定净化级别以及温度、湿度、压差等要求）。

检查要点2：环境检测报告。

检查要点3：产尘操作间、原辅料称量室的设计，防止污染和交叉污染的措施。

检查要点4：储存功能间是否能够满足物料在车间的暂存和流转。

五、仓储区

检查要点1：库房布局图（有特殊贮藏要求的物料如何存放，区域划分是否合理）。

检查要点2：物料接收、发放、发运区域的设置。

检查要点3：不合格物料、召回药品是否隔离存放。

检查要点4：物料储存是否能满足物料贮存条件。

检查要点5：来料如何请验、如何取样。

六、化验室

检查要点1：微生物室布局图（化验室与生产区最好区分开）。

检查要点2：样品接收处置、贮存区。

检查要点3：仪器是否有专门的仪器室。

检查要点4：化学试剂贮存区。

七、设备

检查要点1：设备清单。

检查要点2：设备采购、安装、确认、报废的记录和文件。

检查要点3：关键设备对药品质量产生不利影响的风险评估（有断裂、脱落风险的设备，如摇摆制粒机、震荡筛的筛网断裂)。

检查要点4：设备的润滑剂、冷却剂管理规定是否符合要求。

检查要点5：设备模具的采购、验收、保管、维护、使用、发放及其报废的管理规程和相关记录。

检查要点6：经过改造或者大修的设备是否有变更记录、大修后设备是否进行确认，是否在确认符合要求后用于生产。

检查要点7：设备、设施清洁操作规程记录，清洁效果是否经过风险评估、是否经过确认。

检查要点8：设备使用维护保养是否有记录，记录能否反映文件规定所要检查的所有内容。

检查要点9：设备状态标识、设备确认的参数范围。

检查要点10：衡器、量具、仪表是否校验。

八、制药用水

检查要点1：机组相关档案（包括设计安装图纸）。

检查要点2：工艺用水流向图（总送总回储罐、各用水点）有无盲管。

检查要点3：工艺用水电导率及控制指标。

检查要点4：原水、制药用水的水质监测规定及相关记录。

检查要点5：纯化水管道的清洗、消毒、维护保养规程及相关记录。

检查要点6：纯化水系统的风险评估（偏差以及变更情况）。

检查要点7：纯化水系统的验证情况。

九、空调系统

检查要点1：机组相关档案（包括设计安装图纸）。

检查要点2：空调系统图（送风图、回风图、直排图）。

检查要点3：空调系统的日常监测情况（现场询问）。

检查要点4：空调系统监测规定及相关记录。

检查要点5：空调系统的清洗、消毒、维护保养规程及相关记录。

检查要点6：空调系统的风险评估（偏差以及变更情况）。

检查要点7：空调系统的验证情况。

十、物料

检查要点1：原辅料的质量标准。

检查要点2：印字油墨（有、无，如有是否达到食用级以上）。

检查要点3：物料的接收、贮存、发放、使用、发运的操作规程及记录。

检查要点4：物料的取样（取样证）检验报告、放行单。

检查要点5：进口药材相关批件。

检查要点6：外包装标识（严格按照条款设计，如中药饮片标识、中间体标识、复验期和有效期、贮存条件一定要设计在标识卡上）。

检查要点7：物料贮存是否合理（现场检查），如何管理待验品、不合格品、合格品（不合格品和召回物料一定要物理隔离）。

检查要点8：有特殊要求的物料如何储存（易串味中药饮片、阴凉储存的中药饮片、易燃易爆物料的储存，如酒精）。

检查要点9：库房布局是否合理，防蚊等措施是否到位，存储区要有布局图（卫生第一）。

检查要点10：标识齐全、准确是基础，账物卡相符是核心（经得起纵向、横向检查）。

十一、供应商审计与评估

检查要点1：供应商审计与评估管理规程。

检查要点2：合格供应商名单。

检查要点3：供应商审计与分级管理（分级是否有风险评估）。

归纳起来，新GMP认证检查工作的变化主要表现在以下方面：

1. 不再制订具体的检查项目，认证检查时主要围绕药品GMP的内容来进行。

2. 采用国际（通用）分类方式对检查缺陷进行分类（严重、主要、一般）。

3. 将弄虚作假等欺诈行为定为严重缺陷。

4. 增加可根据实际存在风险大小，将几项一般缺陷或主要缺陷经综合评定后，上升为主要缺陷或严重缺陷的规定。

5. 增加了如企业对上次检查发现的缺陷未按承诺完成有效整改的，则该缺陷的严重程度应在本次检查中升级的规定。

6. 增加了根据企业的整改情况结合检查组报告，综合评定企业此次是否通过药品GMP认证检查的规定。

7. 增加了不同类别产品的缺陷示例，为企业和药品GMP检查员提供了指导。

（4）现场检查报告的审核、审批：省级以上药品认证检查机构可结合企业整改情况对现场检查报告进行综合评定。必要时，可对企业整改情况进行现场核查。

（5）公告发证：经药品监督管理部门审批，符合药品GMP要求的，向申请企业发放《药品GMP证书》；不符合药品GMP要求的，认证检查不予通过，药品监督管理部门以《药品GMP认证审批意见》方式通知申请企业。药品监督管理部门应将审批结果予以公告。

四、知识拓展——GMP认证（2010年修订）的主要内容

《药品生产质量管理规范》原名 Good Practice in the Manufacturing and Quality Control of Drugs，简称 Good Manufacturing Practice，英文缩写为 GMP，是质量管理体系的一部分，是药品生产管理和质量控制的基本要求，旨在最大限度地降低药品生产过程中污染、交叉污染以及混淆、差错等风险，确保持续稳定地生产出符合预定用途和注册要求的药品。GMP 是在药品生产全过程中实施质量管理，保证生产出优质药品的一整套系统的、科学的管理规范，是药品生产和质量管理的基本准则。同时，也是国际贸易药品质量签证体制不可分割的一部分，是世界药品市场的"准入证"。

我国的 GMP 于 1988 年正式颁布，1992 年、1998 年、2010 年先后修订了三次。现行《药品生产质量管理规范（2010 年修订）》（卫生部令第 79 号）已于 2010 年 10 月 19 日经卫生部部务会议审议通过，现予以发布，自 2011 年 3 月 1 日起施行。包括药品 GMP 基本要求、五个附录（无菌药品、生物制品、血液制品、中药制剂、原料药）。基本要求包含总则、质量管理、机构与人员、厂房与设施、设备、物料与产品、确认与验证、文件管理、生产管理、质量控制与质量保证、委托生产与委托检验、产品发运和召回、自检、附则等 14 章、54 小节、313 条，共计约 3.2 万字。其具体内容详见表 8-3。

表 8-3 新修订药品 GMP 及相应条款数量

章名	条款数量	章名	条款数量
1. 总则	4 条	9. 生产管理	4 节 33 条
2. 质量管理	4 节 11 条	10. 质量控制与质量保证	9 节 61 条
3. 机构与人员	4 节 22 条	11. 委托生产与委托检验	4 节 15 条
5. 设备	6 节 31 条	12. 产品发运与召回	3 节 13 条
6. 物料与产品	7 节 36 条	13. 自检	2 节 4 条
7. 确认与验证	12 条	14. 附则	4 条 42 个术语
8. 文件管理	6 节 34 条	附录	5 个

实际上仍有效力的还有 98 版药品 GMP 的另外三个暂不修订的附录：中药饮片、放射性药品、医用气体。

修订重点主要集中在药品 GMP 基本要求、附录无菌药品部分。基本要求和附录无菌药品、生物制品和血液制品主要参考了欧盟与 WHO 的相关药品 GMP 要求，附录原料药主要参考了 ICHQ7。

洁净等级采用 ISO14644 标准，分为 A、B、C、D 级。A 级区，指高风险操作区，如灌装区，放置胶塞桶、敞口注射剂瓶的区域及无菌装配或连接操作的区域。通常用单向流操作台（罩）来维护该区的环境状态。单向流系统在其工作区必须均匀送风，风速为 0.36~0.54m/s（指导值）。应有数据证明单向流的状态必须验证。在密闭的隔离操作器或手套箱内，可使用较低的风速。B 级区，指无菌配制和灌装等高风险操作 A 级区所处的背景区域。C、D 级区，指生产无菌药品过程中重要程度较低的洁净操作区。

局部百级和万级洁净区的悬浮粒子检测方法由原来的静态改为动态，所有洁净区的沉降菌检测方法也由原来的静态改为动态，进一步对硬件设施提出了更高的要求。（表8-4，表8-5）

表8-4　各洁净级别空气悬浮粒子的标准

级别	静态 空气尘粒最大允许数/立方米		动态 空气尘粒最大允许数/立方米	
	≥0.5μm	≥5μm	≥0.5μm	≥5μm
A级	3520	20	3520	20
B级	3520	29	352000	2900
C级	352000	2900	3520000	29000
D级	3520000	29000	不作规定	不作规定

表8-5　洁净区微生物监测的动态标准

级别	浮游菌（cfu/m³）	沉降碟（Φ90mm） （cfu/4h）	接触碟（Φ55mm） （cfu/碟）	5指手套 （cfu/手套）
A级	<1	<1	<1	<1
B级	10	5	5	5
C级	100	50	25	–
D级	200	100	50	–

任务二　质量管理

质量管理是指对药品在生命周期内的质量管理，它包括药品的研发、生产、经营、销售直至为消费者服务的全过程。药品作为一种特殊的商品，药品质量的高低直接关系到用药者的身体健康，因此，加强药品质量意识，树立"质量第一"的思想，努力提高对药品质量的认识，提高药品质量管理水平，是药学工作者必须具备的职业素养。

任务情境

小张目前就读于某所医药高职学校，在实习期间，她被分配到一家药品生产企业质量部实习，她将如何做好实习前的准备工作？如何更好地实现理论与实践对接呢？

一、基础知识

质量是一组固有特性满足要求的程度。它不仅是指产品质量，也可以是某项活动或过程的工作质量，还可以是质量管理体系运行的质量。

质量好的药品，从GMP管理的角度来看，应当具有四大特性：①有效性好，能够达到预期目的。②安全性高，正确使用时尽可能将副作用控制在最小的范围。③成分合理，均质性好，在规定期限内稳定性好，没有分解变质的危险，能防止污染。④服用方便，所附说明书、标签的信息齐全。

（一）质量管理的相关概念

1. 质量管理

质量管理是从保证质量角度指挥和控制组织的协调活动，通常包括制订质量方针和质量目标，以及质量策划、质量控制、质量保证、质量改进等活动。

2. 质量管理体系

建立质量方针和质量目标是组织机构、职责、程序活动、能力和资源等构成的有机整体。质量管理体系的建立是企业战略决策的一部分，它的实施范围要和企业的质量策略相一致。因此，企业需要充分考虑自身的规模和组织结构、环境、具体目标、所生产的产品及工艺复杂程度、资源能力、管理流程、不断变化的需求等各方面的因素，来确定其质量管理体系的范围。企业应建立质量管理体系，形成文件，加以实施和保持，并持续改进其有效性。

3. 质量控制（QC）

质量控制致力于满足质量要求，是质量管理的一部分，强调的是质量要求。具体是指按照规定的方法和规程对原辅料、包装材料、中间产品和成品进行取样、检验和复核，以保证这些物料和产品的成分、含量、纯度及其他性状符合已确定的质量标准。

4. 质量保证（QA）

质量保证致力于提供质量要求会得到满足的信任，是质量管理的一部分。具体是指为使人们确信某一产品、过程或服务的质量所必须的全部有计划有组织的活动，也可以说是为了提供信任表明实体能够满足质量要求，而在质量体系中实施并根据需要进行证实的全部有计划和有系统的活动。质量保证是一个宽泛的概念，它涵盖影响质量产品的所有因素，是为了确保药品符合其预定用途、并达到规定的质量要求，所采取的所有措施的总和。

5. 质量风险管理

风险是指危害发生的可能性及其严重程度的综合体。药品质量风险的产生原因主要有三个方面：①设计质量缺陷。如在研发、临床试验中没被发现的药物毒性和副作用；设计工艺难以有效地转化为生产工艺。②生产质量缺陷。如威胁人体健康甚至生命的杂质或异物对药品的污染；在药品包装和说明书上可能误导患者的不正确标记和说明；可能导致治疗无效或副作用增加的有效成分含量不足或过量；原料原因、生产过程中的操作失误、贮运过程出现差错事故，及漏检错判等。③用药质量风险。如使用过程中误用、错用、滥用等；使用方法不正确。质量风险管理是在整个产品生命周期中采用前瞻或回顾的方式，对质量风险进行评估、控制、沟通、审核的系统过程。质量风险管理应用范围很广，可以贯穿质量和生产的各个方面，包含多种方法和适应性。药品的质量风险主要包括两个方面：产品本身的固有风险和药品生产企业的管理风险。固有风险通常是指药品的质量标准风险和药品不良反应风险。在药品的使用过程中，这两个方面的质量风险均会给患者带来潜在的危险，所以在药品生产企业选用有足够知识和判断力的人员进行有效的质量管理非常重要。

（二）质量管理发展的四个阶段

1. 质量检验阶段

强调对最终产品的质量检验，属于对产品质量事后把关的一种管理方法。这种管理方法不能提高产品的质量，其作用只局限于剔除次品和废品。

2. 质量控制阶段

强调产品质量不是检验出来的，而是生产制造出来的，因而在产品的生产过程中对所有影响质量的因素进行控制，为产品最终质量的提高提供了有效的保证。与上述质量检验阶段相比，把产品质量控制从事后把关提前到产品的生产过程中，有利于产品质量的提高。

3. 全面质量管理阶段

强调产品质量首先是设计出来的，之后才是制造和检验出来的。因为产品的生产过程控制和最终质量检验无法弥补产品本身设计上的缺陷，从而将质量管理从质量控制阶段提高到实施设计阶段，对在产品生命周期中影响产品质量的所有因素进行有效的管理，为产品质量的提高提供了有效的保证。

4. 质量管理标准化阶段

随着全面质量管理的开展与实践，国际标准化组织（ISO）制定了一系列质量管理标准（ISO9000 族系列标准）。ISO9000 族国际标准实施多年来，其精髓已渗透到 GMP之中，促使 GMP 发展更加国际化、标准化。

二、相关法律法规条款

（一）《药品管理法》

第十一条　生产药品所需的原料、辅料，必须符合药用要求。

第十二条　药品生产企业必须对其生产的药品进行质量检验；不符合国家药品标准或者不按照省、自治区、直辖市人民政府药品监督管理部门制定的中药饮片炮制规范炮制的，不得出厂。

（二）《药品管理法实施条例》

第九条　药品生产企业生产药品所使用的原料药，必须具有国务院药品监督管理部门核发的药品批准文号或者进口药品注册证书、医药产品注册证书；但是，未实施批准文号管理的中药材、中药饮片除外。

（三）《药品生产质量管理规范》

第五条　企业应当建立符合药品质量管理要求的质量目标，将药品注册的有关安全、有效和质量可控的所有要求，系统地贯彻到药品生产、控制及产品放行、贮存、发运的全过程中，确保所生产的药品符合预定用途和注册要求。

第六条　企业高层管理人员应当确保实现既定的质量目标，不同层次的人员以及供应商、经销商应当共同参与并承担各自的责任。

第七条　企业应当配备足够的、符合要求的人员、厂房、设施和设备，为实现质量目标提供必要的条件。

第八条　质量保证是质量管理体系的一部分。企业必须建立质量保证系统，同时建立完整的文件体系，以保证系统有效运行。

第九条　质量保证系统应当确保：

（一）药品的设计与研发体现本规范的要求；

（二）生产管理和质量控制活动符合本规范的要求；

（三）管理职责明确；

（四）采购和使用的原辅料和包装材料正确无误；

（五）中间产品得到有效控制；

（六）确认、验证的实施；

（七）严格按照规程进行生产、检查、检验和复核；

（八）每批产品经质量受权人批准后方可放行；

（九）在贮存、发运和随后的各种操作过程中有保证药品质量的适当措施；

（十）按照自检操作规程，定期检查评估质量保证系统的有效性和适用性。

第十条　药品生产质量管理的基本要求：

（一）制定生产工艺，系统地回顾并证明其可持续稳定地生产出符合要求的产品；

（二）生产工艺及其重大变更均经过验证；

（三）配备所需的资源，至少包括：

1. 具有适当的资质并经培训合格的人员；

2. 足够的厂房和空间；

3. 适用的设备和维修保障；

4. 正确的原辅料、包装材料和标签；

5. 经批准的工艺规程和操作规程；

6. 适当的贮运条件。

（四）应当使用准确、易懂的语言制定操作规程；

（五）操作人员经过培训，能够按照操作规程正确操作；

（六）生产全过程应当有记录，偏差均经过调查并记录；

（七）批记录和发运记录应当能够追溯批产品的完整历史，并妥善保存、便于查阅；

（八）降低药品发运过程中的质量风险；

（九）建立药品召回系统，确保能够召回任何一批已发运销售的产品；

（十）调查导致药品投诉和质量缺陷的原因，并采取措施，防止类似质量缺陷再次发生。

第十一条　质量控制包括相应的组织机构、文件系统以及取样、检验等，确保物料或产品在放行前完成必要的检验，确认其质量符合要求。

第十二条　质量控制的基本要求：

（一）应当配备适当的设施、设备、仪器和经过培训的人员，有效、可靠地完成所有质量控制的相关活动；

（二）应当有批准的操作规程，用于原辅料、包装材料、中间产品、待包装产品和成品的取样、检查、检验以及产品的稳定性考察，必要时进行环境监测，以确保符合本规范的要求；

（三）由经授权的人员按照规定的方法对原辅料、包装材料、中间产品、待包装产品和成品取样；

（四）检验方法应当经过验证或确认；

（五）取样、检查、检验应当有记录，偏差应当经过调查并记录；

（六）物料、中间产品、待包装产品和成品必须按照质量标准进行检查和检验，并有记录；

（七）物料和最终包装的成品应当有足够的留样，以备必要的检查或检验；除最终包装容器过大的成品外，成品的留样包装应当与最终包装相同。

第十三条　质量风险管理是在整个产品生命周期中采用前瞻或回顾的方式，对质量风险进行评估、控制、沟通、审核的系统过程。

第十四条　应当根据科学知识及经验对质量风险进行评估，以保证产品质量。

第十五条　质量风险管理过程所采用的方法、措施、形式及形成的文件应当与存在风险的级别相适应。

第二百四十七条　各部门负责人应当确保所有人员正确执行生产工艺、质量标准、检验方法和操作规程，防止偏差的产生。

第二百四十八条　企业应当建立偏差处理的操作规程，规定偏差的报告、记录、调查、处理以及所采取的纠正措施，并有相应的记录。

第二百四十九条　任何偏差都应当评估其对产品质量的潜在影响。企业可以根据偏差的性质、范围、对产品质量潜在影响的程度将偏差分类（如重大、次要偏差），对重大偏差的评估还应当考虑是否需要对产品进行额外的检验以及对产品有效期的影响，必要时，应当对涉及重大偏差的产品进行稳定性考察。

第二百五十条　任何偏离生产工艺、物料平衡限度、质量标准、检验方法、操作规程等的情况均应当有记录，并立即报告主管人员及质量管理部门，应当有清楚的说明，重大偏差应当由质量管理部门会同其他部门进行彻底调查，并有调查报告。偏差调查报告应当由质量管理部门的指定人员审核并签字。

企业还应当采取预防措施有效防止类似偏差的再次发生。

第二百五十一条　质量管理部门应当负责偏差的分类，保存偏差调查、处理的文件和记录。

第二百五十二条　企业应当建立纠正措施和预防措施系统，对投诉、召回、偏差、自检或外部检查结果、工艺性能和质量监测趋势等进行调查并采取纠正和预防措施。调查的深度和形式应当与风险的级别相适应。纠正措施和预防措施系统应当能够增进对产品和工艺的理解，改进产品和工艺。

第二百五十三条 企业应当建立实施纠正和预防措施的操作规程，内容至少包括：

（一）对投诉、召回、偏差、自检或外部检查结果、工艺性能和质量监测趋势以及其他来源的质量数据进行分析，确定已有和潜在的质量问题。必要时，应当采用适当的统计学方法；

（二）调查与产品、工艺和质量保证系统有关的原因；

（三）确定所需采取的纠正和预防措施，防止问题的再次发生；

（四）评估纠正和预防措施的合理性、有效性和充分性；

（五）对实施纠正和预防措施过程中所有发生的变更应当予以记录；

（六）确保相关信息已传递到质量受权人和预防问题再次发生的直接负责人；

（七）确保相关信息及其纠正和预防措施已通过高层管理人员的评审。

第二百五十四条 实施纠正和预防措施应当有文件记录，并由质量管理部门保存。

三、任务实施

（一）明确目标

企业必须确立质量目标，建立质量保证系统，同时建立完整的文件体系，以保证系统有效运行。物料和成品应当有经批准的现行质量标准；必要时，中间产品或待包装产品也应当有质量标准。外购或外销的中间产品和待包装产品应当有质量标准；如果中间产品的检验结果用于成品的质量评价，则应当制定与成品质量标准相对应的中间产品质量标准。

（二）实施程序

1. 确立质量目标

药品生产企业应当建立符合药品质量管理要求的质量目标，将药品注册有关安全、有效和质量可控的所有要求，系统地贯彻到药品生产、控制及产品放行、贮存、发运的全过程中，确保所生产的药品符合预定用途和注册要求。

2. 质量保证（QA）

企业必须建立质量保证系统，同时建立完整的文件体系，以保证系统有效运行。质量保证包括变更控制、偏差处理、纠正措施和预防措施（CAPA）、供应商的评估和批准、产品质量回顾分析、投诉与不良反应报告。

3. 质量控制（QC）

质量控制是质量管理的一个组成部分，其目的在于监控质量形成过程并消除导致不合格或不满意效果的因素。质量控制包括相应的组织机构、文件系统以及取样、检验等，确保物料或产品在放行前完成必要的检验，确认其质量符合要求。质量控制的基本要求如下。

（1）应当配备适当的设施、设备、仪器和经过培训的人员，有效、可靠地完成所有质量控制的相关活动；

（2）应当有批准的操作规程，用于原辅料、包装材料、中间产品、待包装产品和成品的取样、检查、检验以及产品的稳定性考察，必要时进行环境监测，以确保符合本规范的要求；

（3）由经授权的人员按照规定的方法对原辅料、包装材料、中间产品、待包装产品和成品取样；

（4）检验方法应当经过验证或确认；

（5）取样、检查、检验应当有记录，偏差应当经过调查并记录；

（6）物料、中间产品、待包装产品和成品必须按照质量标准进行检查和检验，并有记录；

（7）物料和最终包装的成品应当有足够的留样，以备必要的检查或检验；除最终包装容器过大的成品外，成品的留样包装应当与最终包装相同。

4. 质量风险管理

质量风险管理是在整个产品生命周期中采用前瞻或回顾的方式，对质量风险进行评估、控制、沟通、审核的系统过程。

质量风险管理的应用可以贯穿药品生产的各个方面。质量风险管理的具体方法和文件，可以针对不同的风险而有所不同。对质量风险的评估应该基于科学性，质量风险管理流程和文件的复杂程度应该与所对应的风险程度相一致。

质量风险管理流程，质量风险管理流程可以概括为以下基本步骤：（图8-8）

（1）风险识别：确定事件并启动质量风险管理。确定风险评估的问题、风险对质量风险管理结果的影响。收集相关的背景信息，用于识别风险的信息可以包括历史数据、理论分析、成型的意见，以及影响决策的一些利害关系等。

（2）风险分析：针对不同的风险项目选择不同的分析工具，确定风险的因素，界定风险因素的范围、风险的类型，确定采取的行动。

（3）风险评估：进行风险评估，将已识别和分析的风险与预先确定的可接受标准进行比较。应用定性和定量的过程确定风险的严重性。风险评估的结果作为总体的风险值。

（4）风险控制：确定可接受的风险的最低限度，当风险超过可接受的水平时，采取行动降低风险的严重性或风险发生的可能性。设计理想的质量风险管理策略来降低风险致可接受的水平。

（5）风险审核及回顾：在进行质量风险管理时，要有必要的风险沟通以及文件记录和审核。风险管理是持续管理的过程，必须周期性的回顾与监督，以确保风险管理过程的持续有效性和适用性。回顾是对与风险相关知识与经验的分享。监督是对风险管理完成情况及完成后的风险的进一步控制。

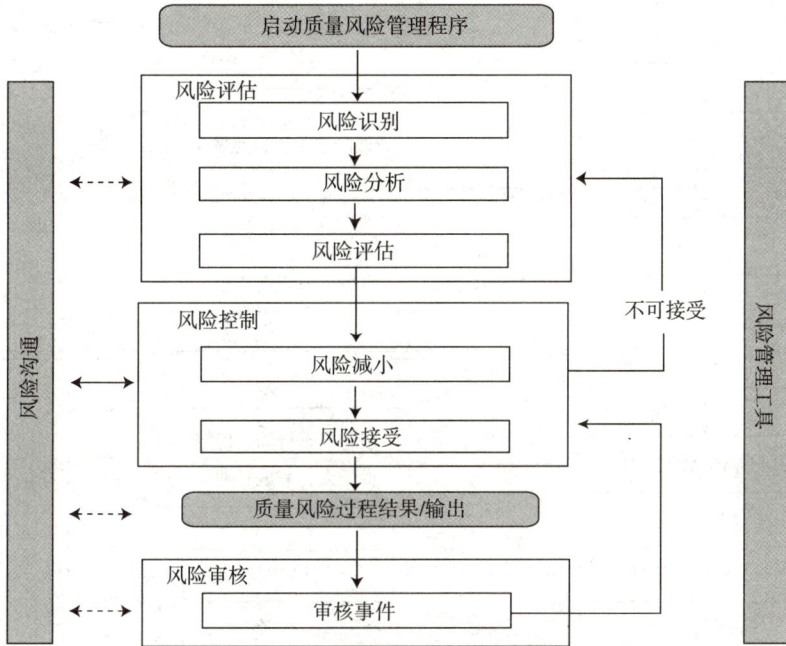

图 8-8 典型质量风险管理程序图

5. 纠正和预防措施（CAPA）

有效的纠正措施与预防措施操作系统能够及时发现潜在的风险并采取预防性行动，是企业生产符合药品标准规定的产品，降低药品缺陷，减少偏差发生率、不合格或其他不期望情况不再或减少发生，减轻已发生问题，提高产品质量的重要举措。

CAPA 主要包括三个措施：①对具体问题的补救性整改措施；②通过对问题根本原因的分析，用于解决偏差发生的深层次原因，并采取措施预防类似问题发生；③对预防措施进行跟踪，评估实施效果。其中纠正措施（Corrective Action）是指为了消除导致已发现的不符合或其他不良状况的原因所采取的行动，纠正调查问题的措施是针对根本原因，减少或消除问题再发生的措施。预防措施（Preventive Action）是指为了消除可能导致潜在的不符合或其他不良状况的诱因所采取的行动。预防措施是为了防止不合格或其他潜在不期望情况的发生。

需要采取 CAPA 措施的问题来源主要包括在客户投诉、产品缺陷与召回、生产偏差、实验室异常检验结果偏差、环境监测、自检、GMP 认证检查、跟踪检查、工艺性能和产品质量监测趋势、变更控制、产品年度质量回顾活动中发现的问题。CAPA 的实施流程见图 8-9。

企业所有员工应当正确理解纠正和预防措施（CAPA）规程的要求。在不合格问题发生时，按要求采取适当的措施，并报告主管或直接领导。CAPA 措施负责人根据批准的计划，在规定期限内完成相应的整改措施，定期检查计划进展，直到所有的整改措施均已完成并最终得到质量管理人员的确认、批准。因特殊原因，整改措施计划需要进行变更或延长时，在原计划完成之前提出申请，并得到部门负责人、质量管理部负责人的

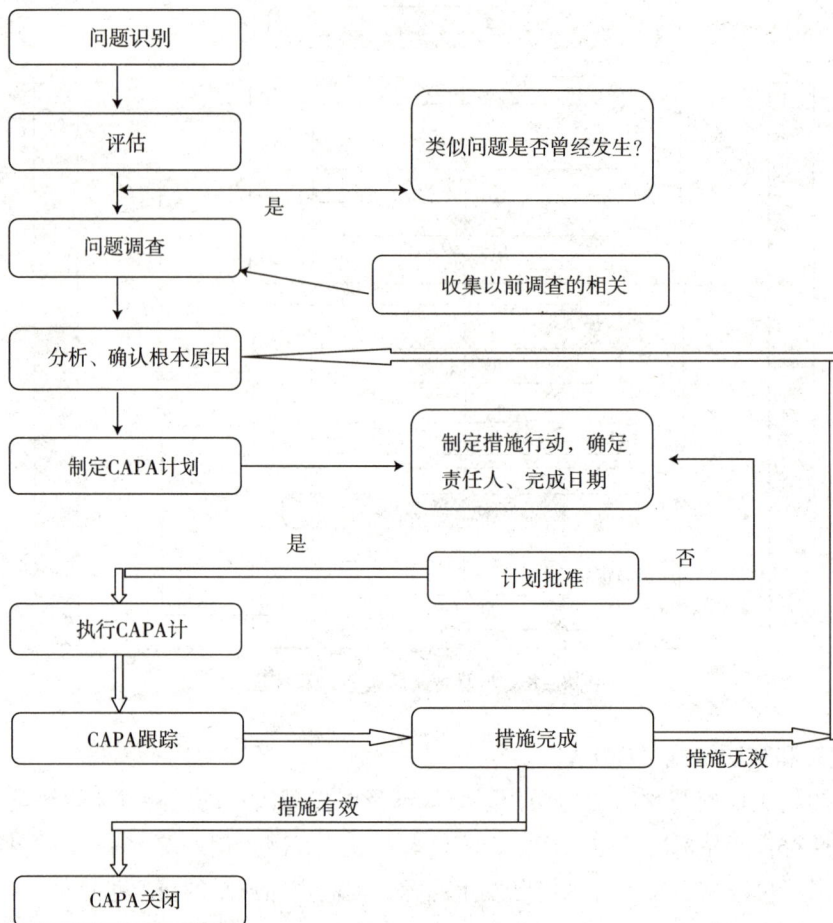

图8-9 纠正与预防措施操作流程图

批准。质量部负责建立和维护纠正和预防措施（CAPA）系统。批准 CAPA 的执行，确保 CAPA 的合理性、有效性和充分性。批准 CAPA 的变更，完成期限的延长，跟踪 CAPA 实施进展情况。质量受权人批准涉及产品召回、药品监督管理部门检查发现等风险级别较高问题的整改措施。举例如表8-6。

表8-6 纠正和预防措施处理单范例

编号：QR/CBSL-8.5-01

存在（潜在）不合格事实陈述及责任部门： 某年4月7日送外委检验的硅酸铝板检验报告，未对化学成分（Al_2O_3，$Al_2O_3 + SiO_2$，$Na_2O + K_2O$，Fe_2O_3）进行检验。不符合合同及测量规程要求。 　　　　　　　　　　　　　　　　　　　　　　　　　　　　　填表人： 　　　　　　　　　　　　　　　　　　　　　　　　　　　　　日　期：
原因分析： 经查为外委检测机构漏检所致。 　　　　　　　　　　　　　　　　　　　　　　　　　　　　责任部门负责人： 　　　　　　　　　　　　　　　　　　　　　　　　　　　　日　期：

续表

拟采取的纠正（预防）措施： 已与外委检测机构联系，重新抽样送检。		
	责任部门负责人：	日期：
	管理者代表：	日期：
完成情况： 已按合同与测量规程要求重新检验。		
	责任部门负责人：	日期：
验证结果： 纠正措施有效。		
	验证部门：	日期：
备注：		

四、知识拓展——GMP 相关概念

1. 操作规程

经批准用来指导设备操作、维护与清洁、验证、环境控制、取样和检验等药品生产活动的通用性文件，也称标准操作规程（SOP）。

2. 工艺规程

为生产特定数量的成品而制定的一个或一套文件，包括生产处方、生产操作要求和包装操作要求，规定原辅料和包装材料的数量、工艺参数和条件、加工说明（包括中间控制）、注意事项等内容。

3. 洁净区

需要对环境中尘粒及微生物数量进行控制的房间（区域），其建筑结构、装备及其使用应当能够减少该区域内污染物的引入、产生和滞留。

4. 验证

证明任何操作规程（或方法）、生产工艺或系统能够达到预期结果的一系列活动。

5. 确认

证明厂房、设施、设备能正确运行并可达到预期结果的一系列活动。

6. 校准

在规定条件下，确定测量、记录、控制仪器或系统的示值（尤指称量）或实物量具所代表的量值，与对应的参照标准量值之间关系的一系列活动。

相关案例

"齐二药亮菌甲素"事件

【案情介绍】2006 年 4 月 19 日起，11 名患者在中山三院接受治疗时被注射了后来认定为假药的"齐二药"亮菌甲素注射液后，出现肾衰竭等中毒反应，9 人相继离世。院方立即组织多学科专家会诊，结果发现，所有出现不良反应的患者，都注射过同一种药物，即齐齐哈尔第二制药有限公司生产的亮菌甲素注射液。

【真相调查】齐齐哈尔第二制药公司是一家拥有300多名职工的正规药厂，其前身是一家国有企业，2005年改制为民营药厂，作为黑龙江省西部地区最大的水针剂生产厂，2002年通过了药品GMP认证，转制之后，齐二药进入了"多事之秋"，大批老工人"回家"，新进厂的人不培训就上岗，管理人员用谁不用谁，老板一个人说了算，化验室11名职工无一人会进行红外图谱分析操作。为了节省成本，工厂大量解聘正式工人，而用工资水平低的临时工替代。

通过进一步的红外光谱仪分析，2006年5月9日，广东省药检所最终确定齐齐哈尔第二制药公司生产的亮菌甲素注射液里含有大量工业原料二甘醇，导致患者急性肾衰竭死亡。

"齐二药"质量管理混乱，在采购生产用物料前质量部没有对该物料供应商进行质量审计；检验环节失控，检验人员将药用二甘醇和工业二甘醇判为药用丙二醇投入生产使用，没有履行质量管理部门应尽的职责，造成该假药案件的发生。

【处理结果】5种假药现身市场，14名病人被夺去生命，《药品生产许可证》被吊销，企业被关闭，职工失业。齐齐哈尔第二制药有限公司包括法人代表、厂长、副厂长、采购员、化验员、技术厂长、化验室主任在内的7名相关责任人最终受到法律的惩处。

任务三　生产管理

GMP的中心指导思想：任何药品质量的形成是设计和生产出来的，而不是检验出来的。因此必须加强药品生产过程的管理，确保药品质量。

任务情境

小王目前在某医药学校就读，毕业后有意向到药品生产企业做生产管理工作，小王在校期间应掌握哪些生产管理方面的知识，才能更快地适应新的工作任务呢？

一、基础知识

（一）批号管理

在规定限度内，具有同一性质和质量，并在同一连续生产周期内生产出来的一定数量的药品为一批。不同类别产品批的划分原则，详见表8-7。

表 8 - 7 批的划分原则

产品类别		划分原则
非无菌药品	固体、半固体制剂	在成型或分装前使用同一台混合设备一次混合量所生产的均质产品为一批
	液体制剂	以罐装（封）前经最后混合的药液所生产的均质产品为一批
无菌药品	大、小容量注射剂	以同一配液罐一次所配制的药液所生产的均质产品为一批
	粉针剂	以同一批原料药在同一批连续生产周期内生产的均质产品为一批
	冻干粉针剂	以同一批药液使用同一台冻干设备在同一生产周期内生产的均质产品为一批
	眼用制剂、软膏剂、乳剂和混悬剂等	以同一配制罐最终一次配制所生产的均质产品为一批
原料药	连续生产的原料药	在一定时间间隔内生产的在规定限度内的均质产品为一批
	间歇生产的原料药	可由一定数量的产品经最后混合所得的在规定限度内的均质产品为一批

用于识别"批"的一组数字或字母＋数字组合成为批号。批号用以追溯和审查该批药品的生产历史。每批药品均应编制生产批号。药品零头包装只限两个批号为一个合箱，箱外应标明全部批号，并建立合箱距离。

（二）物料平衡管理

产品或物料的理论产量或理论用量与实际产量或用量之间的比较称为物料平衡，应适当考虑可允许的正常偏差。每批药品应按产量或用量的物料平衡进行检查，如有显著差异，必须查明原因，在得出合理解释，确认无潜在质量事故后，方可按正常产品处理。

（三）生产现场管理

1. 清场管理

生产前应确认无上次生产遗留物，每批药品的每一生产阶段完成后都要清场并做好清场记录，清场记录纳入批生产记录。

2. 分区作业管理

不同产品品种、规格的操作不得在同一生产操作间同时进行；有数条包装线同时包装时，应采取隔离设施。

3. 状态标志管理

每一生产操作区或生产设备、容器应有所生产产品或物料名称、批号、数量等状态标志。

4. 防交叉污染管理

生产操作应防止尘埃的产生和扩散，防止物料或产品所产生的气体、蒸气、喷雾物或生物体等引起的交叉污染。

5. 工艺用水管理

根据工艺规程选用工艺用水，工艺用水一般包括生活饮用水、纯化水、注册用水，制药用水最低标准为生活饮用水，工艺用水应符合质量标准，并定期检验，检验要有记录；并根据验证结果规定检验周期。

（四）药品委托生产的管理

1. 药品委托生产的概念

药品委托生产是指药品生产企业（以下称委托方）因技术改造等暂不具备生产条件和能力，或产能不足暂不能保障市场供应的情况下，将其持有药品批准文号的药品委托其他药品生产企业（以下称受托方）全部生产的行为，不包括部分工序的委托加工行为。

2. 药品委托生产的条件

（1）委托方和受托方均应是持有与委托生产药品相适应的《药品生产质量管理规范》认证证书的药品生产企业。受托方的生产范围应包含委托药品的剂型。

（2）委托方应当取得委托生产药品的批准文号。

（3）委托方应当对受托方的生产条件、技术水平和质量管理情况进行详细考查，向受托方提供委托生产药品的技术和质量文件，确认受托方具有受托生产的条件和能力。委托生产期间，委托方应当对委托生产的全过程进行指导和监督，负责委托生产药品的批准放行。

3.《药品委托生产批件》的管理

（1）《药品委托生产批件》有效期不得超过 3 年。委托生产双方的《药品生产许可证》《药品生产质量管理规范》认证证书或委托生产药品批准证明文件有效期届满未延续的，《药品委托生产批件》自行废止。

（2）《药品委托生产批件》有效期届满需要继续委托生产的，委托方应当在有效期届满 3 个月前，按照规定申报，办理延续手续。

（3）委托方、受托方和委托生产药品中任一项发生实质性变化的，按照首次申请办理审批手续；同一受托方，受托生产地址不变但生产线发生变化的，按照延续申请办理审批手续，但须同时提交补充材料。

（4）委托方和受托方企业名称、地址名称等变更但未发生实质性变化的，应当在发生变更之日起 1 个月内，向委托方所在地省、自治区、直辖市食品药品监督管理部门提交申请材料，办理变更手续。

二、相关法律法规条款

（一）《药品管理法》

第十条　除中药饮片的炮制外，药品必须按照国家药品标准和国务院药品监督管理部门批准的生产工艺进行生产，生产记录必须完整准确。药品生产企业改变影响药品质量的生产工艺的，必须报原批准部门审核批准。

中药饮片必须按照国家药品标准炮制；国家药品标准没有规定的，必须按照省、自治区、直辖市人民政府药品监督管理部门制定的炮制规范炮制。省、自治区、直辖市人民政府药品监督管理部门制定的炮制规范应当报国务院药品监督管理部门备案。

第十三条 经国务院药品监督管理部门或者国务院药品监督管理部门授权的省、自治区、直辖市人民政府药品监督管理部门批准，药品生产企业可以接受委托生产药品。

（二）《药品管理法实施条例》

第九条 药品生产企业生产药品所使用的原料药，必须具有国务院药品监督管理部门核发的药品批准文号或者进口药品注册证书、医药产品注册证书；但是，未实施批准文号管理的中药材、中药饮片除外。

第十条 依据《药品管理法》第十三条规定，接受委托生产药品的，受托方必须是持有与其受托生产的药品相适应的《药品生产质量管理规范》认证证书的药品生产企业。

疫苗、血液制品和国务院药品监督管理部门规定的其他药品，不得委托生产。

（三）《药品生产监督管理办法》

第二十四条 药品委托生产的委托方应当是取得该药品批准文号的药品生产企业。

第二十五条 药品委托生产的受托方应当是持有与生产该药品的生产条件相适应的《药品生产质量管理规范》认证证书的药品生产企业。

第二十六条 委托方负责委托生产药品的质量和销售。委托方应当对受托方的生产条件、生产技术水平和质量管理状况进行详细考查，应当向受托方提供委托生产药品的技术和质量文件，对生产全过程进行指导和监督。

受托方应当按照《药品生产质量管理规范》进行生产，并按照规定保存所有受托生产文件和记录。

第二十七条 委托生产药品的双方应当签署合同，内容应当包括双方的权利与义务，并具体规定双方在药品委托生产技术、质量控制等方面的权利与义务，且应当符合国家有关药品管理的法律法规。

第二十八条 注射剂、生物制品（不含疫苗制品、血液制品）和跨省、自治区、直辖市的药品委托生产申请，由国家食品药品监督管理局负责受理和审批。

疫苗制品、血液制品以及国家食品药品监督管理局规定的其他药品不得委托生产。

麻醉药品、精神药品、医疗用毒性药品、放射性药品、药品类易制毒化学品的委托生产按照有关法律法规规定办理。

（四）《药品生产质量管理规范》

第一百八十四条 所有药品的生产和包装均应当按照批准的工艺规程和操作规程进行操作并有相关记录，以确保药品达到规定的质量标准，并符合药品生产许可和注册批准的要求。

第一百八十五条 应当建立划分产品生产批次的操作规程，生产批次的划分应当能够确保同一批次产品质量和特性的均一性。

第一百八十六条　应当建立编制药品批号和确定生产日期的操作规程。每批药品均应当编制唯一的批号。除另有法定要求外，生产日期不得迟于产品成型或灌装（封）前经最后混合的操作开始日期，不得以产品包装日期作为生产日期。

第一百八十七条　每批产品应当检查产量和物料平衡，确保物料平衡符合设定的限度。如有差异，必须查明原因，确认无潜在质量风险后，方可按照正常产品处理。

第一百八十八条　不得在同一生产操作间同时进行不同品种和规格药品的生产操作，除非没有发生混淆或交叉污染的可能。

第一百八十九条　在生产的每一阶段，应当保护产品和物料免受微生物和其他污染。

第一百九十条　在干燥物料或产品，尤其是高活性、高毒性或高致敏性物料或产品的生产过程中，应当采取特殊措施，防止粉尘的产生和扩散。

第一百九十一条　生产期间使用的所有物料、中间产品或待包装产品的容器及主要设备、必要的操作室应当贴签标识或以其他方式标明生产中的产品或物料名称、规格和批号，如有必要，还应当标明生产工序。

第一百九十二条　容器、设备或设施所用标识应当清晰明了，标识的格式应当经企业相关部门批准。除在标识上使用文字说明外，还可采用不同的颜色区分被标识物的状态（如待验、合格、不合格或已清洁等）。

第一百九十三条　应当检查产品从一个区域输送至另一个区域的管道和其他设备连接，确保连接正确无误。

第一百九十四条　每次生产结束后应当进行清场，确保设备和工作场所没有遗留与本次生产有关的物料、产品和文件。下次生产开始前，应当对前次清场情况进行确认。

第一百九十五条　应当尽可能避免出现任何偏离工艺规程或操作规程的偏差。一旦出现偏差，应当按照偏差处理操作规程执行。

第一百九十六条　生产厂房应当仅限于经批准的人员出入。

第一百九十七条　生产过程中应当尽可能采取措施，防止污染和交叉污染，如：

（1）在分隔的区域内生产不同品种的药品；

（2）采用阶段性生产方式；

（3）设置必要的气锁间和排风；空气洁净度级别不同的区域应当有压差控制；

（4）应当降低未经处理或未经充分处理的空气再次进入生产区导致污染的风险；

（5）在易产生交叉污染的生产区内，操作人员应当穿戴该区域专用的防护服；

（6）采用经过验证或已知有效的清洁和去污染操作规程进行设备清洁；必要时，应当对与物料直接接触的设备表面的残留物进行检测；

（7）采用密闭系统生产；

（8）干燥设备的进风应当有空气过滤器，排风应当有防止空气倒流装置；

（9）生产和清洁过程中应当避免使用易碎、易脱屑、易发霉器具；使用筛网时，应当有防止因筛网断裂而造成污染的措施；

（10）液体制剂的配制、过滤、灌封、灭菌等工序应当在规定时间内完成；

（11）软膏剂、乳膏剂、凝胶剂等半固体制剂以及栓剂的中间产品应当规定贮存期和贮存条件。

第一百九十八条　应当定期检查防止污染和交叉污染的措施并评估其适用性和有效性。

第一百九十九条　生产开始前应当进行检查，确保设备和工作场所没有上批遗留的产品、文件或与本批产品生产无关的物料，设备处于已清洁及待用状态。检查结果应当有记录。

生产操作前，还应当核对物料或中间产品的名称、代码、批号和标识，确保生产所用物料或中间产品正确且符合要求。

第二百条　应当进行中间控制和必要的环境监测，并予以记录。

第二百零一条　每批药品的每一生产阶段完成后必须由生产操作人员清场，并填写清场记录。清场记录内容包括：操作间编号、产品名称、批号、生产工序、清场日期、检查项目及结果、清场负责人及复核人签名。清场记录应当纳入批生产记录。

三、任务实施

（一）明确目标

GMP 要求，所有药品的生产和包装均应当按照批准的工艺规程和操作规程进行操作并有相关记录，以确保药品达到规定的质量标准，并符合药品生产许可和注册批准的要求。

（二）实施程序

1. 生产管理文件的准备

（1）生产工艺规程：内容包括原材料、中间产品、成品的质量标准，技术参数和储存注意事项，物料平衡的计算方法，成品容器、包装材料的要求等。

（2）岗位操作法或标准操作规程：内容包括题目、编号、制定人员、制定日期、审核人及审核日期、批准人及批准日期、颁发部门、颁发日期、分发部门、标题及正文。

（3）批生产记录：内容包括产品名称、生产批号、生产日期、操作者、复核者的签名、有关操作与设备、相关生产阶段的产品数量、物料平衡的计算、生产过程的控制记录及特殊问题记录。

（4）批包装记录：内容包括产品名称、规格、批号，印有批号的标签和使用说明书以及产品合格证，待包装产品和包装材料的领取数量及发放人、领用人、核对人签名，已包装产品的数量，前次包装操作的清场记录副本及本次包装清场记录正本，本次工作完成后的检验核对结果及核对人签名，生产操作负责人签名。

2. 物料的准备

生产车间根据批生产指令填写领料单领料，物料保管员根据领料单将物料送至车间。车间工艺员与物料部保管员根据领料单核对物料的品名、批号或编号、数量、检验合格的标志等，与生产指令完全吻合后办理交接手续。

3. 生产现场的准备

（1）所用设备须有在规定效期内的"已清洁"状态标识。见图8-10。

（2）计量器具完好，性能与称量要求相符，有"校验合格证"，并在检定有效期内。

（3）确认上批次的中间产品、废弃物、剩余物料以及与生产有关的工艺文件等均清离现场，应无遗留物。

（4）操作间内的生产工具、容器、地面、门窗、天花板、地板、开关箱外壳等，做到无积水、无积尘，无药液、无粉渣，符合清场标准要求，并有 QA 检查员发放的清场合格房间状态标识。

（5）操作间应悬挂生产状态标识，明确标注该工序名称以及生产产品的基本信息，包括产品批号、规格、批量、生产日期等。

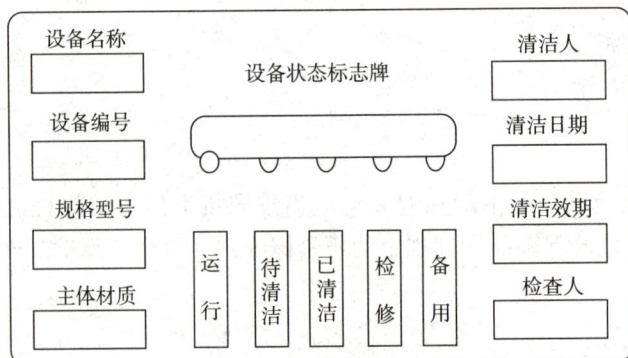

图8-10　设备状态标识示意图

4. 生产操作过程的管理

严格监控药品的生产操作过程对保证药品质量具有非常重要的作用，因此，必须加强药品生产过程的管理。生产操作、物料交接必须在 QA 检查员的监控下进行。

（1）严格控制产品注册标准中规定的工艺参数，所有药品的生产和包装均应当按照批准的工艺规程和操作规程进行操作并有相关记录，不得擅自变更，以确保药品达到规定的质量标准，并符合药品生产许可和注册批准的要求。

（2）每批产品应当检查产量和物料平衡，确保物料平衡符合设定的限度。如有差异，必须查明原因，确认无潜在质量风险后，方可按照正常产品处理。

（3）不得在同一生产操作间同时进行不同品种和规格药品的生产操作，除非没有发生混淆或交叉污染的可能。

（4）生产设备应有明显的状态标志，并定期维护、保养和验证，在使用过程中应当坚持以"预防为主"，做到勤检查、勤调整、勤擦洗，正确维护和使用，生产操作人员每天应对设备进行日常检查，及时发现并排除设备故障，保证设备正常运转，使之更好地满足生产工艺要求，提高生产效率，保证生产顺利进行。

（5）加强对原料、辅料、包装材料的检查、接收、使用工作，在使用过程中发现问题及时向主管部门反映，并作好记录。待验、合格、不合格物料要严格管理，保证不合格的原辅料不投产使用，不合格的中间产品不转入下道工序，不合格的成品不得出厂。标签和使用说明书应由专人保管、领用，专柜保存，凭包装指令发放，按实际需要量领取。各种物料在生产现场应定点摆放整齐，防止出现差错或交叉污染。每个物料都要有使用台账，保证每一物料的使用都有可追溯性。QA 在日常监控过程中应加强对物料台账及辅助记录的检查。

（6）加强对批生产记录的管理，产品都应有完整的生产记录。内容要全面、准确地反映生产操作情况及半成品、成品质量情况。各岗位生产记录由岗位操作人员负责填写，如实记录生产过程，不得提前凭空臆造，也不得事后回忆补填，做到字迹清晰、真实、准确和及时。

（7）为确保生产环境洁净级别符合产品质量的要求，须及时对各级洁净区的各项监测指标作相应的定期检测，包括温度、湿度、沉降菌、尘埃粒子、压差及风速等，确保符合要求。

四、知识拓展——药品委托生产的申报审批

1. 申请

申请药品委托生产，由委托方向所在地省、自治区、直辖市食品药品监督管理局提出申请。委托方应按照《药品委托生产申请表》中相关要求详细填写委托双方企业的基本信息，并按照本规定要求提交申请材料。

对于委托方和受托方不在同一省、自治区、直辖市的，委托方应当首先将《药品委托生产申请表》连同申请材料报受托方所在地省、自治区、直辖市食品药品监督管理局审查，经审查同意后，方可申报。

2. 资料审查

委托方或受托方所在地省、自治区、直辖市食品药品监督管理局对药品委托生产的申报资料进行审查，并结合日常监管情况出具审查意见。

3. 现场检查

对于首次申请，应当组织对受托生产现场进行检查；对于延续申请，必要时，也可以组织检查。生产现场检查的重点是考核受托方的生产条件、技术水平和质量管理情况，以及受托生产的药品处方、生产工艺、质量标准与委托方的一致性。

4. 检查报告的审核、审批

检查报告应当由检查组全体人员签名，并报送委托生产双方所在地省、自治区、直辖市食品药品监督管理局，经审查符合规定的，应当予以批准；不符合规定的，书面通知委托方并说明理由。

5. 发证

自书面批准决定作出之日起 10 个工作日内向委托方发放《药品委托生产批件》。

相关案例

欣弗事件

【案情介绍】2006 年 7 月 27 日，国家食品药品监督管理局接到青海省食品药品监督管理局报告：西宁市部分患者在使用了安徽华源生物药业有限公司生产的克林霉素磷酸酯葡萄糖注射液——"欣弗"后，出现了胸闷、心悸、心慌、寒战、肾区疼痛、腹痛、腹泻、恶心、呕吐、过敏性休克、肝肾功能损害等临床症状。随后，广西、浙江、黑龙江、山东等地食品药品监督管理局也分别报告在本地发现相同品种出现类似的临床症状的病例。

【真相调查】安徽华源生物药业有限公司在生产"欣弗"过程中违反产品工艺规程，未按批准的工艺参数灭菌，降低灭菌温度，缩短灭菌时间，增加灭菌柜装载量，影响了灭菌效果，造成该产品热原不符合规定，给公众健康和生命安全带来了严重威胁，并造成恶劣的社会影响。

【处理结果】根据《药品管理法》有关规定，食品药品监督管理部门对安徽华源生物药业有限公司生产的"欣弗"药品按劣药论处；责成安徽省食品药品监督管理局监督该企业停产整顿，收回该企业大容量注射剂《GMP证书》；由国家食品药品监督管理局撤销该企业"欣弗"产品的批准文号，委托安徽省食品药品监督管理局收回批件；责令安徽华源生物药业有限公司召回药品欣弗，由安徽省食品药品监督管理部门依法监督销毁。

安徽省"欣弗事件"调查处理领导小组根据有关规定，对安徽华源生物药业有限公司企业法人、总经理、副总经理、车间主任、质量部长分别给予撤销职务或记大过处分。

安徽省阜阳市食品药品监督管理局局长负责市食品药品监督管理全面工作，对"欣弗事件"的发生负有重要领导责任，给予行政警告处分；阜阳市食品药品监督管理局分管药品安全监督管理工作的副局长对"欣弗事件"负有主要领导责任，给予行政记过处分；阜阳市食品药品监督管理局药品安全监督管理科科长，对企业日常监督管理不到位，对"欣弗事件"负有直接责任，给予行政记大过处分。

同步测试

(一) 名词解释

GMP　　物料批号

(二) A 型题 (最佳选择题)

1. GMP 的中文含义是
   A. 药品经营质量管理规范　　　　B. 药品生产质量管理规范
   C. 药品临床试验质量管理规范　　D. 药品非临床研究质量管理规范

E. 中药材生产质量管理规范

2. 药品生产人员应有健康档案，直接接触药品的生产人员应至少几年体检一次
   A. 1 年　　　　B. 2 年　　　　C. 3 年　　　　D. 4 年　　　　E. 5 年

3. 洁净室的温度与相对湿度应与药品生产工艺要求相适应，无特殊要求时相对湿度应控制在
   A. 45%～65%　B. 40%～65%　C. 45%～60%　D. 45%～70%　E. 35%～70%

4. GMP 规定，批生产记录归档应按照
   A. 产品名称　　B. 有效期　　C. 生产日期　　D. 批号　　　E. 批准文号

5. 空气洁净度等级不同的相邻房间之间的静压差应大于
   A. 12 帕　　　B. 5 帕　　　C. 10 帕　　　D. 20 帕　　　E. 15 帕

（三）X 型题（多项选择题）

6. 药品生产工艺用水包括
   A. 注射用水　　B. 蒸馏水　　C. 纯化水　　D. 饮用水

7. 与药品直接接触的设备表面应
   A. 光滑平整　　　　　　　　B. 易清洗消毒、耐腐蚀
   C. 不得与药品发生化学变化　　D. 可吸附药品

8. 清场记录的内容包括
   A. 工序、品名、生产批号　　　B. 清场日期及清场结果
   C. 清场负责人及复查人签名　　D. 清场记录不纳入批生产记录

9. 企业的关键人员包括
   A. 企业负责人　　　　　　　　B. 生产管理负责人
   C. 质量管理负责人　　　　　　D. 质量受权人

10. 质量管理部门的主要职责为
    A. 决定物料和中间产品的使用　　B. 审核不合格品处理程序
    C. 下达产品的生产指令　　　　　D. 监测洁净室的尘粒数和微生物数

（四）思考题

11. 如何对物料进行管理？
12. 简述 GMP 认证的工作程序。

技能训练

1. **实训项目**　某一片剂产品的生产准备。

2. **实训目的**　熟悉产品工艺规程和质量标准的文件编写要求；掌握批生产记录的内容；了解产品生产过程中质量控制点。

3. **实训要求**　学生自由分组，每组选一名负责人，对实训项目进行分工，最终将任务以书面材料上交实训教师。

4. 实训内容

（1）各组学生可以将本组的任务进行细化分工，完成该片剂产品工艺规程的编写、质量标准的编写、批空白生产记录的设计。

（2）通过对药品的质量管理和生产管理的学习，总结和分析影响产品质量的因素和主要质量控制点。

5. 实训评价

（1）实训的文件编写能力。

（2）对药品质量管理和生产管理的掌握情况。

（3）实训项目的独立完成能力。

（4）实训报告。

项目八　药品研发注册

学习与教学目标

【学习目标】

知识目标：掌握药品注册申请与审批程序，需要提交的注册资料。熟悉药品临床前研究和临床研究内容及其相关认证程序。了解药品注册相关法律法规。

技能目标：综合运用药品注册相关法律法规，能够填写《药品注册申请表》并进行药品注册申报相关材料的准备；学会准备与填写 GLP 认证资料。

【教学目标】

通过教授我国药品研发注册项目，使学生能胜任药品注册申报的基础性工作，掌握药品注册申报程序与要求，初步培养处理药品注册事务的职业技能。

【重点难点】

重点在于药品注册申请要求及程序。难点主要在于注册申报材料的准备与整理；药品注册申报与审批的程序与要求；药品注册申报材料的撰写要求。

任务一　研制开发药品

任务情境

小明从某医药高职院校毕业后应聘到某三甲医院临床部。目前该医院正在进行临床试验申请与审批认证，指定小明负责该项工作。那么，小明该如何完成这项任务呢？

一、基础知识

（一）药物临床前研究

药物临床前研究包括文献研究、药学研究、药理毒理研究几个环节。文献研究主要手段是利用专利信息进行技术研究。企业在技术创新立项之前进行专利检索，了解和掌握这些专利文献，可有效利用先进制药工艺技术，为药物研究的技术创新提供明确方向，避免立项研究处于低起点、低水平；避免研发项目与他人专利相碰撞，造成侵权；避免重复研究开发，节约人力、物力和财力；通过研究他人专利，可迅速借鉴相关技术，汲取精华，去其糟粕，丰富和完善技术创新的内容。

药学研究包括原料药生产工艺研究；制剂处方及工艺研究；原料药化学结构确证或者组分研究；原料药、制剂的质量研究及药品标准研究，并提供标准品或对照品；原料药、辅料的来源及质量标准研究；药物稳定性研究；直接接触药品的包装材料和容器的选择及质量标准研究。

药理毒理研究系指为评价药物安全性，在实验室条件下，用实验系统进行的各种毒性试验，包括单次给药的毒性试验、反复给药的毒性试验、生殖毒性试验、遗传毒性试验、致癌试验、局部毒性试验、免疫原性试验、依赖性试验、毒代动力学试验及与评价药物安全性有关的其他试验。

临床前药物安全性评价是药物临床前研究的核心内容，药物临床前研究中安全性评价研究必须执行《药物非临床研究质量管理规范》（GLP）。从事药物研究开发的机构必须具有与其研究相适应的条件，应保证所有试验数据和资料的真实性。

（二）药物临床研究

药物临床研究包括临床试验和生物等效性试验，临床研究开展有两个必要条件，一是必须经过国家食品药品监督管理总局批准，二是必须执行《药物临床试验质量管理规范》（GCP）。

1. 临床试验

申请新药必须进行临床试验，分为Ⅰ、Ⅱ、Ⅲ、Ⅳ期，具体如表格9－1所示。

表9－1 新药临床试验分期

试验阶段	试验目的	试验方法
Ⅰ期	初步的临床药理学及人体安全性评价试验。观察人体对于新药的耐受程度和药代动力学，为制定给药方案提供依据	开放、基线对照、随机和盲法
Ⅱ期	治疗作用初步评价阶段。其目的是初步评价药物对目标适应证患者的治疗作用和安全性，也包括为Ⅲ期临床试验研究设计和给药剂量方案的确定提供依据	采用多种形式，包括随机盲法对照临床试验
Ⅲ期	治疗作用确证阶段。其目的是进一步验证药物对目标适应证患者的治疗作用和安全性，评价利益与风险关系，最终为药物注册申请的审查提供充分的依据	具有足够样本量的随机盲法对照试验
Ⅳ期	新药上市后应用研究阶段。其目的是考察在广泛使用条件下的药物的疗效和不良反应，评价在普通或者特殊人群中使用的利益与风险关系以及改进给药剂量等	一般可不设对照组，应在多家医疗机构进行

2. 生物等效性试验

是指用生物利用度研究方法，以药代动力学参数为指标，比较同一种药物的相同或者不同剂型的制剂，在相同的试验条件下，其活性成分吸收程度和速度有无统计学差异的人体试验。

二、相关法律法规条款

（一）《药品管理法》

第二十九条 研制新药，必须按照国务院药品监督管理部门的规定如实报送研制方法、质量指标、药理及毒理试验结果等有关资料和样品，经国务院药品监督管理部门批准后，方可进行临床试验。药物临床试验机构资格的认定办法，由国务院药品监督管理部门、国务院卫生行政部门共同制定。

完成临床试验并通过审批的新药，由国务院药品监督管理部门批准，发给新药证书。

第三十条 药物的非临床安全性评价研究机构和临床试验机构必须分别执行药物非临床研究质量管理规范、药物临床试验质量管理规范。

药物非临床研究质量管理规范、药物临床试验质量管理规范由国务院确定的部门制定。

（二）《药物非临床研究质量管理规范》

（2003 年 6 月 4 日国家食品药品监督管理局局务会审议通过）

第四十一条 国家食品药品监督管理局负责组织实施对非临床安全性评价研究机构的检查。

第四十二条 凡为在中华人民共和国申请药品注册而进行的非临床研究，都应接受药品监督管理部门的监督检查。

（三）《药物临床试验质量管理规范》

（2003 年 6 月 4 日国家食品药品监督管理局局务会审议通过）

第五条 进行药物临床试验必须有充分的科学依据。在进行人体试验前，必须周密考虑该试验的目的及要解决的问题，应权衡对受试者和公众健康预期的受益及风险，预期的受益应超过可能出现的损害。选择临床试验方法必须符合科学和伦理要求。

（四）《药品注册管理办法》

（2005 年 2 月 28 日国家食品药品监督管理局局务会审议通过；2007 年 6 月 18 日修订，自 2007 年 10 月 1 日起施行）

第二十一条 为申请药品注册而进行的药物临床前研究，包括药物的合成工艺、提取方法、理化性质及纯度、剂型选择、处方筛选、制备工艺、检验方法、质量指标、稳定性、药理、毒理、动物药代动力学研究等。中药制剂还包括原药材的来源、加工及炮制等的研究；生物制品还包括菌毒种、细胞株、生物组织等起始原材料的来源、质量标准、保存条件、生物学特征、遗传稳定性及免疫学的研究等。

第二十二条　药物临床前研究应当执行有关管理规定，其中安全性评价研究必须执行《药物非临床研究质量管理规范》。

第三十条　药物的临床试验（包括生物等效性试验），必须经过国家食品药品监督管理局批准，且必须执行《药物临床试验质量管理规范》。

药品监督管理部门应当对批准的临床试验进行监督检查。

三、任务实施

（一）药物临床前研究

1. 明确目标

药物临床前研究机构在开展临床前研究之前，必须向国家食品药品监督管理总局申请药物非临床研究质量管理规范（GLP）资质认证。拟申请 GLP 认证的药物非临床安全性评价研究机构可根据本机构的实际研究条件，申请单项或多项药物安全性评价试验项目的认证。在申请之前，GLP 认证的机构应按照 GLP 要求至少运行 12 个月，并按照 GLP 要求完成申请试验项目的药物安全性评价研究。

2. 办理资料

（1）GLP 认证申请材料：应当向国家食品药品监督管理总局（CFDA）提交以下材料：①《药物非临床研究质量管理规范认证申请表》；②申请机构法人资格证明文件；③药物研究机构备案证明文件；④机构概要；⑤组织机构的设置与职责；⑥机构人员构成情况、人员基本情况以及参加培训情况；⑦机构主要人员情况；⑧动物饲养区域及动物试验区域情况；⑨检验仪器、仪表、量具、衡器等校验和分析仪器验证情况；⑩机构主要仪器设备一览表；⑪标准操作规程目录；⑫计算机系统运行和管理情况；⑬药物安全性评价研究实施情况；⑭既往接受 GLP 和相关检查和整改情况；⑮实施《药物非临床研究质量管理规范》的自查报告；⑯其他有关资料。

（2）《药物非临床研究质量管理规范认证申请表》的填写：详细内容见表 9 - 2。

表 9 - 2　药物非临床研究质量管理规范认证申请表

填表说明
一、本表是国家食品药品监督管理总局实施 GLP 认证的重要资料，请用钢笔填写，字迹清楚整洁，保证内容真实。
二、申请机构名称：具有法人资格的机构填写本机构全称；依托于某法人单位的机构，应将具体开展药物安全性评价工作实验室的名称填写在括号内，并置于法人单位名称的后面［例如：XXX（药物研究所安评中心），XXX 公司（毒理研究室）等］。
三、隶属机构：填写申请认证的法人单位的上一级主管部门，无上级主管部门的可以空项。
四、机构类型：在对应的"□"内打"√"选择。企业法人机构应在企业登记注册类型名称对应的"□"内打"√"选择。
五、组织机构代码：按照《中华人民共和国组织机构代码证》上的代码填写。
六、申请类别：在对应的"□"内打"√"。申请整改后复查的机构须填写上一次认证申请受理号。
七、机构人数：填写实际从事药物非临床安全性评价研究机构的总人数（不含依托单位人员）。

八、申请安全性评价研究试验项目：在对应试验项目名称"□"内打"√"。如选择"其他毒性试验"，应填写具体内容。

九、联系电话、传真号码均应填写电话区位号。

十、申报表和申请资料可使用 A4 规格纸张打印或复印。

十一、申请表和其他申请资料应分别装订。

十二、申请表封面受理日期和受理编号由国家食品药品监督管理总局填写。

十三、申请表首页应加盖法人机构的公章。

申请机构	中文	
名称	英文	
隶属机构	中文	
	英文	
申请机构	中文	（邮编：　　　　　）
通讯地址	英文	
机构类型	□事业单位　□企业　□其他	
机构类别	□科研院校　□学校　□企业　□合同研究组织　□其他	
企业登记 注册类型	□内资企业（□国有　□集体　□股份合作　□其他） □外商投资企业（□中外合资经营　□中外合作经营　□外资）	
组织机构代码		研究机构登记备案证书编号
申请类别	□首次认证申请　　　　　　　　　　　□新增试验项目申请 □整改后复查申请 上一次认证申请受理号：　　　　　　□其他申请	

机构人数			机构按 GLP 要求开始运行的时间		
法定代表人	姓名		职称		所学专业
机构负责人	姓名		职称		所学专业
	电话				电子信箱
QAU 负责人	姓名		职称		所学专业
	电话				电子信箱
联系人	姓名		职称		传真
	电话				电子信箱

申请安全性试验项目	□单次和多次给药毒性试验（啮齿类）
	□单次和多次给药毒性试验（非啮齿类）
	□生殖毒性试验（□Ⅰ段□Ⅱ段□Ⅲ段）
	□遗传毒性试验（□Ames□微核□染色体畸变□小鼠淋巴瘤试验）
	□致癌试验
	□局部毒性试验
	□免疫原性试验
	□安全性药理试验
	□依赖性试验
	□毒代动力学试验
	□具有放射性物质的安全性试验
	□具有生物危害性物质的安全性试验
	□其他毒性试验：

续表

	申请资料目录	1. 申请机构法人资格证明文件； 2. 药物研究机构备案证明文件； 3. 机构概要； 4. 组织机构设置与职责； 5. 机构人员构成情况、人员基本情况以及参加培训情况； 6. 机构主要人员情况； 7. 动物饲养区域及动物试验区域情况； 8. 检验仪器、仪表、量具、衡器等校验和分析仪器验证情况； 9. 机构主要仪器设备一览表； 10. 标准操作规程目录； 11. 计算机系统运行和管理情况； 12. 药物安全性评价研究实施情况； 13. 既往接受 GLP 和相关检查和整改情况； 14. 实施《药物非临床研究质量管理规范》的自查报告； 15. 其他有关资料 注：整改后复查申请仅需提供资料第 12～15。
备注		

3. 实施程序

GLP 认证申请审批程序如图 9 – 1。

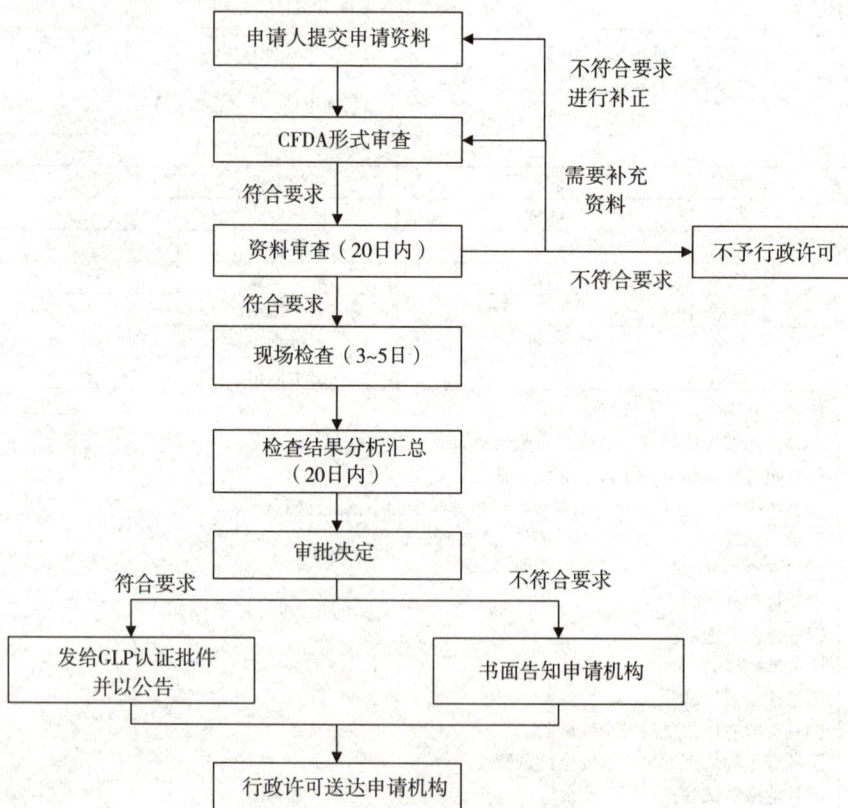

图 9 – 1　GLP 认证申请审批程序

具体步骤如下：

（1）行政许可事项受理：申请人准备提交申请材料后，向国家食品药品监督管理总局行政受理服务中心提出申请，受理中心工作人员对申请材料进行形式审查，申请事项依法不需要取得行政许可的，应当即时告知申请人不受理；申请事项依法不属于本行政机关职权范围的，应当即时作出不予受理的决定，填写《不予受理通知书》送交申请人；申请材料存在可以当场更正的错误的，应当指导申请人当场更正。申请材料不齐全或者不符合法定形式的，受理中心工作人员应当当场一次告知申请人需要补正的全部内容，填写《申请材料补正通知书》送交申请人；申请人提交的申请材料齐全、符合法定形式的，应当予以受理，填写《受理通知书》送交申请人。申请人提交的申请材料是否齐全并符合法定形式存疑的，受理中心工作人员收到申请人提交的申请材料后，应当出具收到申请材料的书面凭证；申请材料不齐全或者不符合法定形式的，5日内一次告知申请人需要补正的全部内容，逾期不告知的，自收到申请材料之日起即为受理。

（2）资料审查：国家食品药品监督管理总局自受理之日起20个工作日内完成对申请资料的审查。资料审查符合要求的，在20个工作日内制订检查方案，组织实施现场检查。资料审查不符合要求的，发给申请机构不予行政许可的通知，书面说明原因；需要补充资料的，应当一次性告知申请机构要求补充的全部内容。申请机构须在2个月内按要求一次性完成补充资料的报送，逾期未报的，视为自动放弃认证申请。

（3）现场检查：实施现场检查前，国家食品药品监督管理总局提前5个工作日通知被检查机构和所在地省级药品监督管理部门安排现场检查。实施现场检查时，被检查机构所在地省级药品监督管理部门应派分管药品研究监督管理的人员作为观察员参加现场检查。现场检查时间一般为3至5天，根据检查工作的需要可适当调整。

（4）审查及决定：国家食品药品监督管理总局应在现场检查结束后20个工作日内完成检查结果的分析和汇总；在20个工作日内做出审批决定。

对符合GLP要求的，发给申请机构GLP认证批件，并通过国家食品药品监督管理总局网站予以公告。对不符合GLP要求的，书面告知申请机构。未通过GLP认证的机构或试验项目，如再次申请认证，间隔时间不得少于1年。

（5）送达：自行政许可决定作出之日起10日内，CFDA行政受理服务中心将行政许可决定送达申请人。

（二）药物临床研究

1. 明确目标

开展药物临床试验主要有两个前提条件，一是临床试验机构需要获得行政许可的资格认定；二是试验项目须向药监部门申请审批，获取《药物临床试验批件》。药品产地与类别不同，临床试验审批有所不同，主要分为国产中药及天然药物、国产化学药品、国产治疗用生物制品临床试验的审批，以及进口中药及天然药物、进口化学药品、进口治疗用生物制品、进口预防用生物制品临床试验的审批。在此以国产中药及天然药物临床试验申报与审批为例，探讨临床试验审批流程。

2. 办理资料

主要资料为《药品注册申请表》及药物临床研究注册申请所需材料，具体资料见表9-3。

表9-3　药物临床研究注册申请资料表

资料类别	资料编号	资料名称
综述资料	资料编号1	药品名称
	资料编号2	证明性文件
	资料编号3	立题目的与依据
	资料编号4	对主要研究结果的总结及评价
药学研究资料	资料编号7	药学研究资料综述
	资料编号8	药材来源及鉴定依据
	资料编号9	药材生态环境、生长特征、形态描述、栽培或培植（培育）技术、产地加工和炮制方法等
	资料编号10	药材标准草案及起草说明，并提供药品标准物质及有关资料
	资料编号11	提供植、矿物标本，植物标本应当包括花、果实、种子等
	资料编号12	生产工艺的研究资料及文献资料，辅料来源及质量标准
	资料编号13	确证化学结构或组分的试验资料及文献资料
	资料编号14	质量研究工作的试验资料及文献资料
	资料编号15	药品标准草案及起草说明，并提供药品标准物质及有关资料
	资料编号16	样品检验报告书
	资料编号17	药物稳定性研究的试验资料及文献资料
	资料编号18	直接接触药品的包装材料和容器的选择依据及质量标准
药理毒理研究资料	资料编号19	药理毒理研究资料综述
	资料编号20	主要药效学试验资料及文献资料
	资料编号21	一般药理研究的试验资料及文献资料
	资料编号22	急性毒性试验资料及文献资料
	资料编号23	长期毒性试验资料及文献资料
	资料编号24	过敏性（局部、全身和光敏毒性）、溶血性和局部（血管、皮肤、黏膜、肌肉等）刺激性、依赖性等主要与局部、全身给药相关的特殊安全性试验资料和文献资料
	资料编号25	致突变试验资料及文献资料
	资料编号26	生殖毒性试验资料及文献资料
	资料编号27	致癌试验资料及文献资料
	资料编号28	动物药代动力学试验资料及文献资料
临床试验资料	资料编号29	临床试验资料综述
	资料编号30	临床试验计划与方案
	资料编号31	临床研究者手册

3. 实施程序

国产中药及天然药物临床试验申请与审批流程见图 9-2，具体过程解析如下。

（1）受理：申请人向省、自治区、直辖市药监局受理部门提出申请，按照所列目录提交申请材料，工作人员按照"《药品注册管理办法》附件一：中药、天然药物注册分类及申报资料要求"对申请材料进行形式审查。申请事项依法不需要取得行政许可的，应当即时告知申请人不受理；申请事项依法不属于本行政机关职权范围的，应当即时作出不予受理的决定，并告知申请人向有关行政机关申请；申请材料存在可以当场更正的错误的，应当允许申请人当场更正；申请材料不齐全或者不符合法定形式的，应当当场或者在五日内一次告知申请人需要补正的全部内容，逾期不告知的，自收到申请材料之日起即为受理；申请事项属于本行政机关职权范围，申请材料齐全、符合法定形式，或者申请人按照本行政机关的要求提交全部补正申请材料的，应当受理行政许可申请。

（2）省级药监部门审查及申请资料移送：省级食品药品监督管理部门自申请受理之日起 5 日内组织对药物研制情况及条件进行现场核查；抽取 1 至 3 个生产批号的检验用样品，并向药品检验所发出注册检验通知；并在 30 日内完成现场核查、抽取样品、通知药品检验所进行注册检验、将审查意见和核查报告连同申请人的申报资料一并报送国家食品药品监督管理总局等工作，同时将审查意见通知申请人。

（3）药品注册检验：药品注册检验与技术审评并列进行。药品检验所在接到注册检验通知和样品后，应当在 60 日内完成对抽取样品的检验以及对申报药品标准的复核，出具药品注册检验报告和复核意见，并报送国家食品药品监督管理总局，同时抄送通知其检验的省级食品药品监督管理部门和申请人。特殊药品和疫苗类制品的注册检验可以在 90 日内完成。

（4）技术审评：注册分类 1～8 药品，国家食品药品监督管理总局药品审评中心按照有关技术审评原则，在 90 日内完成技术审评（特殊审批药品在 80 日内完成技术审评）。对于不符合技术审评要求的，发给补充资料通知，申请人在 4 个月内补充资料；未能在规定时限补充资料的，对该申请予以退审。

（5）行政许可决定：国家食品药品监督管理总局在完成技术审评后 20 日内完成审批；20 日内不能完成审批的，经主管局领导批准，可以延长 10 日；时限延长超过 10 日的，须报国务院批准。经审查，认为符合规定的，发给《药物临床试验批件》。认为不符合规定的，发给《审批意见通知件》，并说明理由。

（6）送达：自行政许可决定之日起 10 日内，CFDA 行政受理服务中心将行政许可决定送达申请人。

（7）复审：申请人对国家食品药品监督管理总局作出的决定有异议的，在申请行政复议或者提起行政诉讼前，可以在收到决定之日起 10 日内填写《药品补充申请表》，向国家食品药品监督管理总局提出复审申请并说明复审理由。复审的内容仅限于原申请事项及原申报资料。

国家食品药品监督管理总局接到复审申请后，应当在 50 日内作出复审决定，并通知申请人。维持原决定的，国家食品药品监督管理总局不再受理再次的复审申请。

复审需要进行技术审查的，国家食品药品监督管理总局应当组织有关专业技术人员按照原申请时限进行。

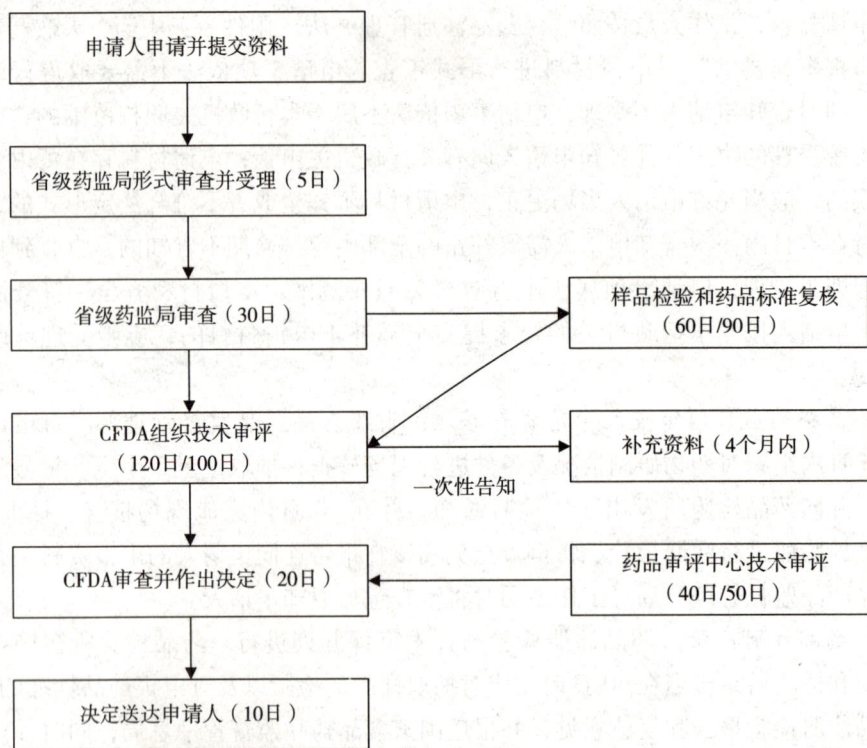

```
          ┌─────────────────────────┐
          │   申请人申请并提交资料      │
          └─────────────────────────┘
                      │
                      ▼
          ┌─────────────────────────┐
          │ 省级药监局形式审查并受理（5日）│
          └─────────────────────────┘
                      │
                      ▼
          ┌─────────────────────────┐        ┌─────────────────────────┐
          │   省级药监局审查（30日）    │───────▶│   样品检验和药品标准复核     │
          └─────────────────────────┘        │      （60日/90日）        │
                      │                       └─────────────────────────┘
                      ▼
          ┌─────────────────────────┐        ┌─────────────────────────┐
          │    CFDA组织技术审评        │───────▶│    补充资料（4个月内）       │
          │     （120日/100日）       │        └─────────────────────────┘
          └─────────────────────────┘
                      │            一次性告知
                      ▼
          ┌─────────────────────────┐        ┌─────────────────────────┐
          │ CFDA审查并作出决定（20日）  │◀───────│    药品审评中心技术审评      │
          └─────────────────────────┘        │      （40日/50日）        │
                      │                       └─────────────────────────┘
                      ▼
          ┌─────────────────────────┐
          │   决定送达申请人（10日）    │
          └─────────────────────────┘
```

图 9 - 2　国产中药及天然药物临床试验申请与审批流程图

注：1. 特殊药品检验样品、复核标准 90 日完成。

2. 技术审评中的 90 日/80 日，90 日是指新药临床试验审评时限，80 日是
指实行特殊审批品种药品时限。

四、知识拓展

在药物临床试验的过程中，必须对受试者的个人权益给予充分的保障，并确保试验的科学性和可靠性。受试者的权益、安全和健康必须高于对科学和社会利益的考虑。伦理委员会与知情同意书是保障受试者权益的主要措施。

开展临床试验的机构须成立独立的伦理委员会，向国家食品药品监督管理总局备案。伦理委员会应有从事医药相关专业人员、非医药专业人员、法律专家及来自其他单位的人员，至少五人组成，并有不同性别的委员。伦理委员会的组成和工作不应受任何参与试验者的影响。试验方案需经伦理委员会审议同意并签署批准意见后方可实施。在试验进行期间，试验方案的任何修改均应经伦理委员会批准；试验中发生严重不良事件，应及时向伦理委员会报告。

任务二 填写药品注册申请表

任务情境

某医药高专应届生对药品注册岗位十分感兴趣，希望找医药企业或有代理注册业务的公司就职。目前他已经在多个招聘网站投了多份简历，并收到了若干面试通知，眼下他如何准备面试，如何系统化地了解与学习药品注册相关知识呢？

一、基础知识

药品注册是指国家食品药品监督管理总局根据药品注册申请人的申请，依照法定程序，对拟上市销售药品的安全性、有效性、质量可控性等进行审查，并决定是否同意其申请的审批过程。药品注册类型主要有 5 种，各种类型的内涵见表 9-4。需要指出的是，境内申请人申请药品注册按照新药申请、仿制药申请的程序和要求办理，境外申请人申请进口药品注册按照进口药品申请的程序和要求办理。

表 9-4 药品注册申请类型

注册类型	内涵
新药申请	未曾在中国境内上市销售的药品的注册申请；对已上市药品改变剂型、改变给药途径、增加新适应证的药品注册按照新药申请的程序申报
仿制药申请	生产国家食品药品监督管理总局已批准上市的已有国家标准的药品的注册申请；但是生物制品按照新药申请的程序申报
进口药品申请	境外生产的药品在中国境内上市销售的注册申请
补充申请	新药申请、仿制药申请或者进口药品申请经批准后，改变、增加或者取消原批准事项或者内容的注册申请
再注册申请	药品批准证明文件有效期满后申请人拟继续生产或者进口该药品的注册申请

二、相关法律法规条款

(一)《药品管理法》

第三十一条 生产新药或者已有国家标准的药品的，须经国务院药品监督管理部门批准，并发给药品批准文号；但是，生产没有实施批准文号管理的中药材和中药饮片除外。实施批准文号管理的中药材、中药饮片品种目录由国务院药品监督管理部门会同国务院中医药管理部门制定。

药品生产企业在取得药品批准文号后，方可生产该药品。

第三十二条 药品必须符合国家药品标准。中药饮片依照本法第十条第二款的规定执行。国务院药品监督管理部门颁布的《中华人民共和国药典》和药品标准为国家药品标准。

国务院药品监督管理部门组织药典委员会，负责国家药品标准的制定和修订。

国务院药品监督管理部门的药品检验机构负责标定国家药品标准品、对照品。

（补充：第十条第二款中药饮片必须按照国家药品标准炮制；国家药品标准没有规定的，必须按照省、自治区、直辖市人民政府药品监督管理部门制定的炮制规范炮制。省、自治区、直辖市人民政府药品监督管理部门制定的炮制规范应当报国务院药品监督管理部门备案。）

第三十三条　国务院药品监督管理部门组织药学、医学和其他技术人员，对新药进行审评，对已经批准生产的药品进行再评价。

（二）《药品注册管理办法》

第十条　药品注册申请人（以下简称申请人），是指提出药品注册申请并承担相应法律责任的机构。

境内申请人应当是在中国境内合法登记并能独立承担民事责任的机构，境外申请人应当是境外合法制药厂商。境外申请人办理进口药品注册，应当由其驻中国境内的办事机构或者由其委托的中国境内代理机构办理。

办理药品注册申请事务的人员应当具有相应的专业知识，熟悉药品注册的法律、法规及技术要求。

第十六条　药品注册过程中，药品监督管理部门应当对非临床研究、临床试验进行现场核查、有因核查，以及批准上市前的生产现场检查，以确认申报资料的真实性、准确性和完整性。

第五十条　申请人完成临床前研究后，应当填写《药品注册申请表》，向所在地省、自治区、直辖市药品监督管理部门如实报送有关资料。

第五十六条　申请人完成药物临床试验后，应当填写《药品注册申请表》，向所在地省、自治区、直辖市药品监督管理部门报送申请生产的申报资料，并同时向中国药品生物制品检定所报送制备标准品的原材料及有关标准物质的研究资料。

第七十五条　申请仿制药注册，应当填写《药品注册申请表》，向所在地省、自治区、直辖市药品监督管理部门报送有关资料和生产现场检查申请。

三、任务实施

（一）明确目标

填写《药品注册申报表》的首要任务是明确所申报的药品品种的注册分类类别。《药品注册管理办法》附件明确化学药品注册分为 6 类；中药、天然药物注册分为 9 类；治疗用生物制品注册分为 15 类；预防用生物制品注册分为 15 类。以中药、天然药物注册分类为例，其药品注册分类具体情况如下：

1. 未在国内上市销售的从植物、动物、矿物等物质中提取的有效成分及其制剂。

2. 新发现的药材及其制剂。

3. 新的中药材代用品。

4. 药材新的药用部位及其制剂。

5. 未在国内上市销售的从植物、动物、矿物等物质中提取的有效部位及其制剂。

6. 未在国内上市销售的中药、天然药物复方制剂。

7. 改变国内已上市销售中药、天然药物给药途径的制剂。

8. 改变国内已上市销售中药、天然药物剂型的制剂。

9. 仿制药。

需要注意的是，注册分类 1～6 的品种为新药，注册分类 7、8 按新药申请程序申报。

（二）办理资料

进入国家食品药品监督管理总局网站主页，找到"申请表及软件下载"栏目，点击"药品注册申请表新版报盘程序"（2013 年 10 月 28 日更新）下载并安装，并仔细阅读填表说明。

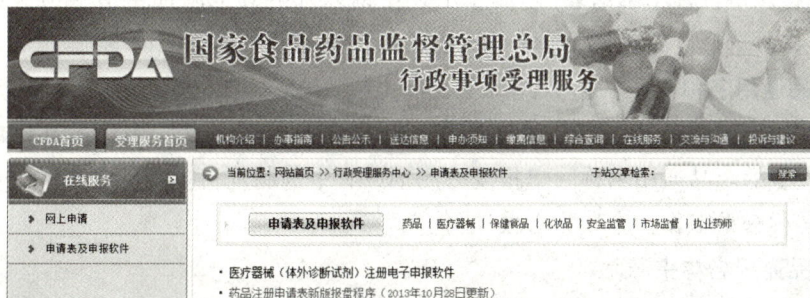

图 9 - 3　药品注册申请表新版报盘程序下载网页截图

《药品注册电子申请表》正式填写之前必须就填写内容进行保证与事项申明。填表说明如下。

1. 申请品种的地区分类

本申请属于系指如果属于申请国产注册品种选"国产药品注册"，如果属于申请进口注册选"进口药品注册"，如果属于申请港澳台注册选"港澳台医药产品注册"。本项为必选项目。

2. 申请分类

按药品注册申请的分类填写，属新药的，选新药申请；属按新药管理的，选新药管理的申请；属申请仿制已有国家标准的，选仿制药申请。本项为必选项目。

3. 申请事项

按照该申请实际申请事项填写。申请临床研究（包括附加申请免临床研究的），选临床试验；申请生产，选择生产；若仅申请新药证书的，选新药证书。本项为必选项目。当申请分类为新药申请或按新药管理的申请时，生产和新药证书为多选项；当为仿制药申请时，只能选临床或生产。

4. 药品注册分类

药品分类及注册分类按照《药品注册管理办法》附件一、附件二、附件三中的有关分类要求选择。本项为必选项目。（系统设置为下拉选择菜单。中药设置为1、2、3、4、5、6.1.1、6.1.2、6.1.3、6.2、6.3、7、8、9类；化药设置为1.1、1.2、1.3、1.4、1.5、1.6、2、3.1、3.2、3.3、3.4、4、5、6类；生物制品依次设置为1、2……15类）。如果是新药或按新药管理，则化药注册分类只能选择1~5，中药只能选择1~8，生物制品不限制；如果是仿制药，则化药注册分类只能选择6，中药只能选择9，生物制品不能选择。

5. 附加申请事项

在申请分类和药品注册分类选定后，如同时申请非处方药，则选非处方药，此项不选，默认为申请处方药；如申请仿制的药品属于按非处方药管理的，则此项必须选择非处方药；同时申请减免临床研究，则选减或免临床研究；属于《药品注册管理办法》第四条规定的新药申请特殊审批的可选特殊审批程序，如选择了特殊审批程序，须填写"药品注册特殊审批程序申请表"。属于上述申请以外的其他附加申请事项（如申请Ⅰ期临床等），可选择"其他"。选择"其他"的，应当简要填写申请事项。

6. 药品通用名称

应当使用正式颁布的国家药品标准或者国家药典委员会《中国药品通用名称》或其增补本收载的药品通用名称。申报复方制剂或者中药制剂自拟药品名称的，应当预先进行药品名称查重工作。本项为必填项目。

7. 药品通用名称来源

来源于《中国药典》《局颁标准》的，选国家药品标准；来源于国家药典委员会文件的，选国家药典委员会；属申请人按有关命名原则自行命名的，选自拟。本项为必选项目。

8. 英文名称

英文名填写INN英文名；中药制剂没有英文名的，可以免填；申报中药材的需提供拉丁名。本项为必填项目。

9. 汉语拼音

均需填写，注意正确区分字、词、字母大小写等。可以参照《中国药典》格式填写。本项为必填项目。

10. 化学名称

应当以文字正确表达药物活性物质的化学结构，不要采用结构式。本项为必填项目。

11. 其他名称

系指曾经作为药品名称使用，但现在已被国家规范的药品通用名称取代者。

12. 商品名称

申请人为方便其药品上市销售而申请使用的商品名称。进口药品可同时填写英文商品名称。商品名称仅限于符合新药要求的化学药品、生物制品及进口中药申请使用。

13. 制剂类型

本项为必选项目。

非制剂：根据本品类型进行选择。其中"有效成分"系从植物、动物、矿物等物质中提取的有效成分。"有效部位"系指从植物、动物、矿物等物质中提取的有效部位，不属所列类型，选"其他"，并应简要填写所属类型。

制剂：在"剂型"后选择所属剂型；剂型属于《中国药典》或其增补本收载的剂型，选《中国药典》剂型；非属《中国药典》现行版及其增补本收载的剂型，选非《中国药典》剂型；进口药品同时填写剂型的英文。如属于靶向制剂、缓释、控释制剂等特殊制剂的，可同时选择特殊剂型。

14. 规格

填写本制剂单剂量包装的规格，使用《中国药典》规定的单位符号。例如"克"应写为"g"，"克/毫升"应填写为"g/mL"。每一规格填写一份申请表，多个规格应分别填写申请表。本项为必填项目。

同品种已被受理或同期申报的原料药、制剂或不同规格品种：填写由同一申请人申报的该品种已被受理或同期申报的其他原料药、制剂或不同规格品种的受理号及名称。若为完成临床研究申请生产的需填写原临床申请受理号。

15. 包装

系指直接接触药品的包装材料或容器，如有多个包装材质要分别填写，中间用句号分开，例如"玻璃瓶。塑料瓶"。包装规格是指基本包装单元的规格，药品的基本包装单元，是药品生产企业生产供上市的药品最小包装，如每瓶×片，每瓶×毫升，每盒×支，对于按含量或浓度标示其规格的液体、半固体制剂或颗粒剂，其装量按包装规格填写。配用注射器、输液器或者专用溶媒的，也应在此处填写。每一份申请表可填写多个包装规格，不同包装规格中间用句号分开，书写方式为"药品规格：包装材质：包装规格"，例如："0.25g：玻璃瓶：每瓶 30 片。塑料瓶：每瓶 100 片"，多个规格的按上述顺序依次填写。本项为必填项目。

16. 药品有效期

本品种的有效期，以月为单位填写。如有多个规格、包装材质，有效期不同则要分别对应填写，如包装材质为"玻璃瓶。塑料瓶"两种，有效期分别为 18 个月、12 个月，应写为"18 个月。12 个月"。诊断试剂类制品，如有多个组分且有效期不同的应以最短的有效期作为产品有效期填写。

17. 处方（含处方量）

应当使用规范的药物活性成分或者中药材、中药饮片、有效部位等名称，同时应当填写按 1000 制剂单位计算的处方量。申报复方制剂，应当预先进行处方查重工作。本项为必填项目。

处方内辅料（含处方量）：对处方使用的每种辅料均应填写，包括着色剂、防腐剂、香料、矫味剂等。处方量按 1000 制剂单位计算。本项为必填项目。

18. 原辅料来源

境内生产是指已获得药品批准文号并在药品批准文号有效期内的原料药；进口注册是指已获得《进口药品注册证》或《医药产品注册证》，并在其有效期内的原料药；另行申报是指正在申报注册中的原料药，应将其受理号填写在批准文号项下，受理号亦可由省级药监局在受理时填写；另行批准是指无需注册，经国家食品药品监督管理总局专门批准的原料药，在批准文号项下填写其批准文件编号。复方制剂应填写全部原料药来源，同一原料药不得填写多个厂家。本项为必填项目。

19. 中药材标准

制剂中所含中药材，规范填写药材名称。如有地方或国家药品标准的，属于法定标准药材；若没有地方或国家药品标准的中药材，属于非法定标准药材；明确各药材检验所采用的标准来源（国家标准、地方药材标准或自拟标准）。本项为必填项目。

20. 药品标准依据

指本项药品申请所提交药品标准的来源或执行依据。来源于《中国药典》的，需写明版次；属局颁或部颁标准的，需写明何种及第几册，散页标准应写明药品标准编号；来源于进口药品注册标准的，写明该进口注册标准的编号或注册证号；来源于国外药典的，需注明药典名称及版次；其他是指非以上来源的，应该写明具体来源，如自行研究、国产药品注册标准等情况。本项为必填项目。

21. 主要适应证或功能主治

简略填写主要适应证或者功能主治，不必照抄说明书详细内容，限 300 字以内。适应证分类：（本项为必选项目）

（1）化学药品：抗感染系指各种抗生素、合成抗菌药、抗分枝杆菌药、抗艾滋病药、抗真菌药、抗病毒药、天然来源抗感染药。

寄生虫系指抗寄生虫药。

呼吸系指呼吸系统疾病用药和复方抗感冒药。

皮肤系指皮肤疾病用药。

精神神经系指脑血管病及精神障碍、神经系统疾病用药。

心肾系指心血管疾病和肾病用药。

外科系指电解质补充、酸碱平衡、静脉营养补充、痔疮、男性生殖系统等用药。

肿瘤系指各种肿瘤、血液病用药。

内分泌系指糖尿病及骨质疏松用药、解热镇痛类抗炎药、各种免疫系统调节剂等。

消化系指胃肠道、肝胆疾病用药、减肥药等。

妇科系指妇科疾病用药。

五官系指用于耳、鼻、喉、眼等五官科用药。

放射系指放射科用药（如造影剂等）。

其他系指难以界定其适应证的，包括辅料等。

（2）中药：儿科系指儿科及小儿用药。

风湿系指风湿类疾病用药。

呼吸系指呼吸系统疾病用药和各种感冒药。

妇科系指妇科疾病用药。

骨科系指骨折、颈椎病、骨质疏松症等疾病用药。

皮肤系指皮肤科用药。

精神神经系指脑血管病及精神障碍、神经系统疾病用药。

心血管系指心血管疾病用药。

外科系指各种跌打损伤、痔疮等外科用药。

肿瘤系指各种肿瘤疾病用药。

内分泌系指糖尿病等疾病用药。

消化系指肝、胆、脾胃等消化系统疾病用药。

五官系指耳、鼻、喉、眼科等五官科用药。

泌尿生殖系指男科、泌尿及生殖系统疾病用药。

其他系指血液病、抗艾滋病等免疫系统疾病用药及难以界定其适应证的。

22. 专利情况

所申请药品的专利情况应当经过检索后确定，发现本品已在中国获得保护的有关专利或国外专利信息均应填写。本项申请实施了其他专利权人专利的，应当注明是否得到其实施许可。已知有中国专利的，填写其属于化合物专利、工艺专利、处方专利等情况。

23. 是否涉及特殊管理药品或成分

属于麻醉药品、精神药品、医疗用毒性药品、放射性药品管理办法管理的特殊药品，应分别选填。

24. 中药品种保护

根据所了解情况分别填写。

25. 同品种新药监测期

如有，需填写起止日期。

26. 既往申请情况

填写申报品种本次属于第几次申报。简要说明既往申报及审批情况。如申请人自行撤回或因资料不符合审批要求曾被国家食品药品监督管理总局不予批准等情况。

27. 机构代码

机构1是指具备本品生产条件，申请生产本品的药品生产企业。对于新药申请，尚不具备生产条件或尚未确定本品生产企业的，可不填写。对仿制药品申请及改变剂型但不改变给药途径（靶向制剂、缓释或控释制剂等特殊制剂除外）及增加新的适应证的药品申请，必须填写本项。对于进口药品申请，应当填写境外制药厂商（持证公司）的名称。对于申请生产本药品的国内药品生产企业，应当对其持有《药品生产质量管理规范》认证证书情况做出选择。机构2、3、4、5，对于新药申请，必须填写申请新药证书的机构，即使与机构1相同，也应当重复填写；对于按照新药申请程序申报改变剂型（靶向制剂、缓控释制剂等除外）、增加新的适应证的，不必填写；对于已有国家标准的药品申请，本项不得填写。仍有其他申请新药证书机构的，可另外附页。对于进口药品申请，如有国外包装厂，则填写在机构3位置。对于新药申请，国家食品药品监督管理总局批准后，在发给的新药证书内，将本申请表内各新药证书申请人登记为持有人，排列顺序与各申请人排名次序无关。

各申请机构栏内："名称"，应当填写其经过法定登记机关注册登记的名称。"本机构负责缴费"的选项，用于申请人指定其中一个申请机构负责向国家缴纳注册费用，该机构注册地址即成为缴费收据的邮寄地址。"组织机构代码"，是指境内组织机构代码管理机构发给的机构代码，境外申请机构免填。"注册申请负责人"，是指本项药品注册申请的项目负责人。电话、手机、传真和电子信箱，是与该注册负责人的联系方式，其中电话应当提供多个有效号码，确保能及时取得联系。填写时须包含区号（境外的应包含国家或者地区号），经总机接转的须提供分机号码。"联系人"，应当填写具体办理注册事务的工作人员姓名，以便联系。

各申请机构名称、公章、法定代表人签名、签名日期：已经填入的申请人各机构均应当由其法定代表人在此签名、加盖机构公章。日期的填写格式为×××年××月××日。本项内容为手工填写。

药品注册代理机构名称、公章、法定代表人签名、签名日期：药品注册代理机构在此由法定代表人签名、加盖机构公章。

28. 委托研究机构

系指药品申报资料中凡属于不是申请机构自行研究取得而是通过委托其他研究机构取得的试验资料或数据（包括药学、药理毒理等）的研究机构。

29. 电子资料

选择提出注册申请时同步提交的电子资料目录。如属于中药，分别为《药品注册管理办法》附件1中的4号资料（对主要研究结果的总结及评价）、7号资料（药学研究资料综述）、19号资料（药理毒理研究资料综述）、29号资料（国内外相关的临床试验资料综述）；如属于化药，分别为《药品注册管理办法》附件2中的4号资料（对主要研究结果的总结及评价）、7号资料（药学研究资料综述）、16号资料（药理毒理研究资料综述）、28号资料（国内外相关的临床试验资料综述）。另外对于申请生产或上市的品种，均需要提交详细生产工艺、质量标准和说明书。相关资料内容通过网络提交。

30. 填表应当使用中文简体字，必要的英文除外。文字陈述应简明、准确。选择性项目中，"○"为单选框，只能选择一项或者全部不选；"□"为复选框，可以选择多项或者全部不选。需签名处须亲笔签名。

31. 申请表必须使用国家食品药品监督管理总局制发的申请表填报软件填写、修改和打印，申报时应当将打印表格连同该软件生成的电子表格一并提交，并且具有同样的效力，申请人应当确保两种表格的数据一致。为帮助判断两种表格内数据是否完全一致，电子表格一经填写或者修改后，即由软件自动生成新的"数据核对码"，两套"数据核对码"一致即表明两套表格数据一致。对申请表填写内容的修改必须通过该软件进行，修改后计算机自动在电子表格内产生新的"数据核对码"，并打印带有同样"数据核对码"的整套表格。未提交电子表格、或电子表格与打印表格"数据核对码"不一致、或本申请表除应当亲笔填写项目外的其他项目使用非国家食品药品监督管理总局制发的申请表填报软件填写或者修改者，其申报不予接受。

32. 打印表格各页边缘应当骑缝加盖负责办理申请事宜机构或者药品注册代理机构的公章，以保证本申请表系完全按照规定，使用国家食品药品监督管理总局制发的申请表填报软件填写或者修改。

（三）实施程序

1. 新药申请的申报与审批程序

我国的新药注册程序主要包括新药申请书的受理、新药的技术审批和行政审批三个程序（见图9-4）。新药申请书受理阶段，省、自治区、直辖市药品监督管理部门对申请材料进行形式审查；新药技术审评由 CFDA 下属的药品审评中心执行。行政审批由 CFDA 药品注册司具体办理。审批通过后发布批准公告。

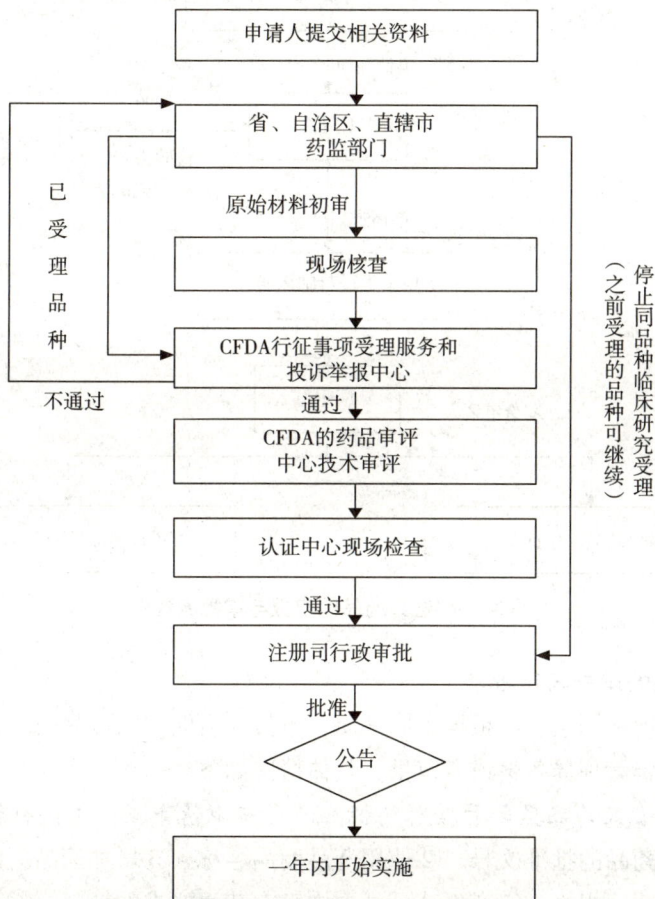

图 9-4 我国新药审批的流程图

2. 仿制药申请的申报与审批程序

申请生产仿制药品的审批程序，与新药申报程序相似：①申报人完成试制后，向省级药品监督管理局提出申请，报送资料及药物样品；②省级药监局负责资料的形式审查，现场考察，抽取连续3个批号样品，通知指定药检所检验，将合乎要求的资料及现场考察报告上报CFDA；③指定进行药品检验的药检所将检验报告报CFDA；④CFDA对资料进行全面审查，合乎要求的批准进行临床试验，或者生产；批准临床试验的按新药审批程序进行，批准生产的发给药品生产批准文号。CFDA和省级药品监督管理局不受理试行标准的药品注册申请。

3. 进口药品申请的申报与审批程序

进口药品的申报与审批与新药审批程序基本相同，所不同之处，一是直接向CFDA申请；二是中国食品药品检定研究院承担样品检验和标准复核；三是批准后所发证明文件是《进口药品注册证》。中国香港、澳门和台湾地区制药厂商申请注册的药品发给《医药产品注册证》。详细流程见图9-5。

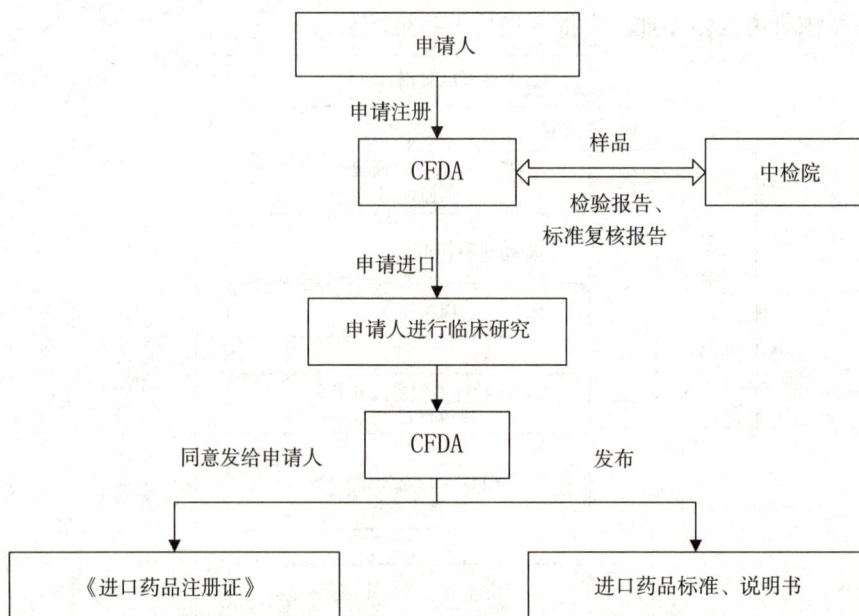

图 9-5　进口药品的申报与审批流程图

4. 补充申请的申报与审批

补充申请事项类别繁多，根据不同性质，申报人需向国家食品药品监督管理总局或省级食品药品监督管理局备案或者审批，具体情况如下。

（1）**报国家食品药品监督管理总局批准的补充申请事项**：①持有新药证书的药品生产企业申请该药品的批准文号。②使用药品商品名称。③增加药品新的适应证或者功能主治。④变更药品规格。⑤变更药品处方中已有药用要求的辅料。⑥改变药品生产工艺。⑦修改药品注册标准。⑧变更药品有效期。⑨变更直接接触药品的包装材料或者容器。⑩新药技术转让。⑪药品试行标准转为正式标准。⑫变更进口药品注册证的登记项目，如药品名称、制药厂商名称、注册地址、药品包装规格等。⑬改变进口药品的产地。⑭改变进口药品的国外包装厂。⑮进口药品在中国国内分包装。⑯改变进口药品制剂所用原料药的产地。

（2）省级药监局批准国家食品药品监督管理总局备案或国家食品药品监督管理总局直接备案的补充申请事项：①变更国内药品生产企业名称。②国内药品生产企业内部变更药品生产场地。③根据国家药品标准或者国家药品监督管理总局的要求修改药品说明书。④补充完善药品说明书的安全性内容。⑤修改药品包装标签式样。⑥变更国内生产药品的包装规格。⑦改变国内生产药品制剂的原料药产地。⑧改变药品外观，但不改变药品标准的。⑨改变进口药品注册代理机构。

图9-6为省、自治区、直辖市药品监督管理局对补充申请进行审批或者备案的流程，其中为了修改药品注册标准、变更药品处方中已有辅料、改变影响药品质量的生产工艺提出的补充申请在省级药监部门提出审核意见后，需要报送国家食品药品监督管理总局备案；图9-7为向国家食品药品监督管理总局审批的补充申请流程。

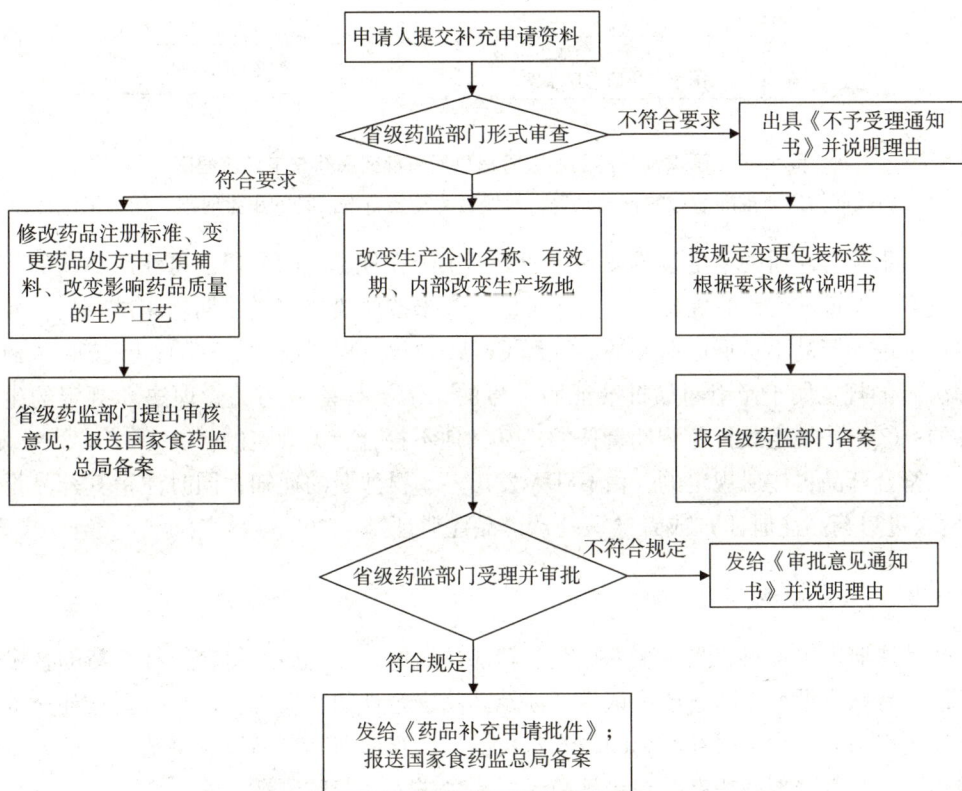

图9-6 省级药监局审批/备案或报送国家食药监总局审批流程图

5. 再注册的申报与审批

CFDA核发的药品批准文号、《进口药品注册证》或者《医药产品注册证》的有效期为5年。有效期届满，需要继续生产或者进口的，申请人应当在有效期届满前6个月申请再注册。

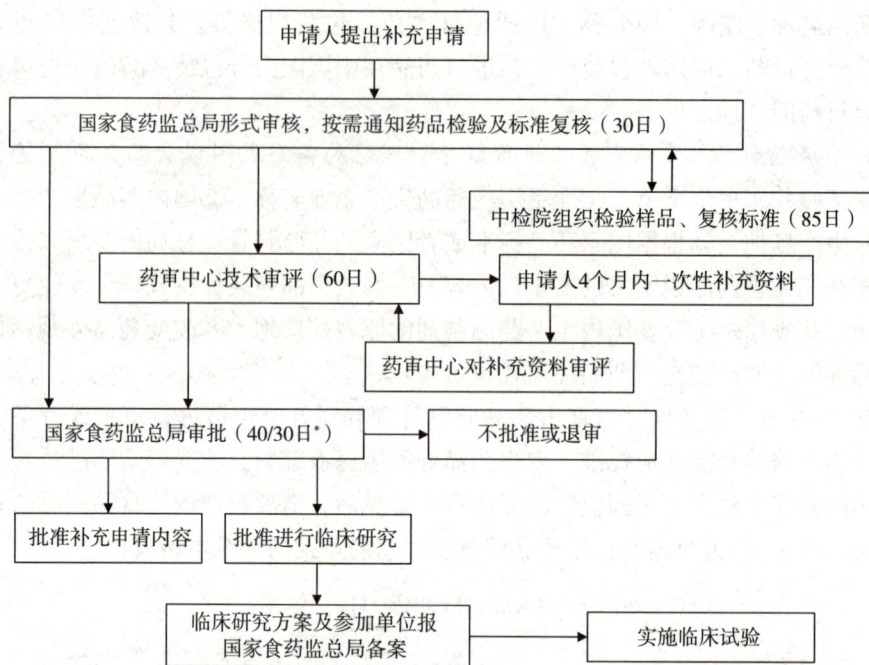

图9-7　国家食品药品监督管理总局审批药品补充申请流程图

注：斜线前为需要批准品种的审批时限；斜线后为需要备案品种的审批时限，均为工作日。

药品不予再注册的情形，具体规定如下：①未在规定时间内提出再注册申请的；②未完成 CFDA 批准上市时提出的有关要求的；③未按照要求完成Ⅳ期临床试验的；④未按照规定进行药品不良反应监测的；⑤经 CFDA 再评价属于淘汰品种的；⑥按照《药品管理法》的规定属于撤销药品批准证明文号的；⑦不具备《药品管理法》规定的生产条件的；⑧未按规定履行监测期责任的；⑨其他不符合有关规定的。

不符合药品再注册规定的，由 CFDA 发出不予再注册的通知，同时注销其药品批准文号、《进口药品注册证》或者《医药产产品注册证》。

（四）注意事项

药品注册申报资料应当一次性提交，药品注册申请受理后不得自行补充新的技术资料；进入特殊审批程序的注册申请或者涉及药品安全性的新发现，以及按要求补充资料的除外。申请人认为必须补充新的技术资料的，应当撤回其药品注册申请。申请人重新申报的，应当符合本办法有关规定且尚无同品种进入新药监测期。

四、知识拓展——特殊审批

国家鼓励研究创制新药，对创制的新药、治疗疑难危重疾病的新药实行特殊审批。国家食品药品监督管理总局对以下几类特别的新药申请实行特殊审批。

1. 未在国内上市销售的从植物、动物、矿物等物质中提取的有效成分及其制剂，新发现的药材及其制剂；

2. 未在国内外获准上市的化学原料药及其制剂、生物制品；

3. 治疗艾滋病、恶性肿瘤、罕见病等疾病且具有明显临床治疗优势的新药；

4. 治疗尚无有效治疗手段的疾病的新药。

符合前款规定的药品，申请人在药品注册过程中可以提出特殊审批的申请，由国家食品药品监督管理总局药品审评中心组织专家会议讨论确定是否实行特殊审批。

特殊审批的具体办法另行制定。

任务三　整理药品注册申报材料

任务情境

李铭是一名某医药高专的学生，在某制药企业研发部研发岗位工作若干年，通过一次内部招聘机会转岗至注册专员岗，负责公司药品注册工作。那么，他该如何尽快熟悉业务呢？

一、基础知识

药品注册具有政策性强、技术要求高、涉及领域广的特点，是药品研究、生产、流通、使用过程的源头，更是药品安全性的源头，是"重审批、强监管"科学理念的具体体现。

药品注册申报人员，在这个看似资料整理员的工作岗位，需要将注册资料中综述资料、药学研究资料、药理毒理研究资料和临床研究资料四部分独立资料联系起来。这四部分资料涉及拟开发药物的所有信息，关联新药研发的每一个环节，也体现了药物研究的整体性和全面性。药品注册时应确保资料的完整、规范、真实可靠，除了根据相关标准、技术指导原则、指南进行审核把关，更需要注册申报人员对药品研发流程各环节的掌握与督促，药品注册申报人员在职能部门间、项目间的沟通桥梁作用更是不可或缺，有助于提高药物研发的质量与效率。

二、相关法律法规条款

《药品注册管理办法》

第五十条　申请人完成临床前研究后，应当填写《药品注册申请表》，向所在地省、自治区、直辖市药品监督管理部门如实报送有关资料。

第五十六条　申请人完成药物临床试验后，应当填写《药品注册申请表》，向所在地省、自治区、直辖市药品监督管理部门报送申请生产的申报资料，并同时向中国药品生物制品检定所报送制备标准品的原材料及有关标准物质的研究资料。

第七十五条　申请仿制药注册，应当填写《药品注册申请表》，向所在地省、自治区、直辖市药品监督管理部门报送有关资料和生产现场检查申请。

第八十五条　申请进口药品注册，应当填写《药品注册申请表》，报送有关资料和样品，提供相关证明文件，向国家食品药品监督管理总局提出申请。

三、任务实施

（一）明确目标

药品注册申报资料的整理须达到真实、完整、规范的要求。

（二）办理资料

仍然以中药、天然药物为例，其药品注册申报材料项目名称及不同注册分类的申报资料项目要求如表9-5所示。

表9-5 中药、天然药物申报资料项目表

文件名称	资料编号	资料名称	注册分类及资料项目要求										
			1	2	3	4	5	6			7	8	9
								6.1	6.2	6.3			
综述资料	1	药品名称	+	+	+	+	+	+	+	+	+	+	−
	2	证明性文件	+	+	+	+	+	+	+	+	+	+	+
	3	立题目的与依据	+	+	+	+	+	+	+	+	+	+	+
	4	对主要研究结果的总结及评价	+	+	+	+	+	+	+	+	+	+	+
	5	药品说明书样稿、起草说明及最新参考文献	+	+	+	+	+	+	+	+	+	+	+
	6	包装、标签设计样稿	+	+	+	+	+	+	+	+	+	+	+
药学研究资料	7	药学研究资料综述	+	+	+	+	+	+	+	+	+	+	+
	8	药材来源及鉴定依据	+	+	+	+	+	+	+	+	+	+	+
	9	药材生态环境、生长特征、形态描述、栽培或培植（培育）技术、产地加工和炮制方法等	−	+	+	−	▲	▲	▲	▲	−	−	−
	10	药材标准草案及起草说明，并提供药品标准物质及有关资料	−	+	+	+	▲	▲	▲	▲	−	−	−
	11	提供植、矿物标本，植物标本应当包括花、果实、种子等	−	+	+	−	▲	▲	▲	▲	−	−	−
	12	生产工艺的研究资料及文献资料，辅料来源及质量标准	+	+	+	+	+	+	+	+	+	+	+
	13	确证化学结构或组分的试验资料及文献资料	+	+	±	+	+	+	+	+	+	+	+
	14	质量研究工作的试验资料及文献资料	+	+	+	+	+	+	+	±	±	±	±
	15	药品标准草案及起草说明，并提供药品标准物质及有关资料	+	+	+	+	+	+	+	+	+	+	+
	16	样品检验报告书	+	+	+	+	+	+	+	+	+	+	+
	17	药物稳定性研究的试验资料及文献资料	+	+	+	+	+	+	+	+	+	+	+
	18	直接接触药品的包装材料和容器的选择依据及质量标准	+	+	+	+	+	+	+	+	+	+	+

续表

文件名称	资料编号	资料名称	注册分类及资料项目要求									
			1	2	3	4	5	6			7	8	9
								6.1	6.2	6.3			
药理毒理研究资料	19	药理毒理研究资料综述	+	+	*	+	+	+	+	+	+	±	-
	20	主要药效学试验资料及文献资料	+	+	*	+	+	±	+	+	+	±	-
	21	一般药理研究的试验资料及文献资料	+	+	*	+	+	±	+	+	-	-	-
	22	急性毒性试验资料及文献资料	+	+	*	+	+	±	+	+	-	±	-
	23	长期毒性试验资料及文献资料	+	+	±	+	+	+	+	+	-	±	-
	24	过敏性（局部、全身和光敏毒性）、溶血性和局部（血管、皮肤、黏膜、肌肉等）刺激性、依赖性等主要与局部、全身给药相关的特殊安全性试验资料和文献资料	*	*	*	*	*	*	*	*	*	*	*
	25	致突变试验资料及文献资料	+	+	▲	+	*	*	*	*	*	*	*
	26	生殖毒性试验资料及文献资料	+	+	*	+	*	*	*	*	*	*	*
	27	致癌试验资料及文献资料	*	*	*	*	*	*	*	*	*	*	*
	28	动物药代动力学试验资料及文献资料	+	-	*	-	-	-	-	-	-	-	-
临床试验资料	29	临床试验资料综述	+	+	+	+	+	+	+	+	+	+	-
	30	临床试验计划与方案	+	+	+	+	+	+	+	+	+	+	-
	31	临床研究者手册	+	+	+	+	+	+	+	+	+	+	-
	32	知情同意书样稿、伦理委员会批准件	+	+	+	+	+	+	+	+	+	*	-
	33	临床实验报告	+	+	+	+	+	+	+	+	+	*	-

注：1."＋"指必须报送的资料；2."－"指可以免报的资料；3."±"指可以用文献综述代替试验研究或按规定可减免试验研究的资料；4."▲"具有法定标准的中药材、天然药物可以不提供，否则必须提供资料；5."＊"按照申报资料项目说明和申报资料具体要求。

（三）申报资料相关要求

（1）申请新药临床试验，一般应报送资料项目1~4、7~31。

（2）完成临床试验后申请新药生产，一般应报送资料项目1~33以及其他变更和补充的资料，并详细说明变更的理由和依据。

（3）申请仿制药（中药、天然药物注射剂等需进行临床试验的除外），一般应报送资料项目2~8、12、15~18。

（4）进口药申请提供的生产国家或者地区政府证明文件及全部技术资料应当是中文版本并附原文；其中质量标准的中文版本必须按中国国家药品标准规定的格式整理报送。

（5）由于中药、天然药物的多样性和复杂性，在申报时，应当结合具体品种的特点进行必要的相应研究。如果减免试验，应当充分说明理由。

（6）中药、天然药物注射剂的技术要求另行制定。

（7）对于"注册分类1"的未在国内上市销售的从植物、动物、矿物等中提取的有效成分及其制剂，当有效成分或其代谢产物与已知致癌物质有关或相似，或预期连续用药6个月以上，或治疗慢性反复发作性疾病而需经常间歇使用时，必须提供致癌性试验资料。

申请"未在国内上市销售的从植物、动物、矿物等中提取的有效成分及其制剂"，如有由同类成分组成已在国内上市销售的从单一植物、动物、矿物等物质中提取的有效部位及其制剂，则应当有与该有效部位进行药效学及其他方面的比较，以证明其优势和特点。

（8）对于"注册分类3"新的中药材代用品，除按"注册分类2"的要求提供相应临床前申报资料外，还应当提供与被替代药材进行药效学对比的试验资料，并应提供进行人体耐受性试验以及通过相关制剂进行临床等效性研究的试验资料，如果代用品为单一成分，应当提供药代动力学试验资料及文献资料。

新的中药材代用品获得批准后，申请使用该代用品的制剂应当按补充申请办理，但应严格限定在被批准的可替代功能范围内。

（9）对于"注册分类5"未在国内上市销售的从单一植物、动物、矿物等中提取的有效部位及其制剂，除按要求提供申报资料外，尚需提供以下资料：

①申报资料12中需提供有效部位筛选的研究资料或文献资料；申报资料13中需提供有效部位主要化学成分研究资料及文献资料；

②由数类成分组成的有效部位，应当测定每类成分的含量，并对每类成分中的代表成分进行含量测定且规定下限（对有毒性的成分还应该增加上限控制）；

③申请由同类成分组成的未在国内上市销售的从单一植物、动物、矿物等物质中提取的有效部位及其制剂，如其中含有已上市销售的从植物、动物、矿物等中提取的有效成分，则应当与该有效成分进行药效学及其他方面的比较，以证明其优势和特点。

（10）对于"注册分类6"未在国内上市销售的中药、天然药物复方制剂按照不同类别的要求应提供资料为：

①中药复方制剂，根据处方来源和组成、功能主治、制备工艺等可减免部分试验资料，具体要求另行规定；

②天然药物复方制剂应当提供多组分药效、毒理相互影响的试验资料及文献资料；

③处方中如果含有无法定标准的药用物质，还应当参照相应注册分类中的要求提供相关的申报资料；

④中药、天然药物和化学药品组成的复方制剂中药用物质必须具有法定标准，申报临床试验时应当提供中药、天然药物和化学药品间药效、毒理相互影响（增效、减毒或互补作用）的比较性研究试验资料及文献资料，以及中药、天然药物对化学药品生物利用度影响的试验资料；申报生产时应当通过临床试验证明其组方的必要性，并提供中药、天然药物对化学药品人体生物利用度影响的试验资料。处方中含有的化学药品（单

方或复方）必须被国家药品标准收载。

（11）对于"注册分类8"改变国内已上市销售中药、天然药物剂型的制剂，应当说明新制剂的优势和特点。新制剂的功能主治或适应证原则上应与原制剂相同，其中无法通过药效或临床试验证实的，应当提供相应的资料。

（12）对于"注册分类9"仿制药应与被仿制品种一致，必要时还应当提高质量标准。

（13）关于临床试验

①临床试验的病例数应当符合统计学要求和最低病例数要求；

②临床试验的最低病例数（试验组）要求：Ⅰ期为20~30例，Ⅱ期为100例，Ⅲ期为300例，Ⅳ期为2000例；

③属注册分类1、2、4、5、6的新药，以及7类和工艺路线、溶媒等有明显改变的改剂型品种，应当进行Ⅳ期临床试验；

④生物利用度试验一般为18~24例；

⑤避孕药Ⅰ期临床试验应当按照本办法的规定进行，Ⅱ期临床试验应当完成至少100对6个月经周期的随机对照试验，Ⅲ期临床试验应当完成至少1000例12个月经周期的开放试验，Ⅳ期临床试验应当充分考虑该类药品的可变因素，完成足够样本量的研究工作；

⑥新的中药材代用品的功能替代，应当从国家药品标准中选取能够充分反映被代用药材功效特征的中药制剂作为对照药进行比较研究，每个功能或主治病证需经过2种以上中药制剂进行验证，每种制剂临床验证的病例数不少于100对；

⑦改剂型品种应根据工艺变化的情况和药品的特点，免除或进行不少于100对临床试验；

⑧仿制药视情况需要，进行不少于100对的临床试验；

⑨进口中药、天然药物制剂按注册分类中的相应要求提供申报资料，并应提供在国内进行的人体药代动力学研究资料和临床试验资料，病例数不少于100对；多个主治病证或适应证的，每个主要适应证的病例数不少于60对。

（四）主要步骤

1. 明确药品注册分类，对照相关的要求，确定报送的申报材料项目。
2. 熟悉申报材料的编写体例（药审中心网站有各类材料的编写指南）。
3. 逐个整理申报材料，核对排版。
4. 形式审查后如有缺漏不规范情况，一次进行完善并补齐。
5. 材料要求真实、规范、完整。

同步测试

（一）名词解释

临床试验　药品注册　药品注册检验

（二）A 型题（最佳选择题）

1. 《药品临床试验管理规范》的目的是

    A. 保证药品临床的过程规范，结果科学可靠，保护受试者的权益及保障其安全

    B. 保证药品临床试验在科学上具有先进性

    C. 保证临床试验对受试者无风险

    D. 保证药品临床试验的过程按计划完成

2. 保障受试者权益的主要措施是

    A. 有充分的临床试验依据

    B. 试验用药品的正确使用方法

    C. 伦理委员会和知情同意书

    D. 保护受试者身体状况良好

3. 药物临床前研究应当执行有关管理规定，其中安全性评价研究必须执行

    A. 《药物非临床研究质量管理规范》

    B. 《药物临床研究质量管理规范》

    C. 《药品生产质量管理规范》

    D. 《药品研究技术指导原则》

4. 药品注册申报资料应当如何提交，药品注册申请受理后不得自行补充新的技术资料

    A. 分批次提交　　　　B. 根据情况提交

    C. 一次性提交　　　　D. 自行补充提交

（三）X 型题（多项选择题）

5. 下列属于药品注册申请的有

    A. 新药申请　　　　B. 进口药品申请

    C. 补充申请　　　　D. 仿制药申请

    E. 再注册申请

6. 补充申请，是指新药申请、仿制药申请或者进口药品申请经批准后，原批准事项或者内容的注册申请

    A. 改变　　B. 增加　　C. 减少　　D. 取消　　E. 部分改变

（四）简答题

7. 如何申请减免临床试验？

8. 新药临床试验共分几期，各期临床试验的目的分别是什么？

技能训练

1. 实训项目　药品注册申请表填写。

2. 实训目的　熟悉药品注册申请表的填写内容及要求。

3. 实训要求

（1）掌握药品注册电子申报表下载安装。

（2）了解药品注册电子申报表应当填写的内容和项目。

（3）熟悉药品电子申报表的各个栏目的填写要求。

项目九　中药管理

学习与教学目标

【学习目标】

知识目标：熟悉中药管理的相关法律法规；掌握中药饮片管理与 GAP 管理制度；熟悉中药品种保护制度，了解野生药材资源保护管理。

技能目标：能依据野生药材资源保护管理的规定从事中药材经营活动，能根据要求保管与调剂中药饮片，会开展中药保护品种的申报工作，会整理并填写中药材 GAP 认证申报材料。

【教学目标】

通过中药管理项目的教学，使学生熟悉中药管理的相关法律知识，能胜任中药采购、野生药材资源保护、中药饮片的保管与养护工作，掌握中药保护品种、中药材 GAP 认证申报的要求与程序，初步培养学生从事中药管理工作的职业技能。

【重点难点】

该教学项目中学习的重点是中药饮片的管理、中药保护品种的申请和 GAP 认证的申报。难点主要包括中药保护品种申报书的填写、中药材 GAP 认证申报书的填写；中药保护品种和中药材 GAP 认证申报的程序与要求，有关申报资料的准备等。

根据《药品管理法》"国家发展现代药和传统药，充分发挥其在预防、医疗和保健中的作用。国家保护野生药材资源，鼓励培育中药材。"中药材作为中药产业的重要基础，我国制定了相关的一系列法律规范。为保护和合理利用我国野生药材资源，国务院于 1987 年 10 月 30 日发布了《野生药材资源保护管理条例》；为提高中药材质量，规范中药材生产，原国家药品监督管理局于 2002 年 4 月 17 日颁布了《中药材生产质量管理规范（试行）》，2002 年 6 月 1 日起施行；为继承中医药传统，突出中医药特色，鼓励创新，保护先进，国务院于 1992 年颁布了《中药品种保护条例》，1993 年 1 月 1 日起实施。科技部等八部委联合制定了《中药现代化发展纲要（2002—2010 年）》，原国家食品药品监督管理局等 16 个部门联合发布的《中医药创新发展规划纲要（2006—2020 年）》，国家中医药管理局 2012 年 7 月 10 日发布的《中医药事业发展"十二五"规划》，更是为中药现代化、中医药的创新发展和中医药事业的发展指明了目标。

任务一　采购与销售野生药材

任务情境

小张是某药材公司的中药购销员。请问，他在采购与销售野生药材时应该注意些什么问题？

一、基础知识

（一）中药的概念

中药和民族药都是传统药的重要组成部分。广义的中药包括中药材、中药饮片、中成药和民族药。狭义的中药是指用中医药学的术语表述药物的性能、功效，并在中医理论指导下应用的药物，包括中药材、中药饮片和中成药。

1. 中药材

指药用植物、动物、矿物的药用部分采收后经产地初加工形成的原料药材。

2. 中药饮片

指药材经过炮制后可直接用于中医临床或制剂生产使用的处方药品。

3. 中成药

是根据疗效确切、应用范围广泛的处方、验方和秘方，具备一定质量规格，批量生产供应的药物。中成药是以中药材为原料，按照现代药品生产工艺批量生产出来的药品。

可以看出，中药三大支柱之间的关系是：中药材是中药饮片的原料，中药饮片是中成药的原料。

而民族药是指我国一些少数民族经过长期的医疗实践积累，用少数民族文字记载并运用的药品，在使用上具有一定的地域性，如藏药、蒙药、维药、壮药等。

（二）野生药材的概念

产自自然分布区、自然生长的药材品种，称为野生药材。

（三）国家重点保护的野生药材物种及其分级

国家重点保护的野生药材物种共76种，中药材42种，分三级管理，见表10-1。

表10-1　国家重点保护的野生药材分级管理情况

分级	概念	野生药材物种数	中药材品种数	中药材名称
一级	濒临灭绝状态的稀有珍贵野生药材物种	4	4	虎骨、豹骨、羚羊角、鹿茸（梅花鹿）

续表

分级	概念	野生药材物种数	中药材品种数	中药材名称
二级	分布区域缩小、资源处于衰竭状态的重要野生药材物种	27	17	马鹿茸、麝香、熊胆、穿山甲片、蟾酥、蛤士蟆油、金钱白花蛇、乌梢蛇、蕲蛇、蛤蚧、甘草、黄连、人参、杜仲、厚朴、黄柏、血竭
三级	资源严重减少的主要常用野生药材物种	45	21	川（伊）贝母、刺五加、黄芩、天冬、猪苓、龙胆（草）、防风、远志、胡黄连、肉苁蓉、秦艽、细辛、紫草、五味子、蔓荆子、诃子、山茱萸、阿魏、连翘、羌活、石斛

注：梅花鹿鹿茸和马鹿茸作为 2 种野生药材，分别列入一级和二级保护。

（四）中药资源的保护与可持续利用

1. 中药资源的保护

中药资源的保护方法一般分为就地保护、异地保护和离体保护三种。

（1）就地保护：中药资源就地保护，简单来说就是将中药资源及其自然环境就地维护起来。这种方法可以使药用动、植物在已适应的环境中得以迅速恢复和发展。通过建立资源保护区、采用有效的生产性保护手段就地保护中药资源。

（2）异地保护：又称迁地保护，即将濒危种类迁出其自然生长地，保存在保护区、动物园、植物园、苗圃、种植园内，变野生种类为家种家养种类。通过引种、饲养，动物园和植物园不仅保护了许多珍、稀、濒危物种，而且扩大了种源。

（3）离体保护：离体保护就是利用先进技术，保存并研究携带全部遗传信息的物质片段，即保存药用动、植物的某一部分器官、组织、细胞或原生质体等，以达到长期保留药用动、植物的种质基因，巩固和发展中药资源的目的。

2. 中药资源的可持续利用

要坚持合理开发，有效利用的原则，最大限度提高资源利用率，才能更好地保护资源，满足需求。具体途径如下：①以法为本，完善和健全资源保护的法律法规体系和机构；②保护现有野生资源及其环境；③坚持利用、保护与科学研究相结合；④规范化生产大宗和市场紧缺产品；⑤开发新的药材资源；⑥建立中药资源动态监测及预警系统。

二、相关法律法规依据

（一）《药品管理法》

第三条　国家保护野生药材资源，鼓励培育中药材。

第十九条　药品经营企业销售中药材，必须标明产地。

第二十一条　城乡集市贸易市场可以出售中药材，国务院另有规定的除外。

第四十六条　新发现和从国外引种的药材，经国务院药品监督管理部门审核批准后，方可销售。

第五十三条　发运中药材必须有包装。在每件包装上，必须注明品名、产地、日期、调出单位，并附有质量合格的标志。

(二)《野生药材资源保护管理条例》

(国务院 1987 年 10 月 30 日发布)

第三条　国家对野生药材资源实行保护、采猎相结合的原则，并创造条件开展人工种养。

第六条　禁止采猎一级保护野生药材物种。

第七条　采猎、收购二、三级保护野生药材物种的，必须按照批准的计划执行。

第十三条　一级保护野生药材物种属于自然淘汰的，其药用部分由各经药材公司负责经营管理，但不得出口。

第十四条　二、三级保护野生药材物种属于国家计划管理的品种，由中国药材公司统一经营管理；其余品种由产地县药材公司或其委托单位按照计划收购。

第十五条　二、三级保护野生药材物种的药用部分，除国家另有规定外，实行限量出口。

三、任务实施

(一) 明确目标

要能区分我国野生药材中，哪些属于一级保护的野生药材物种，哪些属于二、三级保护的野生药材物种。掌握国家的有关法律法规，树立中药材资源保护和可持续利用的理念。

(二) 任务实施

1. 野生药材的经营品种范围

一级保护的野生药材物种禁止采猎；一级保护的野生药材物种属于自然淘汰的，其药用部分由各级药材公司负责经营管理，不得出口；二、三级保护的野生药材物种由中国药材公司统一经营管理；保护品种之外的野生药材应凭计划收购。收购计划由县及以上医药管理部门（含当地人民政府授权管理该项工作的有关部门）会同同级野生动物、植物管理部门制定，报上一级医药管理部门批准。

2. 中药材经营场所与销售要求

（1）**经营场所**：中药材经营场所主要有中药材专业市场、城乡集贸市场。

国家禁止在中药材专业市场内出售国家规定限制销售的中药材、中成药、中药饮片，化学原料药及其制剂、抗生素、生化药品、放射性药品、血清、疫苗、血液制品和诊断药品。

在中药材专业市场国家禁止销售的中药材包括罂粟壳、27 种毒性中药材品种、国家重点保护的 42 种野生药材品种。

（2）**销售中药材的要求**：销售中药材要有包装，包装上应标明品名、产地、日期、调出单位，并附有质量合格的标志。

3. 国家对中药材进口的管理规定

依据国家食品药品监督管理总局《进口药材管理办法》（2006 年 2 月 1 日起执行），中药材进口有关要求：①进口药材要进行申请和审批程序。②《进口药材的批件》分为一次性有效批件和多次使用批件。一次性有效批件的有效期为 1 年，多次使用批件的有效期为 2 年。③国家药品监督管理部门对濒危特种药材或者首次进口药材的进口申请，颁发一次性有效批件。

4. 国家对中药材出口的管理规定

（1）贯彻"先国内，后国外"的原则。对国内供应不足的品种，应减少甚至停止出口。对国内有剩余的，应争取多出口。

（2）出口中药材需要到商务部办理"出口中药材许可证"后，方可办理中药材出口手续。

（3）目前国家对 35 种中药材出口实行审批，分别是人参、鹿茸、当归、蜂王浆、三七、麝香、甘草、杜仲、厚朴、黄芪、党参、黄连、半夏、茯苓、菊花、枸杞、山药、川芎、生地、贝母、银花、白芍、白术、麦冬、天麻、大黄、冬虫夏草、丹皮、桔梗、元胡、牛膝、连翘、罗汉果、牛黄。

知识拓展

1. 国家重点保护野生药材速记歌诀

二级重点保护野生药材速记歌诀：一马①牧草射蟾②涂，二黄③双蛤④穿厚杜⑤。三蛇⑥狂饮人熊血⑦，虎豹羚羊梅花鹿⑧。

注：①马：马鹿茸。②草射蟾：甘草、麝香、蟾酥。③二黄：黄连、黄柏。④双蛤：蛤蚧、哈蟆油。⑤穿厚杜：穿山甲片、厚朴、杜仲。⑥三蛇：蕲蛇、乌梢蛇、金钱白花蛇。⑦人熊血：人参、熊胆、血竭。⑧虎豹羚羊梅花鹿：指 4 种一级保护野生药材品种虎骨、豹骨、羚羊角、梅花鹿茸。

三级重点保护野生药材速记歌诀：紫薇丰萸①赠猪肉②，川味黄连③送石斛。荆诃刺秦④赴远东⑤，胆⑥大心细⑦也难活⑧。

注：①紫薇丰萸：紫草、阿魏、防风、山茱萸。②猪肉：猪苓、肉苁蓉。③川味黄连：川（伊）贝母、五味子、胡黄连、黄芩、连翘。④荆诃刺秦：蔓荆子、诃子、刺五加、秦艽。⑤远东：远志、天冬。⑥胆：龙胆（草）。⑦细：细辛。⑧活：羌活。

2. 中药材专业市场

中药材专业市场是指经国家中医药管理局、原卫生部和国家工商行政管理局检查验收批准，并在工商行政管理部门核准登记的专门经营中药材的集贸市场。

目前经批准而开设的中药材市场有 17 家，分别是安徽亳州中药材市场、河北安国中药材市场、河南禹州中药材市场、江西樟树中药材市场、重庆解放路中药材市场、山东鄄城县舜王城药材市场、广州清平中药材市场、甘肃陇西中药材市场、广西玉林中药材市场、湖北省蕲州中药材专业市场、湖南岳阳花板桥中药材市场、湖南省邵东县药材专业市场、广东省普宁中药材专业市场、明菊花园中药材专业市场、成都市荷花池药材专业市场、西安万寿路中药材专业市场、兰州市黄河中药材专业市场。

其中安徽亳州中药材市场、河北安国中药材市场、河南禹州中药材市场、江西樟树中药材市场 4 家，都有着悠久的历史，被称为"四大药都"。

任务二　保管与调剂中药饮片

任务情境

中药专业毕业的同学小李，应聘到某医院药剂科负责中药饮片的保管与调剂，她如何才能圆满完成此项任务呢？

一、基础知识

（一）概念

按照 2010 版《中国药典》，中药饮片是指药材经过炮制后可以直接用于中医临床或制剂生产的处方药品。

（二）炮制规范

中药饮片的炮制规范有《中国药典》、全国中药炮制规范、地方中药炮制规范三种。未制定全国中药炮制规范的中药饮片品种要按照地方中药炮制规范炮制。

（三）中药饮片的保管与养护

由于中药饮片来源广泛、品种繁多、性质各异、成分复杂，尤其是其中的糖、蛋白质、油脂等成分极易受到日光、氧气、温度、湿度、昆虫、微生物等因素的影响，如果储存不当，极易发生泛油、变色、霉变、虫蛀、自燃等现象，导致质量下降，造成损失。

因此，中药饮片的安全储存是药品保管养护工作的重点和难点。

中药饮片质量管理存在以下问题：①中药饮片质量标准不够健全；②中药饮片炮制不够规范；③中药饮片以假充真、以劣充好的现象时有发生；④中药饮片购销记录不完整。

二、相关法律法规依据

（一）《药品管理法》

第十条　中药饮片必须按照国家药品标准炮制；国家药品标准没有规定的，必须按照省、自治区、直辖市人民政府药品监督管理部门制定的炮制规范炮制。

（二）《药品管理法实施条例》

第四十五条　生产中药饮片，应当选用与药品性质相适应的包装材料和容器；包装不符合规定的中药饮片，不得销售。中药饮片包装必须印有或者贴有标签。

中药饮片的标签必须注明品名、规格、产地、生产企业、产品批号、生产日期，实施批准文号管理的中药饮片还必须注明药品批准文号。

（三）《药品经营质量管理规范》

第四十八条　经营中药材、中药饮片的，应当有专用的库房和养护工作场所，直接收购地产中药材的应当设置中药样品室（柜）。

第六十八条　采购中药饮片，应当标明产地。

第八十五条　中药材和中药饮片应分库存放；

第八十五条　对中药材和中药饮片应当按其特性采取有效方法进行养护并记录，所采取的养护方法不得对药品造成污染；

第一百四十八条　经营中药饮片的，应有存放饮片和处方调配的设备；

第一百五十三条　储存中药饮片应当设立专用库房。

第一百六十四条　中药饮片柜斗谱的书写应当正名正字；装斗前应当复核，防止错斗、串斗；应当定期清斗，防止饮片生虫、发霉、变质；不同批号的饮片装斗前应当清斗并记录；

（四）《关于加强中药饮片包装监督管理的通知》

（国家食品药品监督管理局，2003 年 12 月）

1. 生产中药饮片，应选用与药品性质相适应及符合药品质量要求的包装材料和容器。严禁选用与药品性质不相适应和对药品质量可能产生影响的包装材料。

2. 中药饮片的包装必须印有或者贴有标签。中药饮片的标签注明品名、规格、产地、生产企业、产品批号、生产日期。实施批准文号管理的中药饮片还必须注明批准文号。

3. 中药饮片在发运过程中必须要有包装。每件包装上必须注明品名、产地、日期、调出单位等，并附有质量合格的标志。

4. 对不符合上述要求的中药饮片，一律不准销售。

（五）《关于加强中药饮片监督管理的通知》

（国家食品药品监督管理局，2011 年 1 月 5 日）

1. 加强中药饮片生产行为监管。生产中药饮片必须持有《药品生产许可证》《药品 GMP 证书》；必须以中药材为起始原料，使用符合药用标准的中药材，并应尽量固定药材产地；必须严格执行国家药品标准和地方中药饮片炮制规范、工艺规程；必须在符合药品 GMP 条件下组织生产，出厂的中药饮片应检验合格，并随货附纸质或电子版的检验报告书。

严禁生产企业外购中药饮片半成品或成品进行分包装或改换包装标签等行为。严禁经营企业从事饮片分包装、改换标签等活动。

2. 加强中药饮片经营行为监管。批发零售中药饮片必须持有《药品经营许可证》《药品 GSP 证书》，必须从持有《药品 GMP 证书》的生产企业或持有《药品 GSP 证书》的经营企业采购。批发企业销售给医疗机构、药品零售企业和使用单位的中药饮片，应随货附加盖单位公章的生产、经营企业资质证书及检验报告书（复印件）。

严禁经营企业从事饮片分包装、改换标签等活动；严禁从中药材市场或其他不具备饮片生产经营资质的单位或个人采购中药饮片。

3. 加强医疗机构中药饮片监管。医疗机构从中药饮片生产企业采购，必须要求企业提供资质证明文件及所购产品的质量检验报告书；从经营企业采购的，除要求提供经营企业资质证明外，还应要求提供所购产品生产企业的《药品 GMP 证书》以及质量检验报告书。医疗机构必须按照《医院中药饮片管理规范》的规定使用中药饮片，保证在储存、运输、调剂过程中的饮片质量。

严禁医疗机构从中药材市场或其他没有资质的单位和个人，违法采购中药饮片调剂使用。医疗机构如加工少量自用特殊规格饮片，应将品种、数量、加工理由和特殊性等情况向所在地市级以上食品药品监管部门备案。

（六）《医疗用毒性药品管理办法》

（中华人民共和国国务院令第 23 号，1988 年 12 月 27 日）

第三条　毒性药品年度生产、收购、供应和配制计划，由医药管理部门下达给指定的毒性药品生产、收购、供应单位。生产单位不得擅自改变生产计划，自行销售。

第七条　凡加工炮制毒性中药，必须按照《中华人民共和国药典》或者省、自治区、直辖市卫生行政部门制定的《炮制规范》的规定进行。

第九条　医疗单位供应和调配毒性药品，凭医生签名的正式处方。每次处方剂量不得超过二日极量。

对处方未注明"生用"的毒性中药，应当付炮制品。如发现处方有疑问时，须经原处方医生重新审定后再行调配。取药后处方保存二年备查。

第十条　群众自配民间单、秘、验方需用毒性中药，购买时要持有本单位或者城市街道办事处、乡（镇）人民政府的证明信，供应部门方可发售。每次购用量不得超过 2

日极量。

（七）《处方管理办法》

第六条　中药饮片应当单独开具处方。

中药饮片处方的书写，一般应当按照"君、臣、佐、使"的顺序排列；调剂、煎煮的特殊要求注明在药品右上方，并加括号，如布包、先煎、后下等；对饮片的产地、炮制有特殊要求的，应当在药品名称之前写明。

第七条　药品剂量与数量用阿拉伯数字书写。中药饮片以剂为单位。

第三十七条　药师调剂处方时必须做到"四查十对"：查处方，对科别、姓名、年龄；查药品，对药名、剂型、规格、数量；查配伍禁忌，对药品性状、用法用量；查用药合理性，对临床诊断。

第三十八条　药师在完成处方调剂后，应当在处方上签名或者加盖专用签章。

三、任务实施

（一）明确目标

保管与养护中药饮片，以保证质量为核心；调剂中药饮片要求准确无误，做到安全合理用药。

（二）任务实施

1. 中药饮片的保管

（1）验收：应验明供货单位的资质证明文件、质量检验报告书以及饮片的包装、标签、品名、数量、规格、产地、生产企业、产品批号、生产日期等，实施批准文号管理的中药饮片还应验明药品批准文号。

（2）专库存放：中药饮片应存放在独立的库房中。库房的一般要求是干燥通风，避免日光直射，室内温度不超过20℃，相对温度35%～75%，饮片含水量控制在13%以下。

（3）养护：按中药饮片的特性采用适宜的养护方法。如石灰干燥法、酒精防虫法、化学药品灭虫法、气调法、对抗贮藏法和冷藏法等。

（4）毒性中药饮片管理：必须按照国家有关规定，实行专人、专库、专账、专用衡器、双人双锁保管，做到账、货、卡相符。

（5）常用中药饮片的储藏

①对含淀粉多的药材，如泽泻、山药、葛根、黄芪等切成饮片后要及时干燥，储藏在通风、干燥、阴凉处，防虫蛀、防潮。

②对含挥发油多的药材，如薄荷、当归、木香、川芎等切成饮片后，干燥温度应小于30℃，如大于30℃则损失有效成分，贮藏时环境温度不能太高，否则易散失香气或泛油，温度太高易吸湿霉变和虫蛀，应置阴凉干燥处保存。

③对含糖分及黏液质较多的饮片，如肉苁蓉、熟地黄、天冬、党参等，炮制后不易干燥，在温度高湿度大的环境极易变软发黏，易被污染，应防霉、防虫蛀，置通风干燥处储藏。

④种子类药材经炒制后增加了香气，如紫苏子、柏子仁、莱菔子、薏苡仁等，应储藏在缸、罐中并封闭保管，防止虫害及鼠咬。

⑤酒炙饮片如当归、常山、大黄等；醋炙饮片如芫花、大戟、香附、甘遂等均储藏于密闭容器中，放置阴凉处。

⑥盐炙的饮片，如泽泻、知母、车前子、巴戟天等，很容易吸收空气中的湿气，易受潮变软，若温度高，其中水分散失则盐析出。故应贮于密闭容器内，置通风干燥处以防受潮。

⑦蜜炙的饮片，如款冬花、甘草、枇杷叶等，炮制后糖分大，较难干燥，特别容易受潮变软或粘连成团且易被污染，虫蛀、霉变及鼠咬，应贮于缸、罐内，同时尽量密闭以免吸潮，置通风干燥处保存养护。

⑧某些矿物类饮片，如硼砂、芒硝等在干燥空气中，容易失去结晶水而风化，故应储藏于密封的缸、罐中，置于阴凉处养护。

2. 中药调剂

中药饮片属于处方药，应严格凭处方调配。

中药调剂，即中药饮片的调剂，系指按照医师临床处方所开列的药物，准确地配制药剂的操作技术。

(1) 医院中药饮片的调剂对人员和硬件要求

①人员要求：直接从事中药饮片技术工作的，应当是中药学专业技术人员。其中负责审方与调配处方的人员应当是经过资格认定的中药学专业技术人员，即必须是中药师及以上技术人员或执业药师。

②硬件要求：中药饮片调剂室应当有与调剂量相适应的面积，要有通风、调温、调湿、防潮、防虫、防鼠、除尘的设施；工作场地、操作台面应当保持清洁卫生。

零售企业、医疗机构的中药饮片应装入饮片柜斗，柜斗谱上应当书写正名正字；装斗前应当复核，防止错斗、串斗；应当定期清斗，防止饮片生虫、发霉、变质；不同批号的饮片装斗前应当清斗并记录；

(2) 中药调剂工作流程：①审方与处方调配：调剂人员在调配处方时，应当按照《处方管理办法》和中药饮片调剂规程进行审方和调剂。对存在"十八反""十九畏"、妊娠禁忌、超剂量等可能引起用药安全问题的处方，应由处方医生确认（"双签字"）或重新开具处方后方可调配。

调配含有毒性中药饮片的处方，需凭医生签名的正式处方。每次处方剂量不得超过二日极量。对处方未注明"生用"的，应给付炮制品。如在审方时对处方有疑问，必须经处方医生重新审定后方可调配。处方保存两年备查。

罂粟壳不得单方发药，必须凭有麻醉药处方权的执业医师签名的淡红色处方方可调配，每张处方不得超过三日用量，连续使用不得超过七天，成人一次的常用量为每天

3~6克。处方保存三年备查。

中药饮片调配每剂重量误差应当控制在±5%以内。

②复核与发药：处方调配后，必须经中药房其他技术人员复核无误后方可发出。

完成处方调剂后，调配人员和复核人员应当在处方上签名或者加盖专用签章。

任务三 申办中药保护品种证书

任务情境

为了防止其他企业跟进并仿制本厂某个畅销的品牌中药，某中药生产企业拟对该中药品种申请中药保护品种，那么参与该申请的小杨该如何完成工作呢？

一、基础知识

实施中药品种保护，是保护中药产业的重大举措。为了提高中药品种质量，维护中药生产企业的合法权益，促进中药事业的发展，国务院于1992年颁布了《中药品种保护条例》；为了加强中药品种保护的监督管理，原国家食品药品监督管理局于2006年2月颁布了《关于中药品种保护有关事宜的通知》，2009年2月制定了《中药品种保护指导原则》，进一步规范了中药品种保护受理审批程序。

（一）中药保护品种等级划分

中药品种保护分为一级和二级。

1. 申请中药一级保护品种应具备的条件

符合下列条件之一的中药品种，可以申请一级保护：①对特定疾病有特殊疗效的；②相当于国家一级保护野生药材物种的人工制成品；③用于预防和治疗特殊疾病的。

其中，对特定疾病有特殊疗效，是指对某一疾病在治疗效果上能取得重大突破性进展。例如，对常见病、多发病等疾病有特殊疗效；对既往无有效治疗方法的疾病能取得明显疗效；或者对改善重大疑难疾病、危急重症或罕见疾病的终点结局（病死率、致残率等）取得重大进展。

相当于国家一级保护野生药材物种的人工制成品，是指列为国家一级保护物种药材的人工制成品；或目前虽属于二级保护物种，但其野生资源已处于濒危状态物种药材的人工制成品。

用于预防和治疗特殊疾病中的特殊疾病，是指严重危害人民群众身体健康和正常社会生活经济秩序的重大疑难疾病、危急重症、烈性传染病和罕见病。如恶性肿瘤、终末期肾病、脑卒中、急性心肌梗死、艾滋病、传染性非典型肺炎、人禽流感、苯酮尿症、地中海贫血等疾病。

用于预防和治疗重大疑难疾病、危急重症、烈性传染病的中药品种，其疗效应明显优于现有治疗方法。

2. 申请中药二级保护品种应具备的条件

符合下列条件之一的中药品种，可以申请二级保护：①符合《中药品种保护条例》第六条规定的品种或者已经解除一级保护的品种；②对特定疾病有显著疗效的；③从天然药物中提取的有效物质及特殊制剂。

其中：对特定疾病有显著疗效，是指能突出中医辨证用药理法特色，具有显著临床应用优势，或对主治的疾病、证候或症状的疗效优于同类品种。

从天然药物中提取的有效物质及特殊制剂，是指从中药、天然药物中提取的有效成分、有效部位制成的制剂，且具有临床应用优势。

注意：凡存在专利等知识产权纠纷的品种，应解决纠纷以后再办理保护事宜。

（二）保护期限

中药一级保护品种的保护期限分别为 30 年、20 年、10 年；中药二级保护品种的保护期限为 7 年。

（三）保护措施

被批准保护的一级、二级中药品种，在保护期内限于获得《中药保护品种证书》的企业生产。

1. 中药一级保护品种的保护措施

（1）中药一级保护品种的处方组成、工艺制法，在保护期限内由获得《中药保护品种证书》的生产企业和药品监督管理部门、有关单位和个人负责保密，不得公开。负有保密责任的有关部门、企业和单位应当按照国家有关规定，建立必要的保密制度。

（2）向国外转让中药一级保护品种的处方组成、工艺制法的，应当按照国家有关保密的规定办理。

（3）因特殊情况需要延长保护期限的，由生产企业在该品种保护期满前六个月，依照中药品种保护申请程序申报。延长的保护期限由国家药品监督管理部门确定，且不得超过第一次批准的保护期限。

2. 中药二级保护品种的保护措施

中药二级保护品种在保护期满后可以申请延长保护期限，时间是七年。由生产企业在保护期满前六个月，依照条例规定的程序申报。

二、相关法律法规依据

（一）《中药品种保护条例》

第二条　本条例适用于中国境内生产制造的中药品种，包括中成药、天然药物的提取物及其制剂和中药人工制成品。申请专利的中药品种，依照专利法的规定办理，不适用本条例。

第四条　国务院药品监督管理部门负责全国中药品种保护的监督管理工作。国家中医药管理部门协同管理全国中药品种的保护工作。

第五条　依照本条例受保护的中药品种，必须是列入国家药品标准的品种。受保护的中药品种分为一、二级。

(二)《关于中药品种保护有关事宜的通知》

(国家食品药品监督管理局，2006 年 2 月 6 日)

通知明确：被批准保护的中药品种，将在国家药品监督管理局网站以及《中国医药报》予以公告。自公告之日起，国家药品监督管理局不再批准其他企业提出的已有国家标准药品的注册申请。

(三)《中药品种保护指导原则》

(国家食品药品监督管理局，2009 年 2 月 12 日)

指导原则的制定是为了继承中医药传统，突出中医药特色，鼓励创新，促进提高，保护先进，保证中药品种保护工作的科学性、公正性、规范性。

内容上分为总则、一般要求、初次保护、同品种保护、延长保护期五个部分。

三、任务实施

(一) 明确目标

中药保护品种的申请分为初次保护申请、同品种保护申请、延长保护申请。

1. 初次保护申请

是指首次提出的中药品种保护申请；其他同一品种生产企业在该品种保护公告前提出的保护申请，按初次保护申请管理。

2. 同品种保护申请

是指初次保护申请品种公告后，其他同品种生产企业按规定提出的保护申请。其中同品种，是指药品名称、剂型、处方都相同的品种。

3. 延长保护期申请

是指中药保护品种生产企业在该品种保护期届满前按规定提出延长保护期的申请。

(二) 任务实施

1. 中药品种保护申请材料

申请中药品种保护，应当向药品监督管理部门提交《中药品种保护申请表》一式三份、证明材料一式三份。

其中证明材料包括以下 8 项内容：药品批准证明文件；《药品生产许可证》和《药品 GMP 证书》；现行国家药品标准、说明书、标签实样；专利权属状态说明书及有关证明文件；请保护依据及理由申述；批准上市前的研究资料，包括临床、药理毒理和药学资料。药学资料包括工艺、质量标准资料；批准上市后的研究资料，包括不良反应监测情况及质量标准执行情况等相关资料。按国家食品药品监督管理总局提出的有关要求所进行的研究工作总结及相关资料；拟改进提高计划及实施方案。

　　上述一式三份的资料应当成套装入独立的档案袋，档案袋封面注明：申请分类、药品名称、原件/复印件、申请机构、联系人、电话。

　　2.《中药品种保护申请表》的填写

　　《中药品种保护申请表》可以到国家食品药品监督管理总局网站下载。格式见表10-2。

　　《中药品种保护申请表》首页填写的项目有药品名称、申请类别、申请级别、申请企业、法定代表人、联系人、联系电话（包括手机）、填表日期。正文需填写申请企业的基本情况、申请品种的基本情况。申请中药品种保护的生产企业应逐项认真填写，填写内容应真实、详细、完整，并且印章齐全，其中企业名称、批准文号、剂型、规格等项目，应与有效批准证明文件一致。

表 10-2　中药品种保护申请表

申请企业填报项目

申请企业基本情况况	企业名称			始建时间	
	通信地址			邮政编码	
	生产地址			邮政编码	
	E-mail				
	网　址				
	企业登记注册类型			固定资产（万元）	
	职工总数	制药工人	技术人员	中级及其以上职称药学专业技术人员	
	法定代表人	姓　名	职　称	从事制药年限	学　历
	企业负责人				
	生产负责人				
	质量负责人				
	质检机构	名　称		检验室面积（m²）	
		人员总数	高级技术职称	中级技术职称	执业药师
	《药品生产许可证》核准生产范围				
	注册品种数				

申请企业填报项目

申请品种基本情况	药品名称					
	批准文号					
	注册商标		剂型		规格	
	品种来源	□自主研发	□技术转让	□仿制		
	执行标准	□药典	□局颁标准	□注册标准		
	专利情况	专利持有人： □单独持有　　□共同持有　　□受让专利　　□无				

续表

专利类型	□发明专利	□实用新型	□外观设计	
上年度销售额 （万元）			上年度利税 （万元）	
GMP证书号及认证范围				
生产与质量管理情况				

3. 缴费标准

中药品种保护审评费按品种数缴纳，每个品种收审评费 15000 元；获得中药品种保护的企业另需按品种数缴纳保护品种年费，每个品种每年 7500 元。

收费依据为《关于中药品种保护审评收费的通知》（〔1993〕价费字 178 号）

（三）实施程序

中药品种保护申请审批程序上分为受理、初审和审评、审批和公告三个阶段。如图 10 – 1。

1. 受理

申请中药品种保护的企业，向国家食品药品监督管理部门行政受理服务中心（以下简称局受理中心）报送一份完整资料，并将 2 份完整的相同资料报送申请企业所在地的省（区、市）食品药品监督部门。局受理中心应在 5 日内完成形式审查。对形式审查合格的出具受理通知书，同时抄送受理通知书到企业所在地的省（区、市）食品药品监管部门，并将申报资料转送国家中药品种审评委员会。

2. 初审和审评

省（区、市）食品药品监管部门在收到受理通知书后的 20 日内对申报资料的真实性进行核查和初审，并将核查报告、初审意见和企业申报资料 1 份寄至国家中药品种保护审评委员会。国家中药品种保护审评委员会收到上述资料后，开始技术审评工作，该工作在 120 个工作日内完成。

3. 审批和公告

国家食品药品监督管理部门根据审评结论，决定对申请的中药品种是否给予保护。经批准保护的中药品种，由国家食品药品监督管理部门发给《中药保护品种证书》，并在国家食品药品监督管理总局网站和《中国医药报》上予以公告。中药品种保护审批程序见图 10 – 1。

填写《中药品种保护申请表》，
提交证明材料1份报局受理中心，
2份报省级食品药品监督管理部门

企业申报

↓

省级食品药品监督管理部门初审

↓

国家中药品种保护委员会审评

合格的，将核查报告、初审意见、
企业申报资料转报中药品种保护委员会

↓

国家食品药品监督管理部门审批

符合规定的，报送CFDA

↓

发布公告

申报企业

↓

核发证书、批件

↓

企业完成改进提高任务

其他企业生产的同一品种

按期申报企业 ／ 未申报或逾期申报

进行质量考核 ／ 发通告终止批准文号

符合规定的同品种 ／ 不符合规定的同品种

补发批件证书，完成改进提高任务

发通告撤销批准文号

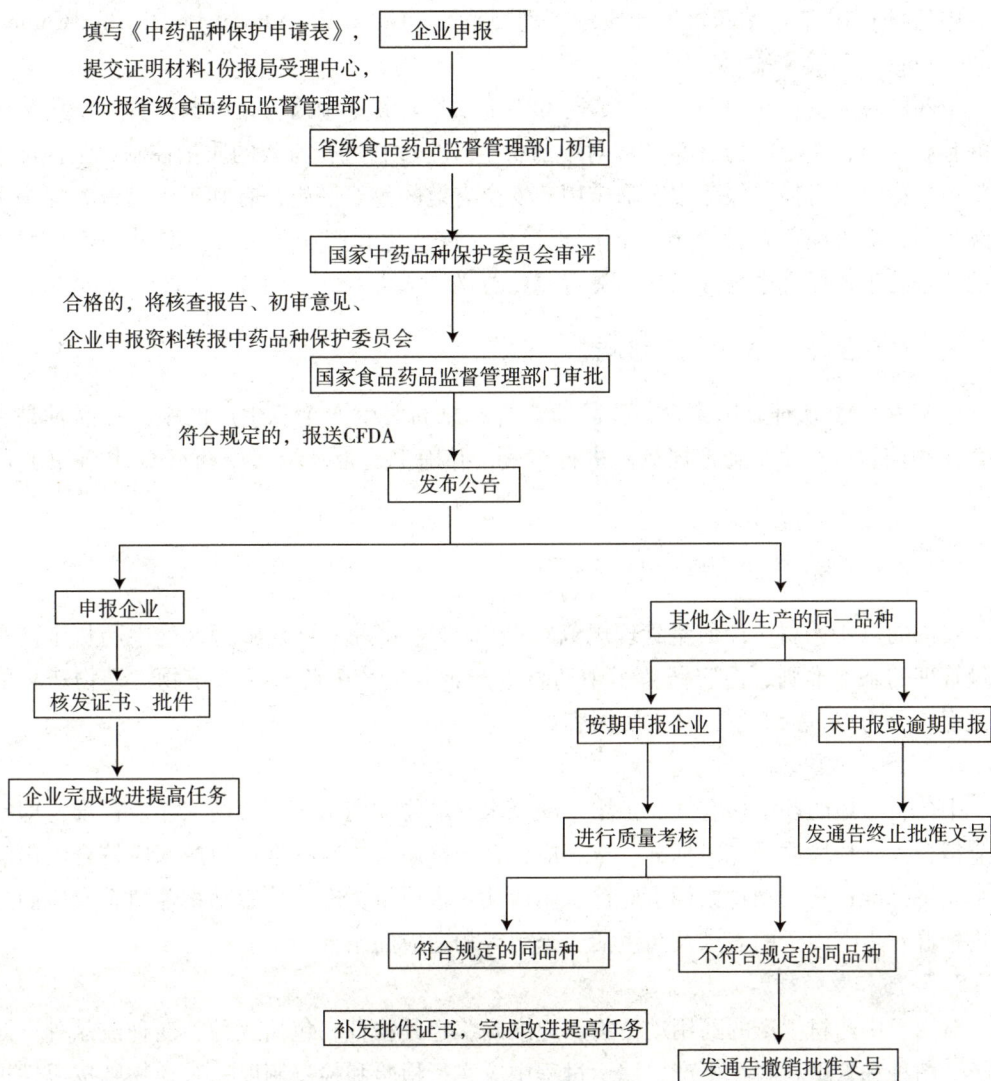

图 10 – 1　中药品种保护审批流程图

任务四　申请中药材 GAP 认证

任务情境

　　小顾是某中药种植基地的技术人员。该基地拟申报中药材 GAP 认证，请问小顾该如何指导团队成员共同完成 GAP 的认证申请？

一、基础知识

中药材最初主要来源于野生的动、植物，现在使用的中药材多为人工种（养）植。

中药材 GAP 是《中药材生产质量管理规范》（Good Agricultural Practice for Chinese Crude Drugs）的英文缩写。

中药的三大支柱是中药材、中成药和中药饮片。其中中药材是中药饮片、中成药生产的基础原料，实施中药材 GAP，对中药材生产全过程进行有效的质量控制，是保证中药材质量稳定、可控，保障中医临床用药安全有效的重要措施；有利于中药资源保护和持续利用，促进中药材种（养）植的规模化、规范化和产业化发展。对进一步加强药品的监督管理，促进中药现代化，具有重要意义。

（一）中药材 GAP 认证的概念

中药材 GAP 认证是国家食品药品监督管理总局对生产企业生产的中药材品种是否符合《中药材生产质量管理规范》进行审核，并确定是否发给《中药材 GAP 证书》的过程。

（二）中药材生产的管理

我国的《中药材生产质量管理规范》自 2002 年 6 月 1 日起施行，是中药材生产和质量管理的基本准则，内容涵盖了中药材生产企业生产中药材（含植物、动物药）的全过程。分为 10 章 57 条，其主要内容如下。

1. 产地环境要求

中药材产地的环境如空气、土壤、灌溉水、动物饮用水应符合国家相应标准。即空气应符合大气环境质量二级标准；土壤应符合土壤质量二级标准；灌溉水应符合农田灌溉水质量标准；药用动物饮用水应符合生活饮用水质量标准。药用动物养殖企业应满足动物种群对生态因子的需求及与生活、繁殖等相适应的条件。

2. 种质和繁殖材料

对用于中药材生产的药用动植物，应准确鉴定其物种，包括亚种、变种或品种。对种子、菌种和繁殖材料在生产、储运过程中应实行检验和检疫制度；对动物则按习性进行药用动物的引种及驯化。加强中药材良种选育、配种工作，建立良种繁育基地，保护药用动植物种质资源。

3. 药用植物栽培管理

根据药用植物生长发育要求，确定栽培适宜区域，制定种植规程。根据药用植物的营养特点及土壤的供肥能力，确定施肥种类、时间和数量，施用的肥料以有机肥为主，允许施用经充分腐熟达到无害化卫生标准的农家肥；根据药用植物不同生长发育时期的需水规律及气候条件、土壤水分状况，适时、合理灌溉和排水；根据药用植物生长发育特性和不同的药用部位，加强田间管理，及时采取打顶、摘蕾、整枝修剪、覆盖遮荫等栽培措施，调控植株生长发育，提高药材产量；应采取综合防治策略防治药用植物病虫害，如果必须施用农药时，应采用最小有效剂量并选用高效、低毒、低残留农药。

4. 药用动物养殖管理

应根据其生存环境、食性、行为特点及对环境的适应能力等，确定相应的养殖方式和方法，制定相应的养殖规程和管理制度；科学配制饲料，定时定量投喂。适时适量地补充精料、维生素、矿物质及其他必要的添加剂，不得添加激素、类激素等添加剂；应视季节、气温、通气等情况，确定药用动物给水的时间及次数；养殖环境应保持清洁卫生，建立消毒制度；对药用动物的疫病防治，应以预防为主，定期接种疫苗；禁止将中毒、感染疫病的药用动物加工成中药材。

5. 采收与加工

（1）采集原则：采集应坚持"最大持续产量"原则，即不危害生态环境，可持续生产的最大产量。

（2）采收时间和方法：根据产品质量及植物单位面积产量或动物养殖数量，并参考传统采收经验等因素，确定适宜的采收时间和方法。

（3）对采收机械、器具要求：采收机械、器具应保持清洁、无污染，存放在无虫鼠害和禽畜的干燥场所。

（4）对采收后的要求：药用部分采收后，经过拣选、清洗、切制或修整等适宜的加工，需干燥的应采用适宜的方法和技术迅速干燥，并控制温度和湿度，使中药材不受污染，有效成分不被破坏。鲜用药材可采用冷藏、砂藏、罐贮、生物保鲜等适宜的保鲜方法，尽可能不使用保鲜剂和防腐剂。

（5）对加工场地的要求：加工场地应清洁、通风，具有遮阳、防雨和防鼠、虫及禽畜的设施。

（6）地道药材的加工：地道药材应按传统方法进行加工。

6. 包装、运输与储藏

（1）包装：包装应按标准操作规程操作，并有批包装记录，其内容应包括品名、规格、产地、批号、重量、包装工号、包装日期等。包装材料应是清洁、干燥、无污染、无破损，并符合药材质量要求。包装前应检查并清除劣质品及异物。每件药材包装上，应注明品名、规格、产地、批号、包装日期、生产单位，并附有质量合格的标志。易破碎的药材应使用坚固的箱盒包装；毒性、麻醉性、贵细药材应使用特殊包装，并应贴上相应的标记。

（2）运输：运载容器应具有较好的通气性，以保持干燥，并应有防潮措施。批量运输时，不应与其他有毒、有害、易串味物质混装。

（3）储藏：仓库应通风、干燥、避光，必要时安装空调及除湿设备，并具有防鼠、虫、禽畜的措施。地面应整洁、无缝隙、易清洁。药材应存放在货架上，与墙壁保持足够距离，防止虫蛀、霉变、腐烂、泛油等现象发生，并定期检查。在应用传统储藏方法的同时，应注意选用现代储藏保管技术。

7. 质量管理

（1）设置质量管理部门：质量管理部门负责中药材生产全过程的监督管理和质量监控，并应配备与药材生产规模、品种检验要求相适应的人员、场所、仪器和设备。

主要职责是：负责环境监测、卫生管理；负责生产资料、包装材料及药材的检验，并出具检验报告；负责制订培训计划，并监督实施；负责制订和管理质量文件，并对生产、包装、检验等各种原始记录进行管理。

（2）包装前的检验：药材包装前，质量检验部门应对每批药材按中药材国家标准或经审核批准的中药材标准进行检验。检验项目应至少包括药材性状与鉴别、杂质、水分、灰分与酸不溶性灰分、浸出物、指标性成分或有效成分含量。农药残留量、重金属及微生物限度均应符合国家标准和有关规定。不合格的中药材不得出场和销售。

8. 人员与设备

（1）人员：生产企业的技术负责人和质量管理部门负责人应有药学或相关专业大专以上学历，要有药材生产实践经验和药材质量管理经验。从事中药材生产的人员应具有基本的中药学、农学或畜牧学常识，并经生产技术、安全及卫生学知识培训。从事田间工作的人员应熟悉栽培技术，特别是农药的施用及防护技术；从事养殖的人员应熟悉养殖技术。对从事中药材生产的有关人员应定期培训与考核。

（2）卫生：从事加工、包装、检验人员应定期进行健康检查。患有传染病、皮肤病或外伤性疾病等不得从事直接接触药材的工作。生产企业应配备专人负责环境卫生及个人卫生检查。

（3）设备：生产和检验用的仪器、仪表、量具、衡器等其适用范围和精密度应符合生产和检验的要求，有明显的状态标志，并定期校验。

9. 文件管理

生产企业应有生产管理、质量管理等标准操作规程。每种中药材的生产全过程均应详细记录，必要时附照片或图像。所有原始记录、生产计划及执行情况、合同及协议书等均应存档，至少保存 5 年。档案资料应有专人保管。

二、相关法律法规依据

（一）《药品管理法》

第三条　国家保护野生药材资源，鼓励培育中药材。

（二）《药品管理法实施条例》

第四十条　国家鼓励培育中药材。对集中规模化栽培养殖、质量可以控制并符合国务院药品监督管理部门规定条件的中药材品种，实行批准文号管理。

（三）《中药材生产质量管理规范（试行）》

第二条　本规范是中药材生产和质量管理的基本准则，适用于中药材生产企业（以下简称生产企业）生产中药材（含植物、动物药）的全过程。

第四条　生产企业应按中药材产地适宜性优化原则，因地制宜，合理布局。

第五条　中药材产地的环境应符合国家相应标准：空气应符合大气环境质量二级标准；土壤应符合土壤质量二级标准；灌溉水应符合农田灌溉水质量标准；药用动物饮用水应符合生活饮用水质量标准。

第十条　加强中药材良种选育、配种工作，建立良种繁育基地，保护药用动植物种质资源。

第四十条　生产企业应设质量管理部门，负责中药材生产全过程的监督管理和质量监控，并应配备与药材生产规模、品种检验要求相适应的人员、场所、仪器和设备。

第四十二条　药材包装前，质量检验部门应对每批药材，按中药材国家标准或经审核批准的中药材标准进行检验。检验项目应至少包括药材性状与鉴别、杂质、水分、灰分与酸不溶性灰分、浸出物、指标性成分或有效成分含量。农药残留量、重金属及微生物限度均应符合国家标准和有关规定。

第四十四条　不合格的中药材不得出场和销售。

第五十二条　生产企业应有生产管理、质量管理等标准操作规程。

第五十三条　每种中药材的生产全过程均应详细记录，必要时可附照片或图像。

（四）《中药材生产质量管理规范认证管理办法（试行）》

（国家食品药品监督管理局，2003 年 9 月 19 日发布，自 2003 年 11 月 1 日起施行）

第二条　国家食品药品监督管理部门负责全国中药材 GAP 认证工作；负责中药材 GAP 认证检查评定标准及相关文件的制定、修订工作；负责中药材 GAP 认证检查员的培训、考核和聘任等管理工作。

国家总局药品认证管理中心承担中药材 GAP 认证的具体工作。

第三条　省、自治区、直辖市食品药品监督管理局负责本行政区域内中药材生产企业的 GAP 认证申报资料初审和通过中药材 GAP 认证企业的日常监督管理工作。

第四条　申请中药材 GAP 认证的中药材生产企业，其申报的品种至少完成一个生产周期。

（五）《中药材 GAP 认证检查评定标准（试行）》

（国家食品药品监督管理局，2003 年 9 月 19 日发布，自 2003 年 11 月 1 日起施行）

中药材 GAP 认证检查项目共 104 项，其中关键项目 19 项，一般项目 85 项。

关键项目不合格则称为严重缺陷，一般项目不合格则称为一般缺陷。

根据申请认证品种确定相应的检查项目。

三、任务实施

（一）办理资料

中药材 GAP 认证申请应向省级食品药品监督管理部门提交以下资料：

1. 《中药材 GAP 认证申请表》

一式两份。

2. 申报资料

1 套，其中包括如下内容。

（1）《营业执照》（复印件）；

（2）申报品种的种植（养殖）历史和规模、产地生态环境、品种来源及鉴定、种质来源、野生资源分布情况和中药材动植物生长习性资料、良种繁育情况、适宜采收时间（采收年限、采收期）及确定依据、病虫害综合防治情况、中药材质量控制及评价情况等；

（3）中药材生产企业概况，包括组织形式并附组织机构图（注明各部门名称及职责）、运营机制、人员结构、企业负责人、生产和质量部门负责人背景资料（包括专业、学历和经历）、人员培训情况等；

（4）种植（养殖）流程图及关键技术控制点；

（5）种植（养殖）区域布置图（标明规模、产量、范围）；

（6）种植（养殖）地点选择依据及标准；

（7）产地生态环境检测报告（包括土壤、灌溉水、气环境）、品种来源鉴定报告、法定及企业内控质量标准（包括质量标准依据及起草说明）、取样方法及质量检测报告书，历年来质量控制及检测情况；

（8）中药材生产管理、质量管理文件目录；

（9）企业实施中药材 GAP 自查情况总结资料。

（二）《中药材 GAP 认证申请表》的填写

1. 填报软件下载

申请中药材 GAP 认证的企业在国家食品药品监督管理总局网站下载并安装《中药材 GAP 认证申请填报软件》。软件分完整版与简装版两种，企业可以根据实际需要选择下载。利用该软件完成 GAP 认证申请表的填写。

2. 申请表的填写要求

申请 GAP 认证的企业按品种填写《中药材 GAP 认证申请表》。申请表的填写要求如下。

①内容准确完整，字迹清晰，不得涂改。申报资料按《中药材 GAP 认证管理办法》规定报送申报资料项目应有目录，用 A4 幅面纸打印（左边距不小于 3cm，页码标在右上角）。

②受理编号及受理日期由受理单位填写。

③种植（养殖）区域或地点：填写详细的种植（养殖）地点，地址详细到村，如有多处种植地点，应一一详细列出。

④生产规模：植物以亩为单位，动物以头、只等为单位。

⑤种植历史：指该品种在当地的人工种植历史。单位为年。

⑥国内年需求量：以千克为单位，为预计量。如供出口，应同时注明年出口量。

⑦联系电话号码前标明所在地区长途电话区号。

3. 填写内容

（1）申请表封面需要填写的内容：申请企业、所在地、填报日期、受理日期、受理编号等。申请企业名称要填写完整，打印后的纸质版需加盖单位公章。所在地可以直接采用选择的方式选取所在地省、自治区、直辖市。见图 10－2。

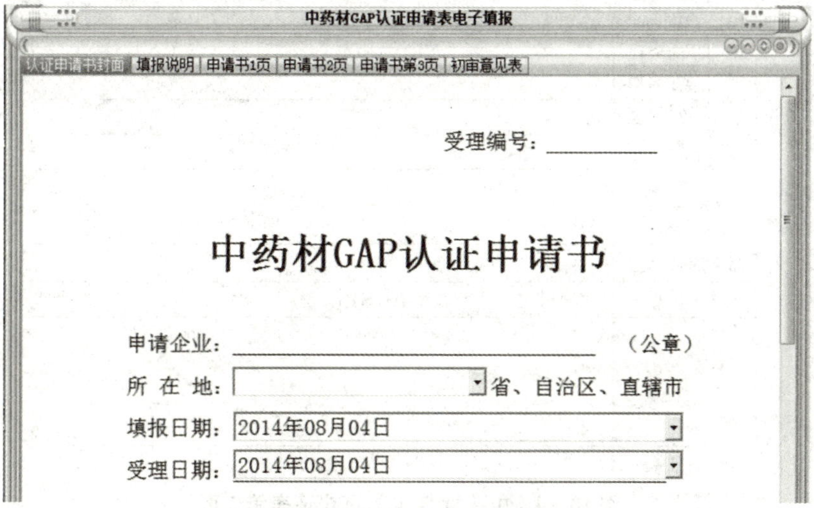
中药材GAP认证申请表电子填报

认证申请书封面 | 填报说明 | 申请书1页 | 申请书2页 | 申请书第3页 | 初审意见表

受理编号：__________

中药材GAP认证申请书

申请企业：______________________（公章）

所 在 地：__________省、自治区、直辖市

填报日期：2014年08月04日

受理日期：2014年08月04日

图 10－2　中药材 GAP 认证申请表封面

（2）申请表正文部分：正文共分 3 页。

①申请表第 1 页需要填写的内容：企业名称、生产地址、企业类型、资金来源、法定代表人、企业负责人、质量负责人、联系人、申请认证品种名称、企业基本情况等。见图 10－3。

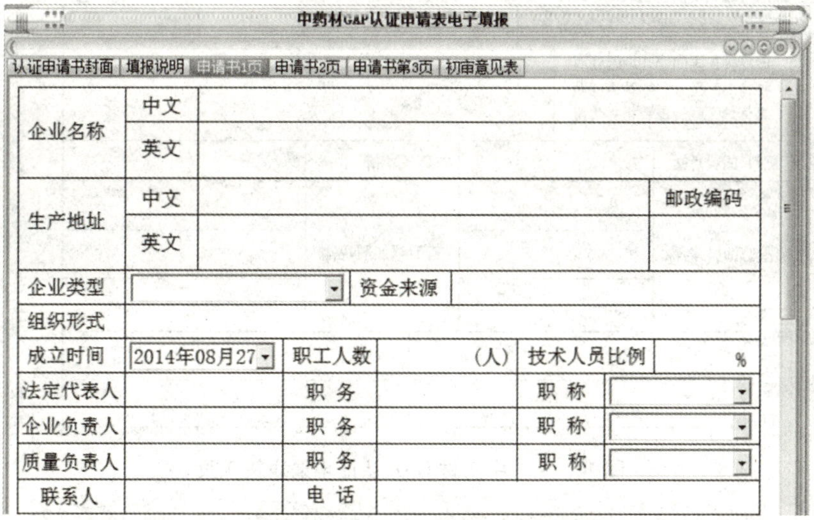
中药材GAP认证申请表电子填报

认证申请书封面 | 填报说明 | 申请书1页 | 申请书2页 | 申请书第3页 | 初审意见表

企业名称	中文				
	英文				
生产地址	中文			邮政编码	
	英文				
企业类型		资金来源			
组织形式					
成立时间	2014年08月27	职工人数	（人）	技术人员比例	%
法定代表人		职　务		职　称	
企业负责人		职　务		职　称	
质量负责人		职　务		职　称	
联系人		电　话			

图 10－3　中药材 GAP 认证申请表第 1 页

②申请表第 2 页需要填写的内容：认证品种的中文名称、英文名称、拉丁学名，认证品种类别，标准依据及原植物来源，属何级科研项目、种植历史、种植养殖（规模），种植（养殖）区域或地点，种子种苗来源、采收期、采收年限、采收方法，贮藏条件，有无注册商标，有无申请原产地保护，上年度产量，销售去向，销售量，销售

额，国内需求量，主要用于何种中成药等。见图 10 - 4。

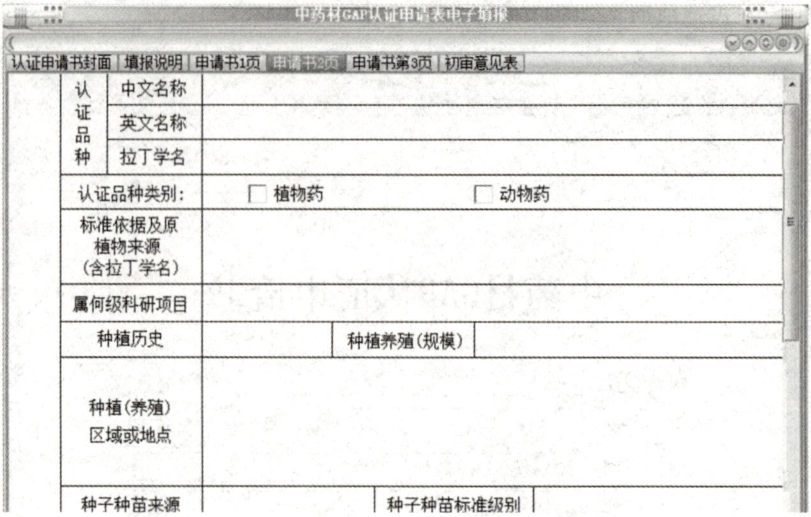

图 10 - 4　中药材 GAP 认证申请表第 2 页

③申请表第 3 页需要填写的内容：主要出口哪些国家和地区（出口量），该品种在国内哪些地区还有种植（养殖），肥料（饲料）名称种类、农药（添加剂）名称种类，主要仪器设备表，企业所生产的药材品种等。见图 10 - 5。

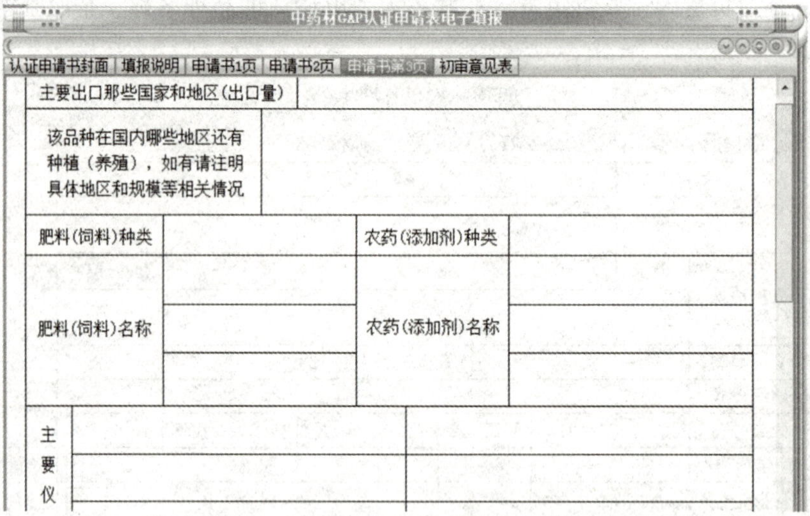

图 10 - 5　中药材 GAP 认证申请表第 3 页

（三）中药材 GAP 认证程序

中药材 GAP 认证程序包括企业申请与受理、现场检查、审批与公告三个阶段。

1. 企业申请与受理

申请中药材 GAP 认证的企业，其申报品种至少要完成一个生产周期。申报时填写《中药材 GAP 认证申请表》，并向省级食品药品监督管理部门提交相关材料。

省级食品药品监督管理部门完成初审（40 个工作日内），符合规定的，将申报相关材料、《中药材 GAP 认证初审意见表》随申请表一同转报国家食品药品监督管理总局进行形式审查（5 个工作日内）。符合要求的予以受理并转国家食品药品监督管理总局药品认证中心（以下简称局认证中心）。

2. 现场检查

GAP 认证现场检查时间一般安排在该品种的采收期，时间长度为 3～5 天；一般由 3～5 名检查员组成检查组；省级食品药品监督管理部门可以选派 1 名负责中药材生产监督管理的人员作为观察员，负责联络、协调检查有关事宜。

3. 审批与公告

现场检查报告、缺陷项目表、每个检查员现场检查记录和原始评价，以及其他相关资料应在检查结束后报送局认证中心。局认证中心进行技术审核，符合规定的报国家食品药品监督管理总局审批，颁发《中药材 GAP 证书》并予以公告。

《中药材 GAP 证书》由国家食品药品监督管理总局统一印制，应当载明证书编号、企业名称、法定代表人、企业负责人、注册地址、种植（养殖）区域（地点）、认证品种、种植（养殖）规模、发证机关、发证日期、有效期限等项目。

《中药材 GAP 证书》有效期一般为 5 年，生产企业应在期满前 6 个月，重新申请中药材 GAP 认证。

中药材 GAP 认证程序，见图 10-6。

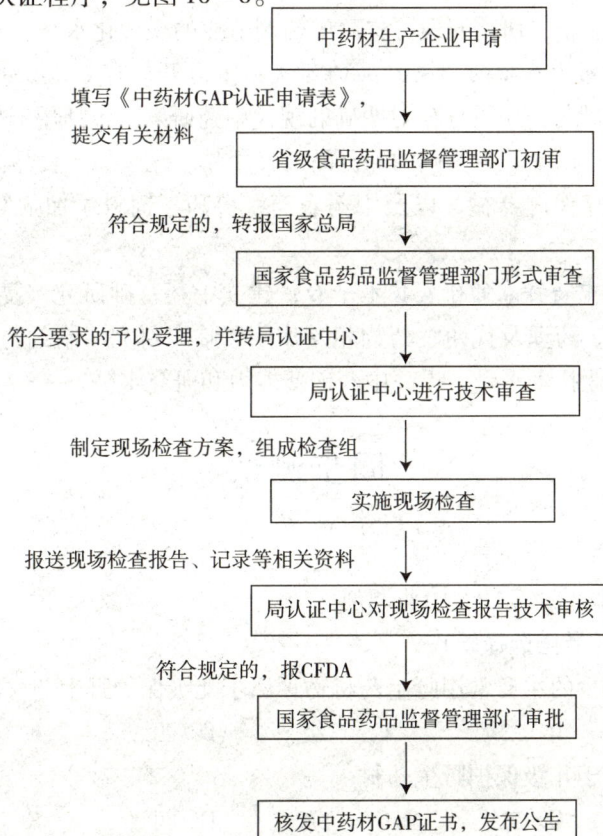

图 10-6　中药材 GAP 认证流程图

四、知识拓展

中医药创新发展规划纲要（2006—2020年）提出了推动"中医药传承与创新发展"的重点任务，明确指出"发展绿色中药材种植（养殖）业，促进中药材规范化生产，确保中药产业可持续发展"的任务。其中"中药产业发展"是优先领域之一。《纲要》中关于中药产业发展的具体内容如下。

以建立现代中药产业链、保障中医药疗效为目标，不断提高中药产业和产品创新能力，为市场提供疗效确切、品质优良、安全方便、质量可控的中药产品，为培育健康产业服务。

（1）加快构建中药农业技术体系：开展中药材规范化生产技术、绿色无公害技术、中药材质量系统评价、珍稀濒危品种保护、繁育和替代品等研究。在进行中药资源调查的基础上建立中药材种质库、基因库、化学样品库等。按照中药材生产的特点，借鉴现代农业和生物技术，完善中药材资源保护与可持续利用的关键技术，使中药农业向现代化、专业化、规模化发展。

（2）加强中药工业关键技术的创新研究：开展中药饮片传统炮制经验继承及炮制工艺与设备现代化研究；中药提取、分离、浓缩、干燥、制剂、辅料生产技术集成创新的研究；借鉴现代制造技术、信息技术和质量控制技术，加强符合中成药生产特点的新工艺、新技术、新装备的研究开发，提高中药制造业的现代化水平。

（3）开展以中药为基础的相关产品的研发：重点开展疗效确切的传统中药的"二次开发"和物质基础与作用机理相对明确的现代中药研发，包括用于生育调节和生殖保健产品的开发研究；以中药为基础的保健品、日用品、化妆品、食品添加剂和以中医诊疗技术为基础的医疗保健器械，以及中药农药、兽药、饲料添加剂等绿色产品的开发研究。

（4）构建体现中药特点的研发技术平台：建立中药基础研究、复方药物作用机理、疗效及安全性评价、药理及代谢、药物相互作用、临床研究、制剂与质量控制、工艺、生产装备研制等专业技术平台，提高中药创新能力和研究水平。

同步测试

（一）名词解释

中药材　中药饮片　GAP　中药调剂

（二）A型题（最佳选择题）

1. 资源严重减少的主要常用野生药材物种属于几级保护野生药材物种
    A. 一级　　　B. 二级　　　C. 三级　　　D. 四级　　　E. 五级
2. 梅花鹿茸属于几级保护野生药材
    A. 一级　　　B. 二级　　　C. 三级　　　D. 四级　　　E. 五级
3. 中药是指用中医药学的术语表述药物的性能、功效，并在中医理论指导下应用

的药物，包括
    A. 中药材、中药饮片、民族药
    B. 中药材、中药饮片、中成药
    C. 中药饮片、中成药、民族药
    D. 中药材、中药饮片、中成药、民族药
    E. 中药材、中药饮片、中成药、传统药

4. 中药材销售应注明
    A. 规格　　　B. 数量　　　C. 生产日期　D. 产地　　　E. 批准文号

5. 毒性药品的处方限量为
    A. 1 日极量　B. 2 日极量　C. 3 日极量　D. 2 日剂量　E. 3 日剂量

6. 罂粟壳处方应保存
    A. 1 年　　　B. 2 年　　　C. 3 年　　　D. 4 年　　　E. 5 年

7. 中药保护品种二级保护的期限为
    A. 30 年　　B. 20 年　　C. 10 年　　D. 7 年　　　E. 5 年

8. 中药材 GAP 证书的有效期是
    A. 5 年　　　B. 4 年　　　C. 2 年　　　D. 2 年　　　E. 1 年

9. 负责中药材 GAP 认证工作的是
    A. 国家食品药品监督管理部门
    B. 卫计委
    C. 农业部
    D. 省级食品药品监督管理部门
    E. 国家中医药管理局

10. 申报 GAP 认证的中药材品种至少要完成几个生产周期。
    A. 5 个　　　B. 4 个　　　C. 3 个　　　D. 2 个　　　E. 1 个

11. 负责对通过 GAP 认证的生产企业进行日常监督管理工作的是
    A. 国家食品药品监督管理部门
    B. 卫计委
    C. 农业部
    D. 省级食品药品监督管理部门
    E. 国家中医药管理局

（三）X 型题（多项选择题）

12. 关于野生药材资源保护正确的描述是
    A. 不得在禁猎区、禁猎期进行采猎
    B. 采猎需取得采药证，以及采伐证、狩猎证等
    C. 一级保护野生药材物种禁止采猎
    D. 二、三级保护野生药材物种的药用部分，实行限量出口
    E. 如果证件齐全，是可以在自然保护区内开展采药活动的

13. 属于二级保护的野生药材是

    A. 甘草　　　　B. 厚朴　　　　C. 黄连　　　　D. 细辛　　　　E. 连翘

14. 中药调剂的工作流程包括

    A. 审方　　　　B. 调配处方　C. 复核　　　　D. 发药　　　　E. 计价

15. 中药品种一级保护的期限为

    A. 5 年　　　　B. 7 年　　　　C. 10 年　　　　D. 20 年　　　　E. 30 年

16. 可以申请一级保护的是

    A. 对特定疾病有特殊疗效的

    B. 相当于国家一级保护野生药材物种的人工制成品

    C. 对特定疾病有显著疗效的

    D. 从天然药物中提取的有效物质及特殊制剂

    E. 用于预防和治疗特殊疾病的

17. 《中药品种保护条例》适用于中国境内生产制造的中药品种，包括

    A. 中药材　　　　　　　　　B. 中药饮片

    C. 中成药　　　　　　　　　D. 天然药物提取物及制剂

    E. 中药人工制成品

18. 下列叙述中，符合 GAP 规定的是

    A. 野生或半野生药用动植物的采集应坚持 "最大持续产量" 原则

    B. 不合格的中药材不得出场和销售

    C. 原始记录、生产计划均应存档，至少保存 5 年

    D. 地道药材应按传统方法进行加工

    E. 患有心脏病、传染病、皮肤病等不得从事直接接触药材的工作

19. 申请中药品种保护，应当向药品监督管理部门提交《中药品种保护申请书》及证明材料，证明材料包括

    A. 药品批准证明文件　　　　B. 《药品生产许可证》

    C. 《药品 GMP 证书》　　　　D. 专利权属状态说明书及有关证明文件

    E. 申请保护依据及理由

（四）思考题

20. 中药饮片保管的具体工作内容有哪些？

21. 请陈述中药材 GAP 认证的程序。

22. 叙述中药调剂工作的流程。

23. 请陈述中药品种保护申请的程序。

技能训练

（一）中药处方调剂与审核

1. 实训项目　了解中药调剂工作的具体内容。

2. 实训目的 熟悉中药调剂工作的流程。

3. 实训要求 以 5 人为一组，每组选派一名同学汇报中药调剂流程各环节的要求及注意事项。

4. 实训内容 每个小组审核 20 个中药处方，从中遴选出有问题处方，指出处方存在的问题；并模拟医院中药房完成整个中药调剂工作流程。

5. 实训评价 评价各小组调剂工作流程的完成质量和汇报表现。

（二）中药品种保护申请材料的准备

1. 实训项目 了解中药品种保护申请材料准备情况。

2. 实训目的 熟悉中药品种保护申请书的填写要求。

3. 实训要求 以 5 人为一组，模拟中药品种保护申请材料的准备，并将准备的资料内容和申请书制作成幻灯片；每组选派一名同学汇报中药品种保护材料准备和注意事项。

4. 实训内容 每个小组查阅 5 个中成药品种，从中遴选出符合一级或二级保护申请条件的品种，查阅该中成药的文献资料，制作该品种中药品种保护申请的申报材料。

5. 实训评价 评价申请材料的准备情况，申请书填写的质量和汇报表现。

（三）中药材 GAP 认证申请表的填写

1. 实训项目 《中药材 GAP 认证申请表》的填写及中药材 GAP 认证材料的准备。

2. 实训目的 熟悉《中药材 GAP 认证申请表》的填写要求。

3. 实训要求 以 5 人为一组，查阅资料，学习填写《中药材 GAP 认证申请表》，指出填写注意事项并制作成幻灯片进行汇报；以一个中药材品种为例，做好该品种 GAP 认证材料的准备。

4. 实训内容 查阅资料，填写《中药材 GAP 认证申请表》，讨论填写注意事项。选取一个中药材品种，做好该品种 GAP 认证材料的准备。

5. 实训评价 评价申请表填写及资料准备的质量。

项目十 特殊管理药品的管理

学习与教学目标

【学习目标】

知识目标：掌握麻醉药品和一类精神药品保管、使用的管理要点；熟悉医疗用毒性药品经营、使用的管理规定；熟悉麻醉药品、精神药品及医疗用毒性药品的定义；了解放射性药品的定义及保管、使用的管理要点。

技能目标：综合运用麻醉药品和精神药品管理的有关规定，初步做好保管和使用麻醉药品、精神药品的工作；会区分麻醉药品、精神药品、医疗用毒性药品。

【教学目标】

通过对本项目的教学，使学生了解特殊管理药品的相关管理知识，能胜任特殊管理药品的保管与使用的工作，掌握填写"麻醉药品、一类精神药品购用印鉴卡"及申请流程，初步培养管理特殊管理药品的能力；根据相关规定对与特殊药品管理相关的各种案例进行分析。

【重点难点】

该教学项目中学习的重点在于麻醉药品和一类精神药品的保管、使用管理。难点主要包括区分麻醉药品、精神药品；申请资料的准备。

根据我国《药品管理法》规定，麻醉药品、精神药品、医疗用毒性药品和放射性药品为特殊管理药品，均具有专用标志（见图 11 - 1）。所谓特殊管理药品，即管理、使用得当，可起到药品防病治病功效；若管理使用不当，不仅危害人民的身心健康，而且危害社会，贻害无穷。麻醉药品、精神药品的滥用称为吸毒。毒品是指鸦片、海洛因、甲基苯丙胺（冰毒）、吗啡、大麻、可卡因，以及国家规定管制的其他能够使人形成瘾癖的麻醉药品和精神药品。麻醉药品、精神药品与毒品的区别在于其使用目的，为了医疗目的，用于防病、治病的药品为麻醉药品或精神药品；非医疗、教学、研究用的麻醉药品、精神药品为毒品。

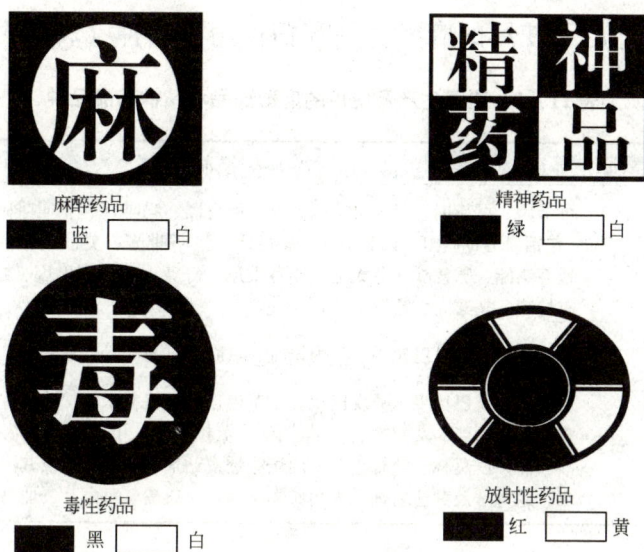

图 11-1　特殊管理药品的专用标志

任务一　保管与使用麻醉药品、精神药品

任务情境

　　某市医疗机构拟首次申请《麻醉药品、第一类精神药品购用印鉴卡》，假如你作为具体负责这一事项工作的人员，该如何准备？

一、基础知识

（一）麻醉药品、精神药品的概念

　　麻醉药品，是指对中枢神经有麻醉作用，连续使用、滥用或者不合理使用，易产生身体依赖性和精神依赖性，能成瘾癖的药品。临床上常用的麻醉药品有阿片、吗啡、哌替啶（杜冷丁）等。氯仿、乙醚等全身麻醉药及普鲁卡因、利多卡因等局部麻醉药，虽具有麻醉作用，但不会成瘾癖，属于麻醉剂。特殊管理药品中不包括麻醉剂。

　　精神药品，指直接作用于中枢神经系统，使之兴奋或抑制，连续使用可以产生精神依赖性的药品，并依据人体对其产生的依赖性和危害人体健康的程度，分为第一类和第二类。

　　麻醉药品、精神药品，两者都是作用于中枢神经系统，使之兴奋或抑制；不同之处在于，前者具有精神、生理（身体）的双重依赖性，而后者只产生精神依赖性。

（二）我国生产及使用的麻醉药品和精神药品品种（2013 年版）

表 11－1　我国生产及使用的麻醉药品和精神药品品种

药品类别	数量	品种
麻醉药品	22	可卡因、可待因、双氢可待因、乙基可待因、吗啡（包括吗啡阿托品注射液）、阿片（包括复方樟脑酊、阿桔片）、氢可酮、氢吗啡酮、美沙酮、氢考酮、二氢埃托啡、地芬诺酯、哌替啶、芬太尼、瑞芬太尼、舒芬太尼、蒂巴因、右丙氧芬、福尔可定、布桂嗪、罂粟壳、罂粟浓缩物
第一类精神药品	7	哌醋甲酯、司可巴比妥、丁丙诺啡、氯胺酮、马吲哚、三唑仑、γ－羟丁酸
第二类精神药品	27	巴比妥、戊巴比妥、异戊巴比妥、苯巴比妥、格鲁米特、喷他佐辛、阿普唑仑、地西泮、路硝西泮、艾司唑仑、氟西泮、劳拉西泮、甲丙氨酯、咪达唑仑、硝西泮、奥沙西泮、匹莫林、唑吡坦、丁丙诺啡透皮贴剂、布托诺菲及其注射剂、咖啡因、安钠咖、地佐辛及其注射剂、麦角胺咖啡因片、氨酚氢可酮片、曲马多、扎来普隆

二、相关法律法规依据

（一）《麻醉药品和精神药品管理条例》

（国务院于 2005 年 8 月 3 日公布，第 442 号国务院令）

第三十六条　医疗机构需要使用麻醉药品和第一类精神药品的，应当经所在地设区的市级人民政府卫生主管部门批准，取得麻醉药品、第一类精神药品购用印鉴卡。医疗机构应当凭印鉴卡向本省、自治区、直辖市行政区域内的定点批发企业购买麻醉药品和第一类精神药品。

第三十七条　医疗机构取得印鉴卡应当具备下列条件：①有专职的麻醉药品和第一类精神药品管理人员；②有获得麻醉药品和第一类精神药品处方资格的执业医师；③有保证麻醉药品和第一类精神药品安全储存的设施和管理制度。

（二）《麻醉药品、第一类精神药品购用印鉴卡管理规定》

（卫医发〔2005〕421 号）

申请《印鉴卡》的医疗机构应当符合的条件中增加或明确了下列条件：①有与使用麻醉药品和第一类精神药品相关的诊疗科目；②具有经过麻醉药品和第一类精神药品培训的、专职从事麻醉药品和第一类精神药品管理的药学专业技术人员。此外，在第六条中指出《印鉴卡》有效期为三年。《印鉴卡》有效期满前三个月，医疗机构应当向市级卫生行政部门重新提出申请"。第七条中指出当《印鉴卡》中医疗机构名称、地址、医疗机构法人代表（负责人）、医疗管理部门负责人、药学部门负责人、采购人员等项目发生变更时，医疗机构应当在变更发生之日起 3 日内到市级卫生行政部门办理变更手续。

三、任务实施

（一）明确目标

了解如何申请麻醉药品、第一类精神药品购用印鉴卡。

（二）办理资料

1. 所需申请材料

申请印鉴卡应向医疗机构所在地的市级卫生行政管理部门提交下列材料：

（1）申办单位介绍信或委托书（介绍信或委托书应写明经办人姓名、身份证号码、联系电话）；

（2）《麻醉药品、第一类精神药品购用印鉴卡申请表》（见表11-2）（由注册卫生行政部门审核盖章）；

（3）《医疗机构执业许可证》正副本复印件、组织机构代码证复印件、法定代表人（负责人）身份证复印件、医疗管理部门负责人身份证复印件；

（4）《授予执业医师特殊药品处方资格人员花名册》（见表11-3）（同时交电子文档）及培训考核合格证明复印件和医师的身份证、医师资格证、医师执业证复印件；

（5）药学部门负责人和采购人员身份证复印件、专业技术职称证复印件、药学部门负责人药学专业毕业证复印件、采购人员由公安部门出具的无犯罪记录证明材料；

（6）麻醉药品和第一类精神药品管理机构、管理制度、处方样式；

（7）麻醉药品和第一类精神药品安全储存的设施情况说明。

表11-2　《麻醉药品、第一类精神药品购用印鉴卡》申请表

医疗机构名称			
医疗机构代码			
地址			
电话号码		邮政编码	
床位数		平均日门诊量	
医疗机构法定代表人（负责人）签章		医疗机构公章：	
医疗管理部门负责人签章			
药学部门负责人签章			
采购人员签章及身份证号码		年　　月　　日	
具有麻醉药品、第一类精神药品处方权执业医师人数			

续表

注册卫生行政部门意见		审核人签字：　　　　　　（公章） 　　　年　月　日
受理人员意见	受理通知编号：　　　　　　　　　　　　　　　　　　　　　　　　　　　　签字： 　　　年　月　日	
审查（调查、核实）人员意见		签字： 　　　年　月　日
主审人意见		签字： 　　　年　月　日
主管领导意见		签字： 　　　年　月　日
局长核批		签字： 　　　年　月　日

表11-3　授予执业医师特殊药品处方资格人员花名册

单位（签章）：

年龄	科别	职称	执业类别	执业级别	执业范围	变更事项	考核成绩	签名

审核批准负责人：　　　　　填表人：　　　　　　　　　　　　　　　　年　月　日

注：授予条件为必须为具备执业医师资格。

2. 申请资料的准备

（1）所有提交的材料需加盖公章并装入标准档案袋中；

（2）申请资料应用 A4 纸打印（图纸除外），逐页加盖公章，按次序装订；

（3）提交的材料为复印件的，均应在复印件上写明"系原件复印"，并加盖单位公章；

（4）申报资料的各项内容应真实、完整、清楚，不得涂改；

（5）未取得公章的企业在提供的资料上由法定代表人签字盖章，非申请人本人前来办理的，办事人员应提供申请人委托书。

3. 办理时限

法定时限 40 个工作日，承诺时限 10～15 个工作日。

（三）实施程序

印鉴卡申请程序如图 11-2。

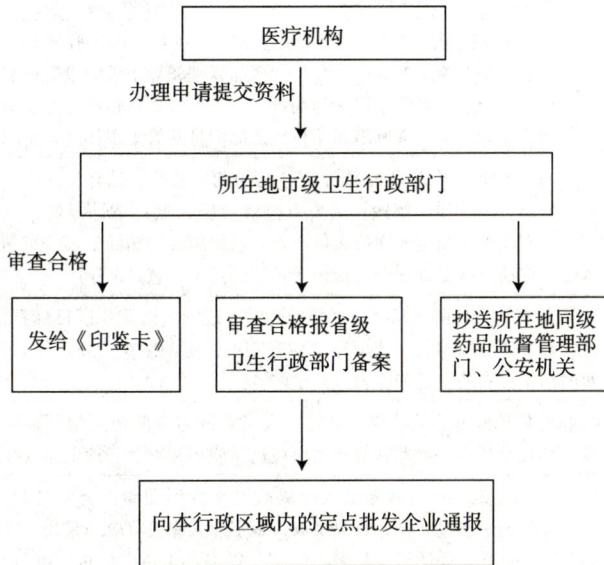

图 11-2　印鉴卡申领流程图

1. 准备具体材料

首先查询医疗机构所在地市级卫生行政部门有关麻醉药品、一类精神药品购用印鉴卡申请所需提供的具体资料及申请流程，再依照具体的流程办理。例如，重庆市某医疗机构申请印鉴卡查询结果如图 11-3。

2. 提交申请资料

申请印鉴卡的流程一般包括申请、受理、初审、现场检查、许可等步骤。

3. 注意事项

（1）申报资料要齐全、规范。

（2）现场检查环节非常重要，申报人应对照《现场检查评分标准》首先做好自查工作，表 11-4 列出了部分检查项目。

表 11-4　某市卫生局《麻醉药品、第一类精神药品购用印鉴卡》申办现场检查评分表

检查项目	内容要求	分值
一、医疗机构具有合法的执业资格	1. 合法医疗机构	单项否决
	2. 具备需要使用麻醉药品、第一类精神药品的诊疗科目及开展手术或相关医疗技术的条件	
二、有获得麻醉药品、第一类精神药品处方资格的执业医师	执业医师的注册地点必须在该医疗机构。开展手术的医疗机构必须有麻醉医师	单项否决

检查项目	内容要求	分值
三、有符合麻醉药品、第一类精神药品管理资格的负责人及专职管理人员	1. 医疗机构至少拥有 2 名以上药师（含中药师）	单项否决
	2. 麻醉药品、第一类精神药品管理负责人应当具备药师以上药学专业技术职称及半年以上管理经验	
	3. 专职管理人员、采购人员应当为药学专业技术人员	
四、组织机构，工作制度	1. 医疗机构建立由院长任组长，分管副院长负责，由医疗管理、药学、护理及保卫等部门参加的麻醉药品精神药品管理领导小组，设置麻醉药品精神药品管理办公室，办公室设在药剂科，承担麻醉药品精神药品的日常管理工作，指定专职人员负责麻醉药品精神药品的日常管理工作（5 分）	15 分
	2. 医疗机构建立麻醉药品精神药品的采购、验收、储存、保管、发放、调配、使用、报残损、销毁、丢失及被盗（骗、抢）案件报告、值班巡查等安全管理制度，制定各岗位人员职责。已使用麻醉药品、第一类精神药品的医疗机构还应接受以往的工作记录及管理情况检查（3 分）	
	3. 医疗机构把麻醉药品第一类精神药品管理列入医院年度目标责任制考核，建立麻醉药品精神药品使用专项检查制度，定期组织检查，做好检查记录，及时纠正存在的问题和隐患（3 分）	
	4. 医疗机构麻醉药品精神药品管理人员掌握与麻醉药品精神药品相关的法律、法规及规定，熟悉麻醉药品精神药品使用和安全管理工作（4 分）	
五、药剂科专项工作制度、人员职责、工作记录	1. 麻醉药品第一类精神药品入库验收必须货到即验，至少双人开箱验收，清点验收到最小包装，验收记录双人签字。入库验收应当采用专簿记录，内容包括：日期、凭证号、品名、剂型、规格、单位、数量、批号、有效期、生产单位、供货单位、质量情况、验收结论、验收和保管人员签字（5 分）	
	2. 储存麻醉药品第一类精神药品实行专人负责、专库（柜）加锁。对进出专库（柜）的麻醉药品第一类精神药品建立专用账册，入库双人验收，出库双人复核，进出逐笔记录，内容包括：日期、凭证号、领用部门、品名、剂型、规格、单位、数量、批号、有效期、生产单位、发药人、复核人和领用人签字，做到账、物、批号相符。专用账册保存期限自药品有效期期满之日起不少于 5 年。专用账册保存期满后，报分管副院长批准，由专人负责监督、销毁，并作记录（4 分）	
	3. 医疗机构需要对过期、损坏的麻醉药品第一类精神药品进行销毁的，应当由药剂科向分管副院长提交书面报告，向市卫生局提出申请，在市卫生局监督下进行销毁，并对销毁情况进行登记（4 分）	
	4. 医疗机构根据管理需要在门诊（急诊）和住院药房设置麻醉药品第一类精神药品周转库（柜）。医院对库存的数量进行规定，库存不得超过规定的数量。周转库（柜）每天结算（3 分）	
	5. 门诊、急诊、住院等药房发药窗口麻醉药品第一类精神药品调配基数不得超过本机构规定的数量（3 分）	
	6. 门诊药房应当固定发药窗口，有明显标识，由专人负责麻醉药品第一类精神药品调配（1 分）	

检查项目	内容要求	分值
六、医师麻醉药品精神药品处方权的获得。药师调剂权的获得	1. 执业医师经培训、考核合格后，报请市卫生局批准，取得麻醉药品、第一类精神药品处方资格（4分）	10分
	2. 处方医师的签名样式和专用签章应当与院内药学部门留样备查的式样相一致，不得任意改动，否则应当重新登记留样备案（3分）	
	3. 药师经考核合格后取得麻醉药品和第一类精神药品调剂资格（3分）	
七、麻醉药品精神药品开具管理	1. 医师应当按照药品说明书、卫生部制定的麻醉药品精神药品临床应用指导原则开具麻醉药品精神药品处方（4分）	30分
	2. 医师开具麻醉药品精神药品处方时，应当在病历中记录（4分）	
	3. 医师不得为他人开具不符合规定的处方或者为自己开具麻醉药品精神药品处方（4分）	
	4. 开具麻醉药品精神药品应当使用专用处方。处方格式、处方书写、单张处方最大限量等按照《处方管理办法》执行（5分）	
	5. 门（急）诊癌症疼痛患者和中、重度慢性疼痛患者需长期使用麻醉药品和第一类精神药品的，首诊医师应当亲自诊查患者，建立相应的病历，要求其签署《知情同意书》。病历中应当留存下列材料复印件：（1）二级以上医院开具的诊断证明；（2）患者户籍簿、身份证或者其他相关有效身份证明文件；（3）为患者代办人员身份证明文件（5分）	
	6. 除需长期使用麻醉药品和第一类精神药品的门（急）诊癌症疼痛患者和中、重度慢性疼痛患者外，麻醉药品注射剂仅限于医疗机构内使用（4分）	
	7. 对于需要特别加强管制的麻醉药品，盐酸二氢埃托啡处方为一次常用量，仅限于二级以上医院内使用；盐酸哌替啶处方为一次常用量，仅限于医疗机构内使用（4分）	
八、麻醉药品、第一类精神药品安全管理	1. 医疗机构麻醉药品、第一类精神药品库必须配备保险柜，门窗有防盗设施，安装监控摄像装置。二级以上医疗机构麻醉精神药品库应安装报警装置。实行专柜储存、双人双锁管理（单项否决）	
	2. 门诊、急诊、住院等药房设麻醉、第一类精神药品周转库的，均应配备保险柜。药房调配窗口、病区、手术室等存放麻醉药品精神药品的均应配备相应的防盗设施（单项否决）	
	3. 麻醉药品、第一类精神药品储存各环节应指定专人负责，明确责任，交接班有记录（4分）	
	4. 对麻醉药品、第一类精神药品的购入、储存、发放、调配、使用等实行批号管理和追踪（3分）	
	5. 医疗机构使用的麻醉药品精神药品空白专用处方应统一编号、计数管理，建立完善的保管、领取、使用、退回、销毁管理制度（4分）	
	6. 患者使用麻醉药品、第一类精神药品注射剂或者贴剂的，再次调配时，要求患者将原批号的空安瓿或者用过的贴剂交回，并记录收回的空安瓿或者废贴数量（3分）	
	7. 各病区、手术室等调配使用麻醉药品、第一类精神药品注射剂时应收回空安瓿，核对批号和数量，并作记录（3分）	
	8. 收回的麻醉药品、第一类精神药品注射剂空安瓿、废贴由专人负责计数、监督销毁，并作记录（3分）	

续表

检查项目	内容要求	分 值
九、麻醉药品精神药品处方的销毁	1. 麻醉药品和第一类精神药品处方保存期限为3年，第二类精神药品处方保存期限为2年。处方专用账册保存期限为3年（3分）	5分
	2. 处方和处方专用账册保存期满后，经医疗机构分管副院长批准、登记备案，方可销毁（2分）	
十、麻醉药品精神药品管理培训和考核	二级以上医疗机构（含二级医疗机构）对本机构有关行政管理人员、执业医师、药师、护士、保卫人员等进行以《麻醉药品和精神药品管理条例》、《处方管理办法》、癌症三阶梯止痛治疗原则等为主要内容的麻醉药品精神药品规范化管理和使用知识的培训、考核。二级以下医疗机构由市卫生局指定专家进行培训	10分

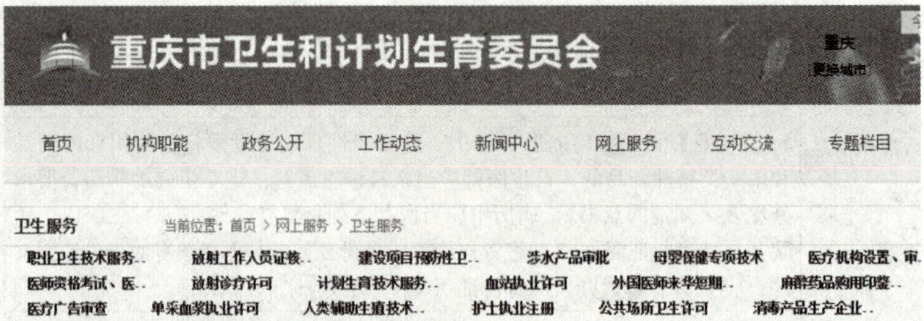

重庆市卫生和计划生育委员会

首页 机构职能 政务公开 工作动态 新闻中心 网上服务 互动交流 专题栏目

卫生服务 当前位置：首页 › 网上服务 › 卫生服务

职业卫生技术服务.. 放射工作人员证核.. 建设项目预防性卫.. 涉水产品审批 母婴保健专项技术 医疗机构设置、审.
医师资格考试、医.. 放射诊疗许可 计划生育技术服务.. 血站执业许可 外国医师来华短期.. 麻醉药品购用印鉴..
医疗广告审查 单采血浆执业许可 人类辅助生殖技术.. 护士执业注册 公共场所卫生许可 消毒产品生产企业..
生活饮用水卫生许.. 医用特殊物品出入.. 母婴保健技术服务..

事项类别	麻醉药品、第一类精神药品购用印鉴卡核发
办理依据	1、麻醉药品和精神药品管理条例、2、卫生部关于印发《麻醉药品、第一类精神药品购用印鉴卡管理规定的通知》（卫医发[2005]421号）
办理条件	1、有与使用麻醉药品和第一类精神药品相关的诊疗科目；2、具有经过麻醉药品和第一类精神药品培训的、专职从事麻醉药品和第一类精神药品管理的药学专业技术人员；3、有获得麻醉药品和第一类精神药品处方资格的执业医师；4、有保证麻醉药品和第一类精神药品安全储存的设施和管理制度。
材料清单	1、《印鉴卡申请表》2、《医疗机构执业许可证》副本复印件3、相关药品安全储存设施情况及管理制度4、获麻醉药品处方权医师的名单及信息5、相关培训情况6、原使用情况7、其他要求提供的材料
办理流程	市级医疗机构向市卫生局医政处申请，其他医疗机构向当地区县卫生局申请
收费标准及依据	无
办理时限	40个工作日
受理机构	重庆市卫生和计划生育委员会
联系方式	12320

图11-3 重庆市某医疗机构申请印签卡具体资料及申请流程查询结果

四、知识拓展

（一）麻醉药品、一类精神药品的使用规定

1. 生产使用的审批

药品生产企业需要以麻醉药品和第一类精神药品为原料生产普通药品的，应当向所在地省级药品监督管理部门报送年度需求计划，由国家食品药品监督管理总局批准后，

向定点生产企业购买。药品生产企业需要以第二类精神药品为原料生产普通药品的，应当将年度需求计划报所在地省级药品监督管理部门，并向定点批发企业或者定点生产企业购买。

食品、食品添加剂、化妆品、油漆等非药品生产企业需要使用咖啡因作为原料的，应当经所在地省级药品监督管理部门批准，向定点批发企业或者定点生产企业购买。麻醉药品目录中的罂粟壳只能用于中药饮片和中成药的生产以及医疗配方使用。

2. 科研、教学用途的审批

科学研究、教学单位需要使用麻醉药品和精神药品开展实验、教学活动的，应当经所在地省、自治区、直辖市人民政府药品监督管理部门批准，向定点批发企业或者定点生产企业购买。需要使用麻醉药品和精神药品的标准品、对照品的，应经所在地地省、自治区、直辖市人民政府药品监督管理部门批准，向国务院药品监督管理部门批准的单位购买。

3. 医疗机构使用

（1）麻醉药品和第一类精神药品印鉴卡及获取条件：医疗机构凭"印鉴卡"购买麻醉药品、精神药品。"印鉴卡"有效期为三年。有效期满前3个月，申请换发。

（2）麻醉药品和第一类精神药品专用处方

①专用处方的开具和格式：执业医师应当使用专用处方开具麻醉药品和精神药品，单张处方的最大用量应当符合国务院卫生主管部门的规定（见表11-5）；麻醉药品和精神药品专用处方的格式由国务院卫生主管部门的规定。

②专用处方的调配：对麻醉药品和第一类精神药品处方，处方的调配人、核对人应当仔细核对，签署姓名，并予以登记；对不符合规定的，处方调配人、核对人应拒绝发药。

③专用处方的保存：医疗机构应对麻醉药品和精神药品处方进行专册登记，加强管理。麻醉药品处方至少保存3年，精神药品处方至少保存2年。

表11-5 麻醉药品和第一类精神药品处方限量表

处方对象		药品种类	种类或剂型	每张处方限量
门（急）诊患者	一般患者	麻醉药品、第一类精神药品	注射剂	一次
			控缓释制剂	7日
			其他剂型	3日
	癌症疼痛患者、中重度慢性疼痛患者		注射剂	3日
			控缓释制剂	15日
			其他剂型	7日
住院患者				1日
门（急）诊患者		第二类精神药品	一般	7日
			哌醋甲酯	15日
所有患者		麻醉药品	盐酸二氢埃托啡、盐酸哌替啶	一次

（3）麻醉药品和第一类精神药品的借用：医疗机构抢救病人急需麻醉药品和第一类精神药品而本医疗机构无法提供时，可以从其他医疗机构或者定点批发企业紧急借用；抢救工作结束后，应当及时将借用情况报所在地设区的市级药品监督管理部门和卫生主管部门备案。

（4）麻醉药品和第一类精神药品的医疗机构自制制剂：对临床需要而市场无供应的麻醉药品和精神药品，持有医疗机构制剂许可证和印鉴卡的医疗机构需要配制制剂的，应当经所在地省级药品监督管理部门批准。医疗机构配制的麻醉药品和精神药品制剂只能在本医疗机构使用，不得对外销售。

4. 麻醉药品和精神药品的个人携带

因治疗疾病需要，个人凭医疗机构出具的医疗诊断书、本人身份证明，可以携带单张处方最大用量以内的麻醉药品和第一类精神药品；携带麻醉药品和第一类精神药品出入境的，由海关根据自用、合理的原则放行。

（二）麻醉药品、精神药品储存保管的相关规定

1. 专库的要求

安装专用防盗门，实行双人双锁管理；具有相应的防火设施；具有监控设施和报警装置，报警装置应当与公安机关报警系统联网。

2. 专柜的要求

使用保险柜，实行双人双锁管理。

3. 储存管理制度

应当设置麻醉药品和第一类精神药品专库的企业包括麻醉药品药用原植物种植企业、定点生产企业、全国性批发企业和区域性批发企业，以及国家设立的麻醉药品储存单位。

专用账册的建立与保存：所有麻醉药品和第一类精神药品的储存及使用单位，应当配备专人负责管理工作，并建立储存麻醉药品和第一类精神药品的专用账册。专用账册的保存期限应当自药品有效期期满之日起不少于5年。

入库验收和出库复核要求：药品入库双人验收，出库双人复核，做到账物相符。

4. 第二类精神药品经营企业储存要求

第二类精神药品经营企业应当在药品库房中设立独立的专库或者专柜储存第二类精神药品

建立专用账册，实行专人管理。专用账册的保存期限应当自药品有效期期满之日起不少于5年。

总结：麻醉药品、精神药品的五专管理，即专人负责、专柜加锁、专用账册、专用处方、专册登记。

麻醉药品、精神药品管理比较见表11-6，麻醉药品、精神药品批发企业比较见表11-7。

表 11-6　麻醉药品、精神药品管理比较一览表

各个环节	麻醉药品和第一类精神药品	第二类精神药品
种植生产	(1) 总量控制：年度种植计划由国务院药品监督管理部门和国务院农业主管部门制定；年度生产计划由国务院药品监督管理部门制定； (2) 定点生产：国务院药品监督管理部门批准	(1) 总量控制：年度生产计划由国务院药品监督管理部门制定； (2) 定点生产：原料药生产由国务院药品监督管理部门批准；制剂生产由省级药品监督管理部门批准
批发	经批准的全国性批发企业、区域性批发企业定点经营	经批准的全国性批发企业、区域性批发企业、第二类精神药品批发企业定点经营
零售	不得零售	设区的市级药品监督管理部门批准的药品零售连锁企业，凭处方销售，不得向未成年人零售
储存	专库专柜、双人双锁、专用账册（保存5年）	专库专柜、专人管理、专用账册（存5年）
运输邮寄	运输证明、邮寄证明（省级药品监督管理部门）	
使用	麻醉药品处方保存3年；一类精神药品处方保存2年	处方保存2年

表 11-7　麻醉药品、精神药品批发企业比较表

	麻醉药品和第一类精神药品		第二类精神药品
	全国性批发企业	区域性批发企业	第二类精神药品批发企业
审批部门	国务院药品监督管理部门批准	所在地省级药品监督管理部门批准	所在地省级药品监督管理部门批准
购药渠道	从定点生产企业购进	从全国性批发企业购进；经批准从定点生产企业购进	
供药区域	跨省、自治区、直辖市	本省、自治区、直辖市行政区域内	
供药对象	向区域性批发企业销售；经省级药品监督管理部门批准取得麻醉药品和一类精神药品使用资格的医疗机构及批准的其他单位销售	向本省、自治区、直辖市行政区取得麻醉药品和第一类精神药品使用资格的医疗机构销售；由于特殊地理位置的原因，需要就近向其他省、自治区、直辖市行政区域内取得麻醉药品和第一类精神药品使用资格的医疗机构销售；因医疗急需、运输困难等特殊情况需要区域性批发企业之间调剂	向医疗机构销售；向定点批发企业销售；向符合规定的药品零售企业销售；向批准的其他单位销售

相关案例

小伙吃药上"毒瘾"不认亲爹

【案情简介】2006 年 9 月中央电视台《焦点访谈》播出一期节目，揭露了很多青少年因过量服用盐酸曲马多上瘾，不得不到市公安局戒毒所戒除药

瘾。据介绍，当初这些青少年服用盐酸曲马多的目的有的是为了提神，有的是为了熬夜的时候不困，还有的竟然是为了减肥。在戒毒所戒除药瘾的一些青少年说，他们平时在药店买盐酸曲马多时，并不需要医生处方，每次大剂量购买时，药店工作人员也没有过问。

【案例分析】非法销售精神药品案，违反了《条例》第三十二条规定：第二类精神药品零售企业应当凭执业医师出具的处方，按规定剂量销售第二类精神药品，并将处方保存2年备查；禁止超剂量或者无处方销售第二类精神药品；不得向未成年人销售第二类精神药品。

任务二 经营与使用医疗用毒性药品

任务情境

某高职院校中药专业大三学生小张到某医疗机构中药房实习，药房主任要求小张首先自我学习医疗用毒性药品的相关规定及要求，那么小张应该查阅哪些相关资料？重点又是哪些呢？

一、基础知识

（一）医疗用毒性药品的概念

医疗用毒性药品，是指毒性剧烈、治疗剂量与中毒剂量相近，使用不当会致人中毒或死亡的药品。

（二）医疗用毒性药品品种

医疗用毒性药品分为中药和西药两大类，其中毒性中药28种，毒性西药11种。

1. 毒性中药品种

砒石（红砒、白砒）、砒霜、水银、红升丹、白降丹、红粉、轻粉、雄黄、生川乌、生草乌、生白附子、生附子、雪上一枝蒿、生半夏、生南星、生甘遂、生狼毒、生藤黄、闹阳花、洋金花、生马钱子、生千金子、生天仙子、生巴豆、斑蝥、青娘虫、红娘虫、蟾酥。

口诀：砒银丹粉黄，二乌附子蒿，夏星遂狼藤，花子豆虫蜍。

2. 毒药西药品种

去乙酰毛花苷、阿托品、洋地黄毒苷、氢溴酸后马托品、三氧化二砷、毛果芸香碱、升汞、水杨酸毒扁豆碱、亚砷酸钾、氢溴酸东莨菪碱、士的宁。

二、相关法律法规依据

（一）《医疗用毒性药品管理办法》

（国务院令第 23 号，1988 年 11 月 15 日颁布）

第九条 医疗单位供应和调配毒性药品，凭医生签名的正式处方。国营药店供应和调配毒性药品，凭盖有医生所在的医疗单位公章的正式处方。每次处方剂量不得超过二日极量。

调配处方时，必须认真负责，计量准确，按医嘱注明要求，并由配方人员及具有药师以上技术职称的复核人员签名盖章后方可发出。对处方未注明"生用"的毒性中药，应当付炮制品。如发现处方有疑问时，须经原处方医生重新审定后再行调配。处方 1 次有效，取药后处方保存二年备查。

（二）《处方管理办法》

第三十三条 药师应当按照操作规程调剂处方药品：认真审核处方，准确调配药品，正确书写药袋或粘贴标签，注明患者姓名和药品名称、用法、用量，包装；向患者交付药品时，按照药品说明书或者处方用法，进行用药交待与指导，包括每种药品的用法、用量、注意事项等。

第三十四条 药师应当认真逐项检查处方前记、正文和后记书写是否清晰、完整，并确认处方的合法性。

第三十五条 药师应当对处方用药适宜性进行审核，审核内容包括：

（1）规定必须做皮试的药品，处方医师是否注明过敏试验及结果的判定；

（2）处方用药与临床诊断的相符性；

（3）剂量、用法的正确性；

（4）选用剂型与给药途径的合理性；

（5）是否有重复给药现象；

（6）是否有潜在临床意义的药物相互作用和配伍禁忌；

（7）其他用药不适宜情况。

第三十六条 药师经处方审核后，认为存在用药不适宜时，应当告知处方医师，请其确认或者重新开具处方。药师发现严重不合理用药或者用药错误，应当拒绝调剂，及时告知处方医师，并应当记录，按照有关规定报告。

第三十七条 药师调剂处方时必须做到"四查十对"：查处方，对科别、姓名、年龄；查药品，对药名、剂型、规格、数量；查配伍禁忌，对药品性状、用法用量；查用药合理性，对临床诊断。

第三十八条 药师在完成处方调剂后，应当在处方上签名或者加盖专用签章。

第三十九条 药师应当对麻醉药品和第一类精神药品处方，按年月日逐日编制顺序号。

三、任务实施

(一) 明确目标

熟悉处方调配的相关规定，为协助完成调配处方工作做准备。

(二) 实施程序

在官方网站上查找相关规定并结合实际工作认真学习。

四、知识拓展

(一) 收购、经营医疗用毒性药品及配方用药的规定

1. 医疗用毒性药品的收购、经营，由各级医药管理部门指定的药品经营单位负责；

2. 科研和教学单位所需的毒性药品，必须持本单位的证明信，经单位所在地县级以上药监部门批准后，供应部门方能发售。

3. 群众自配民间单、秘、验方需用毒性中药，购买时要持有本单位或者城市街道办事处、乡（镇）人民政府的证明信，供应部门方可发售。每次购用量不得超过 2 日极量。

4. 配方用药由国营药店、医疗单位负责。其他任何单位或者个人均不得从事毒性药品的收购、经营和配方业务。

5. 收购、经营、加工、使用毒性药品的单位必须建立健全保管、验收、领发、核对等制度；严防收假、发错，严禁与其他药品混杂，做到划定仓间或仓位，专柜加锁并由专人保管。

6. 毒性药品的包装容器上必须印有毒药标志，在运输毒性药品的过程中，应当采取有效措施，防止发生事故。

(二) 医疗用毒性药品的管理

1. 年度生产、收购、供应和配制计划管理

毒性药品年度生产、收购、供应和配制计划，由省、自治区、直辖市医药管理部门根据医疗需要制定，经省、自治区、直辖市卫生行政部门审核后，由医药管理部门下达给指定的毒性药品生产、收购、供应单位，并抄报卫计委、国家食品药品监督管理局和国家中医药管理局。生产单位不得擅自改变生产计划，自行销售。

2. 生产、加工管理

药品生产企业（含医疗机构制剂室）使用毒性药品必须由专业人员负责生产、配制和质量检验，并建立严格的管理制度。严防与其他药品混杂。每次配料必须经 2 人以上复核无误，并详细记录每次生产所用原料和成品数。经手人要签字备查。所有工具、容器要处理干净，以防污染其他药品。标示量要准确无误，包装容器要有毒药标志。

凡加工炮制毒性中药，必须按照《中国药典》或者省级药品监督管理部门制定的《炮制规范》进行。药材符合药用要求的，方可供应、配方和用于中成药生产。

生产（配制）毒性药品及制剂，必须严格执行生产工艺操作规程，在本单位药品检验人员的监督下准确投料，并建立完整的生产记录，保存 5 年备查。生产毒性药品过程中产生的废弃物，必须妥善处理，不得污染环境。

相关案例

大连某医院误将剧毒中药配给患者

2002 年李某因湿疹，到大连某医院中医科就诊，该科大夫郭某为他开了中药。当晚，李某回家服用后，感觉头晕，但他以为是所配中药发生了药力，属正常反应，因此，并未太在意。第二天继续服用，不料却出现了头晕、视力模糊、胸闷、瞳孔放大、心跳加速、声音嘶哑等症状，最后不治身亡。经调查发现，该医院误将剧毒中药当做无毒中药"地肤子"配给了患者。

问题：①哪些中药属于毒性药品？②如何防范错配毒性药品的风险？③毒性中药的经营与使用相关规定有哪些？

任务三　使用与保管放射性药品

任务情境

小陈在重庆某医疗机构工作，该单位令其负责申请《放射性药品使用许可证》的相关事项，他具体该如何操作？

一、基础知识

（一）放射性药品的概念

放射性药品是指用于临床诊断或者治疗的放射性核素制剂或者其标记药物。放射性药品与其他药品的不同之处在于，放射性药品含有的放射性核素能放射出射线。因此，凡在分子内或制剂内含有放射性核素的药品都称为放射性药品。

（二）放射性药品的分类

1. 按核素分类

一类是放射性核素本身即是药物的主要组成部分，如^{131}碘、^{125}碘等，是利用其本身的生理、生化或理化特性以达到诊断或治疗的目的；另一类是利用放射性核素标记的药物如^{131}碘 - 邻碘马尿酸钠，其示踪作用是通过被标记物本身的代谢过程来体现的。

2. 按医疗用途分类

放射药品主要用于诊断治疗，即利用放射性药品对人体各脏器进行功能、代谢的检查以及动态或静态的体外显像，如甲状腺吸^{131}碘试验、^{131}碘 - 邻碘马尿酸钠肾图及甲状腺、脑、肝、肾显像等；少量用于治疗如^{131}碘治疗甲亢、^{32}磷、^{90}锶敷贴治疗皮肤病等。其主要医疗用途包括用于甲状腺疾病的诊断与治疗、肾功能检查和胃造影、胃显像、肺部肿瘤鉴别诊断、脑显像、肾上腺显像、心脏与大血管血池显像、心肌显像、胎盘定位诊断、肝显像、肾功能诊断、皮肤病治疗、红细胞寿命测定、真性红细胞增多症治疗、控制癌性胸腹水治疗等。

（三）管理部门

放射性药品是一类特殊药品，它释放出的射线具有穿透性，当其通过人体时，可与组织发生电离作用，因此对它的质量要求比一般药品更需严加监督检查，以保证达到诊断与治疗目的又不使正常组织受到损害。国家食品药品监督管理总局主管全国放射性药品监督管理工作。核工业集团公司主管放射性药品生产、经营管理工作。

二、相关法律法规依据

（一）《药品管理法》

第三十五条　国家对麻醉药品、精神药品、医疗用毒性药品、放射性药品实行特殊管理。

（二）《放射性药品管理办法》

（国务院令第 25 号，1989 年 1 月 13 日发布）

第十五条　放射性药品生产、经营企业，必须配备与生产、经营放射性药品相适应的专业技术人员，具有安全、防护和废气、废物、废水处理等设施，并建立严格的质量管理制度。

第十七条　放射性药品的生产、供销业务由能源部统一管理。放射性药品的生产、经营单位和医疗单位凭省、自治区、直辖市卫生行政部门发给的《放射性药品生产企业许可证》《放射性药品经营企业许可证》，医疗单位凭省、自治区、直辖市公安、环保和卫生行政部门联合发给的《放射性药品使用许可证》，申请办理订货。

第二十二条　医疗单位设置核医学科、室（同位素室），必须配备与其医疗任务相适应的并经核医学技术培训的技术人员。非核医学专业技术人员未经培训，不得从事放射性药品使用工作。

（三）《放射性同位素与射线装置安全许可管理办法》

第十六条　使用放射性同位素、射线装置的单位申请领取辐射安全许可证，应当具备下列条件：

（1）使用Ⅰ类、Ⅱ类、Ⅲ类放射源，使用Ⅰ类、Ⅱ类射线装置的，应当设有专门的辐射安全与环境保护管理机构，或者至少有1名具有本科以上学历的技术人员专职负责辐射安全与环境保护管理工作；其他辐射工作单位应当有1名具有大专以上学历的技术人员专职或者兼职负责辐射安全与环境保护管理工作；依据辐射安全关键岗位名录，应当设立辐射安全关键岗位的，该岗位应当由注册核安全工程师担任。

（2）从事辐射工作的人员必须通过辐射安全和防护专业知识及相关法律法规的培训和考核。

（3）使用放射性同位素的单位应当有满足辐射防护和实体保卫要求的放射源暂存库或设备。

（4）放射性同位素与射线装置使用场所有防止误操作、防止工作人员和公众受到意外照射的安全措施。

（5）配备与辐射类型和辐射水平相适应的防护用品和监测仪器，包括个人剂量测量报警、辐射监测等仪器。使用非密封放射性物质的单位还应当有表面污染监测仪。

（6）有健全的操作规程、岗位职责、辐射防护和安全保卫制度、设备检修维护制度、放射性同位素使用登记制度、人员培训计划、监测方案等。

（7）有完善的辐射事故应急措施。

（8）产生放射性废气、废液、固体废物的，还应具有确保放射性废气、废液、固体废物达标排放的处理能力或者可行的处理方案。

使用放射性同位素和射线装置开展诊断和治疗的单位，还应当配备质量控制检测设备，制定相应的质量保证大纲和质量控制检测计划，至少有一名医用物理人员负责质量保证与质量控制检测工作。

（四）关于开展换发《放射性药品使用许可证》工作的通知

（国食药监安〔2003〕199号）
《许可证》（正本、副本）由国家食品药品监督管理局统一印制。

三、任务实施

（一）明确目标
申请《放射性药品使用许可证》。

（二）办理资料

1. 所需申请材料
申请《放射性药品使用许可证》应向所在地的省级食品药品监督管理部门提交下列材料：
（1）《放射性药品使用许可证》申请表。
（2）医疗机构自查报告（内容包括医疗机构放射性药品使用（含检验科和核医学科）基本概况；按验收标准分别填写自查情况）

（3）诊、治项目及使用放射性药品品种。

（4）医疗机构涉及放射性药品使用人员名单，各类人员简况及上岗资历证明。包括受教育情况、学历学位证书（复印件）、工作经历、技术职务、科研成果。

（5）仪器、设备和房屋设施情况。

（6）有关放射性药品使用管理规章制度目录。

（7）《医疗机构执业许可证》复印件。

（8）当地环保部门发放的《辐射安全许可证》及环境影响评价批文的复印件。

（9）医疗机构放射性药品使用管理组织机构图。

（10）医疗机构整体布局图（标明放射性药品使用场所及专用病房）。

（11）放射性药品使用科室仪器设备布局图（标明验收标准所需配备仪器）。

（12）行政许可（行政确认）申请材料真实性保证声明。

2. 申请资料的准备

（1）申报材料应真实、完整，申请人应对申报材料的真实性负责，提交的材料需加盖单位公章；

（2）申报材料应统一用 A4 纸打印或复印，并按顺序装订成册；

（3）申请人请用正楷书写或打字填写《放射性药品使用许可证》申请表（见表 11-8），一式四份；

（4）申请人提交的文件、证件应当整洁，不得涂改，申请表内容确需修改的，必须由法定代表人签字或被授权能够补正材料的经办人签字确认。申请表字迹不清，填写项目不全恕不受理；

（5）申请表内"使用放射性药品科（室）主要情况"栏以科（室）为单位分别填写。如一家医疗机构的使用放射性药品科（室）超过两个，可复印相关页使用；申请表内所填各栏空格如不够可另附纸。

表 11-8　放射性药品使用许可证申请表

医疗机构名称：		法人代表：	
地址：		电话：	
使用放药科（室）名称	使用放药类别		科（室）联系电话
医疗机构自查情况			

使用放射性药品科（室）主要情况（一）						
使用科（室）名称				使用放药类别		
负责人	姓名		年龄	职务		技术职称
	学历学位	全日制教育		毕业院校系及专业		
		在职教育				
	姓名		年龄	职务		技术职称
	学历学位	全日制教育		毕业院校系及专业		
		在职教育				
人员情况	主任医师（人）		副主任医师（人）		主治医师（人）	
	医师（人）		药师（人）		技师（人）	
	人员培训情况					
科（室）总面积（m^2）			制剂配制室面积（m^2）			
质检室面积（m^2）			检验、诊断、病房面积（m^2）			

放射性药品使用情况	药品名称	使用（配制、研制）方式	药品名称	使用（配制、研制）方式

配制设备仪器	
质检仪器	

省、自治区、直辖市环境保护部门意见：

省、自治区、直辖市药品监督管理部门意见：

（三）实施程序

申请程序如图 11 - 4。

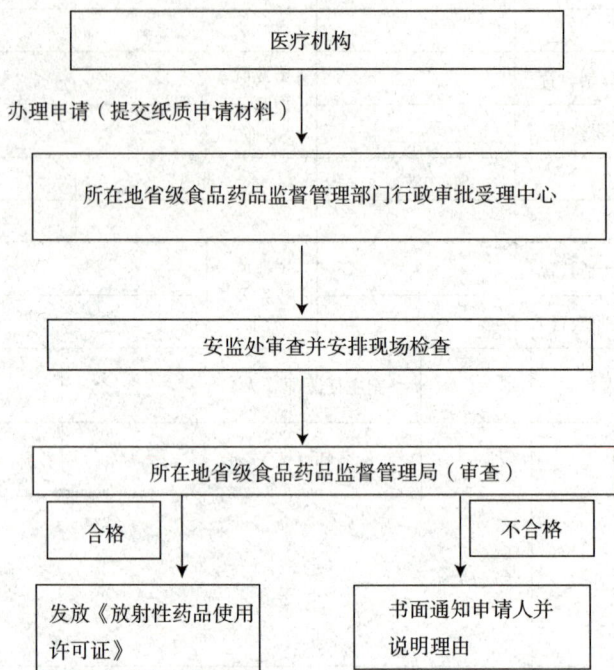

图 11 - 4　《放射性药品使用许可证》申请流程图

1. 查询申请《放射性药品使用许可证》所需准备的具体材料

首先查询医疗机构所在地的省级食品药品监督管理局有关《放射性药品使用许可证》申请所需提供的具体资料及审批程序，再依程序具体办理。

2. 依据查询结果的要求，依程序办理

各省、自治区、直辖市核发《放射性药品使用许可证》的流程大同小异，一般包括申请、受理、形式审查、现场检查、审批等步骤。

3. 获得《放射性药品使用许可证》

图 11 - 5 为国家食品药品监督管理总局发放的《放射性药品使用许可证》的样本。

4. 注意事项

（1）申报资料要齐全、规范。

（2）现场检查环节非常重要，申报人应对照《许可条件对照表》首先做好自查工作，表 11 - 9 列出了第一、二、三、四类放射性药品的验收标准，现场检查将从人员、仪器设备和房屋设施等方面入手。

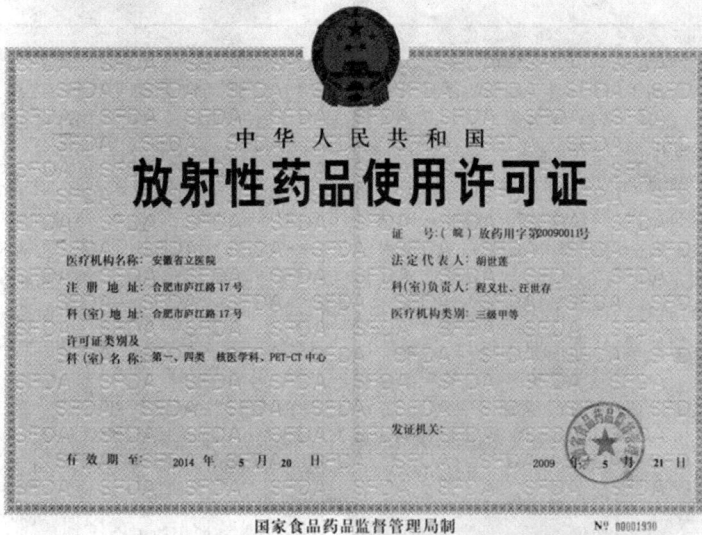

图 11-5　放射性药品使用许可证》样本

表 11-9　《放射性药品使用许可证》许可条件对照表

	第一类	第二类	第三类	第四类
使用范围	准许使用体外诊断用各种含放射性核素的分析药盒	(1) 体内诊断、治疗用一般放射性药品（系指根据诊断、治疗需要，对购入的放射性药品进行简单的稀释或不稀释用于病人的品种。如碘（^{131}I）化钠口服溶液、邻碘（^{131}I）马尿酸钠注射液、氯化亚铊（^{201}Tl）注射液等）；(2) 即时标记放射性药品生产企业提供的已配制完成的含锝（^{99m}Tc）注射液	(1)《放射性药品使用许可证》（第二类）规定的放射性药品；(2) 采用放射性核素发生器及配套药盒自行配制的体内诊断及治疗用放射性药品；(3) 采用市售自动合成装置自行制备的正电子类放射性药品	(1)《放射性药品使用许可证》（第三类）规定的放射性药品；(2) 可研制和使用放射性新制剂以适应核医学诊治新方法、新技术的应用。研制范围仅限国内市场没有或技术条件限制而不能供应的品种。
人员	(1) 具有医学院校毕业或经核医学专业培训半年以上，并获中级以上专业技术职务的人员；(2) 具有中专以上文化程度或经核医学（放免）专业培训，从事本专业三年以上的技术人员；(3) 操作放射性物质的人员应持有卫生行政部门发给的《放射工作人员证》	具有取得执业医师资格，经核医学专业培训 1 年以上，并获中级以上专业技术职务的人员；从事放射性药品治疗的医疗机构，还必须配备核医学副高级以上专业技术职务的人员；(2) 具有中专以上文化程度或经核医学专业培训，从事本专业三年以上的技术人员；(3) 操作放射性物质的人员应持有卫生行政部门发给的《放射工作人员证》	(1) 具有《放射性药品使用许可证》（第二类）规定的人员；(2) 具有负责放射性药品的配制、质量控制的专职技术人员；(3) 具有掌握核物理或辐射计量专业知识的技术人员	(1) 除具有《放射性药品使用许可证》（第三类）规定的人员外，还应有 10 年以上核医学临床工作经验的正高级技术职务人员；(2) 具有核医学技术专业高级职务的人员；(3) 具有药学、化学等相关专业博士学位的副高级以上专业技术职务的人员；(4) 具有核物理或生物物理学位、中级专业技术职称以上的核物理或辐射剂量学专业技术人员

	第一类	第二类	第三类	第四类
仪器与设备	(1) 具有表面沾污监测仪、加样器、γ计数器或液体闪烁计数器、恒温水浴箱、离心机、冰箱等； (2) 具有满足辐射防护要求的储存、操作、废弃物处置等设备； (3) 具有洗刷、清洁等器具和设备	(1) 具有表面沾污监测仪； (2) 配备满足辐射防护要求的储存、操作、废弃物处置设备； (3) 开展体内放射性药品诊断，必须配备经标定的活度计（井型电离室）、功能测定仪（甲功仪或肾图仪）或显像设备（γ闪烁照相机或单光子发射计算机断层仪）；开展体内放射性药品治疗，必须配备经标定的活度计（井型电离室）、显像设备（γ闪烁照相机或单光子发射计算机断层仪）；开展甲状腺疾病治疗的必须配备甲功仪	(1) 达到《放射性药品使用许可证》（第二类）规定的相应条件； (2) 具有保证无菌操作的净化设备；制备正电子类放射性药品还应具备加速器、自动合成装置、高能正电子成像设备； (3) 具备储存配套药盒的冷冻或冷藏设备和满足辐射防护要求的存放放射性药品和废弃污物的设备； (4) 具备与所用放射性药品质量检测相适应的检验仪器和设备（如测定化学纯度的纸色谱分析条件及仪器等）	(1) 达到《放射性药品使用许可证》（第三类）的要求； (2) 具备与研制放射性制剂相适应的基本仪器和设备。包括药物合成、药物分析、药效学、内辐射吸收剂量等所需实验仪器、净化设备和配制设备等
房屋设施	(1) 具备临床检验用的实验室，并且内墙表面平整、光洁，操作区的地面应易于去污、清洁； (2) 实验室设通风设施，具有器具洗刷和卫生清洁设施； (3) 具备防昆虫和防尘设施； (4) 具有满足辐射防护要求的存放含放射性核素的分析药盒和废弃污物的设施； (5) 具有安全防盗设施	(1) 具有与诊断和治疗相适应的实验室和病房；使用含等效活度 1.11GBq 以上的碘（[131I]）或其他核素放射性药品治疗的医疗机构应有专用病房； (2) 实验室内墙壁表面平整、光洁，操作区的地面应易于去污、清洁； (3) 实验室内设通风橱；具有放射性药品用具的洗刷和消毒设施等； (4) 具备防昆虫和防尘设施； (5) 具有满足辐射防护要求的存放放射性药品和废弃污物的设施； (6) 具有安全防盗设施	达到《放射性药品使用许可证》（第二类）的要求；制备正电子类放射性药品的还应有相应的制备和放射防护设施。	(1) 达到《放射性药品使用许可证》（第三类）的要求； (2) 具备与所配制制剂相适应的配制、净化、质检和放射性制剂研制的实验室设施； (3) 具备符合国家规定的动物实验的基本条件和设施。

四、知识拓展——放射性药品的保管

1. 包装和标签要求

放射性药品的包装必须安全实用，符合放射性药品质量要求，具有与放射性剂量相适应的防护装置，包装必须分内包装和外包装两部分。外包装必须贴有商标、标签、说明书和放射性药品标志，内包装必须贴有标签。

标签必须注明药品品名、放射性比活度、装量。

说明书除注明前款内容外，还须注明生产单位、批准文号、批号、主要成分、出厂日期、放射性核素半衰期、适应证、用法、用量、禁忌证、有效期和注意事项等。

2. 储存规定

（1）放射性药品应由专人负责保管。

（2）收到放射性药品时，应认真核对名称、出厂日期、放射性浓度、总体积、总强度、容器号、溶液的酸碱度及物理性状等，注意液体放射性药品有否破损、渗漏，注意发生器是否已作细菌培养、热原检查。做好放射性药品使用登记。贮存放射性药品容器应贴好标签。

（3）建立放射性药品使用登记表册，在使用时认真按账册项目要求逐项填写，建立台账，时刻保证账物相符，并做永久性保存。

（4）放射性药品应放在铅罐内，置于贮源室的贮源柜内，配备报警防盗安全设备，平时有专人负责保管，严防丢失。常用放射药品应按不同品种分类放置在通风橱贮源槽内，标志要鲜明，以防发生差错。

（5）发现放射性药品丢失时，应立即追查去向，并报告上级机关。

（6）放射性药品用于病人前，应对其品种和用量进行严格的核对，特别是在同一时间给几个病人服药时，应仔细核对病人姓名及给药剂量。

3. 放射性药品的使用

（1）《放射性药品使用许可证》：医疗单位使用放射性药品，必须符合国家放射性同位素卫生防护管理的有关规定。所在地的省、自治区、直辖市的公安、环保和卫生行政部门，应当根据医疗单位核医疗技术人员的水平、设备条件，核发相应等级的《放射性药品使用许可证》，无许可证的医疗单位不得临床使用放射性药品。

（2）健全的制度：有健全的操作规程、岗位职责、辐射防护和安全保卫制度、设备检修维护制度、放射性同位素使用登记制度、人员培训计划、监测方案等。

（3）放射性药品的人员配备：医疗单位必须设置核医学科、室（同位素室），必须配备与其医疗任务相适应的并经核医学技术培训的技术人员。非核医学专业技术人员未经培训，不得从事放射性药品使用工作。

（4）配制放射性制剂：持有《放射性药品使用许可证》的医疗单位，在研究配制放射性制剂并进行临床验证前，应当根据放射性药品的特点，提出该制剂的药理、毒性等资料，由省、自治区、直辖市卫生行政部门批准，并报卫计委备案。该制剂只限本单位内使用。

（5）设备、设施要求：具有满足辐射防护要求的存放含放射性核素的分析药盒和废弃污物的设施；有防止误操作、防止工作人员和公众受到意外照射的安全措施；配备与辐射类型和辐射水平相适应的防护用品和监测仪器，使用非密封放射性物质的单位还应当有表面污染监测仪；有完善的辐射事故应急措施；设有通风设施，具有器具洗刷和卫生清洁设施，具备防昆虫和防尘设施。

（6）不良反应报告：使用放射性药品的医疗单位，必须负责收集所使用的放射性药品不良反应情况的，并定期向所在地药品监督管理部门报告。

（7）**废物处理**：放射性药品使用后的废物（包括患者排出物），必须按国家有关规定妥善处置。

知识链接

第二类《放射性药品使用许可证》允许使用的放射性药品品种		
（1）允许使用的体内诊断放射性药品品种	碘（^{131}I）化钠口服溶液	邻碘（^{131}I）马尿酸钠注射液
	碘（^{131}I）化钠胶囊（诊断用）	碘（^{123}I）化钠口服溶液
	碘（^{123}I）化钠注射液	枸橼酸镓（^{67}Ga）注射液
	氯化亚铊（^{201}TI）注射液	铬（^{51}Cr）酸钠注射液
	氙（^{113}Xe）注射液	
（2）允许使用的体内治疗放射性药品品种	磷（^{32}P）酸钠口服溶液	磷（^{32}P）酸钠注射液
	胶体磷（^{32}P）酸铬注射液	来昔决南钐（^{153}Sm）注射液
	氯化锶（^{89}Sr）注射液（进口）	胶体金（^{198}Au）注射液
（3）允许使用的即时标记的体内放射性药品	高锝（^{99m}Tc）酸钠注射液	锝（^{99m}Tc）依替菲宁注射液
	锝（^{99m}Tc）二巯丁二酸盐注射液	锝（^{99m}Tc）植酸盐注射液
	锝（^{99m}Tc）焦磷酸盐注射液	锝（^{99m}Tc）亚甲基二膦酸盐注射液
	锝（^{99m}Tc）聚合白蛋白注射液	锝（^{99m}Tc）喷替酸盐注射液
	锝（^{99m}Tc）双半胱乙酯注射液	锝（^{99m}Tc）甲氧异腈注射液
	锝（^{99m}Tc）双半胱氨酸注射液	

同步测试

（一）名词解释

麻醉药品　精神药品　医疗用毒性药品

（二）A 型题（最佳选择题）

1. 医疗机构麻醉药品、第一类精神药品购用印鉴卡由何部门审批
　　A. 省级卫生主管部门　　　　　　B. 设区的市级卫生主管部门
　　C. 省级药品监督管理部门　　　　D. 设区的市级药品监督管理部门

2.《麻醉药品、第一类精神药品购用印鉴卡》有效期为
　　A. 1 年　　　B. 2 年　　　C. 3 年　　　D. 4 年　　　E. 5 年

3. 麻醉药品处方至少保存
　　A. 1 年　　　B. 2 年　　　C. 3 年　　　D. 4 年　　　E. 5 年

4. 麻醉药品专用账册的保存期限自药品有效期期满之日起不少于
　　A. 1 年　　　B. 2 年　　　C. 3 年　　　D. 4 年　　　E. 5 年

5. 只能凭专用处方在本医疗机构使用的是
　　A. 医疗机构配制的制剂　　　　B. 处方药

C. 甲类非处方药　　　　　　D. 麻醉药品

E. 乙类非处方药

6.《医疗用毒性药品管理办法》规定，医疗单位调配毒性药品，每次处方剂量不得超过

A. 2 日剂量　　　　　　　　B. 3 日剂量

C. 2 日极量　　　　　　　　D. 3 日极量

E. 4 日极量

7. 执业医师开具的处方中含有毒性中药川乌，执业药师调配处方时

A. 应当给付川乌的炮制品　　B. 应当给付生川乌

C. 应当拒绝调配　　　　　　D. 每次处方剂量不得超过三日极量

E. 取药后处方保存一年备查

（三）X 型题（多项选择题）

8. 医疗机构取得《麻醉药品、第一类精神药品购用印鉴卡》所需提供的资料包括

A. 有专职的麻醉药品和第一类精神药品管理人员

B. 有获得麻醉药品和第一类精神药品处方资格的执业医师

C. 有保证麻醉药品和第一类精神药品安全储存的设施和管理制度

D. 有与使用麻醉药品和第一类精神药品相关的诊疗科目

E. 以上选项均不是

（四）思考题

9. 药品生产、经营企业和医疗机构如何做好特殊管理药品的保管与使用工作？

技能训练

1. 实训项目　收集当前与特殊管理药品相关的案例资料并进行案例分析。

2. 实训目的　熟悉特殊管理药品的相关法律法规。

3. 实训要求　以 5 人为一组，搜集与特殊管理药品相关的案例，讨论分析，形成实训报告，并制作报告、汇报幻灯片；每组选派 1 名汇报人交流案例中涉及的管理规定。

4. 实训内容　搜集与麻醉药品、精神药品、医疗毒性药品的保管、使用等相关案例 3 ~ 5 个，讨论涉及的法律条款。

5. 实训评价　评价报告质量及汇报表现。

项目十一　药品知识产权保护

学习与教学目标

【学习目标】

知识目标：熟悉商标注册的法律法规；掌握商标的概念和分类；掌握专利的类别和授予药品专利权的条件；了解申请专利的原则及程序。

技能目标：综合运用商标注册的有关规定，初步开展药品商标的注册申报工作，能够填写《商标注册申请书》并进行商标注册查询。综合运用专利法律法规，独立进行医药外观设计、实用新型专利申报的前期准备工作。

【教学目标】

通过对我国药品知识产权项目的教学，使学生了解商标和专利的法律知识，能胜任药品商标注册、专利申报的工作任务，掌握药品商标注册、专利申报的要求与程序，初步培养处理药品知识产权事务的职业技能。

【重点难点】

该教学项目中学习的重点在于药品商标的注册、药品外观设计的申请。难点主要包括药品商标注册申报书的填写、商品分类的选择、注册申报前的查询；药品外观设计专利申报的程序与要求；药品专利权利要求的撰写。

根据《民法通则》的规定，知识产权属于民事权利，是基于创造性智力成果和工商业标记依法产生的权利的统称，包括著作权（版权）、专利权、商标权等。医药行业的知识产权保护受到世界各国的高度重视。保护好药品知识产权，对提高企业竞争力，激励医药科技创新，推动医药产业的发展有十分重要的意义。经过 1982 年《商标法》、1984 年《药品管理法》的颁布，《专利法》1985 年的颁布、1993 年的修订，我国逐步建立起日臻完善的知识产权保护体系。

任务一　注册药品商标

注册商标是指经商标局核准注册的商标，包括商品商标、服务商标和集体商标、证明商标。

任务情境

某医药科技服务公司代理一家制药企业的商标注册业务。小王所学专业是药学专业，在公司负责商标注册业务方面的工作，小李该如何为这家制药企业搞好商标注册工作呢？

一、基础知识

(一) 商标的概念

商标是指能够将生产者、经营者的商品或服务与其他生产者、经营者的商品或服务区别开来，并可为视觉所感知的标记。商标的构成要素可以是文字、图形、字母、数字、三维标志、颜色组合和声音等，以及上述要素的组合。

(二) 商标的分类

1. 根据商标的构成，分为平面商标、立体商标。
2. 根据商标的使用对象，分为商品商标、服务商标。
3. 根据商标的作用和功能，分为集体商标、证明商标。
4. 根据商标的享誉程度，分为知名商标、著名商标、驰名商标。
5. 根据商标的是否注册，分为注册商标、未注册商标。

(三) 商标的有效期与续展

注册商标的有效期为 10 年，自核准注册之日起计算。注册商标有效期满，需要继续使用的，商标注册人应当在期满前十二个月内按照规定办理续展手续；在此期间未能办理的，可以给予六个月的宽展期。每次续展注册的有效期为十年。

二、相关法律法规依据

(一)《中华人民共和国商标法》

（1982 年 8 月 23 日第五届全国人民代表大会常务委员会第二十四次会议通过；1993 年 2 月 22 日第一次修正；2001 年 10 月 27 日第二次修正；2013 年 8 月 30 日第三次修正）

第二十二条　商标注册申请人应当按规定的商品分类表填报使用商标的商品类别和商品名称，提出注册申请。

商标注册申请人可以通过一份申请就多个类别的商品申请注册同一商标。

商标注册申请等有关文件，可以以书面方式或者数据电文方式提出。

（二）《药品管理法》

第五十条　列入国家药品标准的药品名称为药品通用名称。已经作为药品通用名称的，该名称不得作为药品商标使用。

（三）《中华人民共和国商标法实施条例》

（国务院第 358 号令，2002 年 8 月 3 日颁布，2002 年 9 月 15 日起施行）

第十三条　申请商标注册，应当按照公布的商品和服务分类表按类申请。每一件商标注册申请应当向商标局提交《商标注册申请书》1 份、商标图样 5 份；指定颜色的，并应当提交着色图样 5 份、黑白稿 1 份。

商标图样必须清晰、便于粘贴，用光洁耐用的纸张印制或者用照片代替，长或者宽应当不大于 10 厘米，不小于 5 厘米。

以三维标志申请注册商标的，应当在申请书中予以声明，并提交能够确定三维形状的图样。

以颜色组合申请注册商标的，应当在申请书中予以声明，并提交文字说明。

申请注册集体商标、证明商标的，应当在申请书中予以声明，并提交主体资格证明文件和使用管理规则。

商标为外文或者包含外文的，应当说明含义。

第十四条　申请商标注册的，申请人应当提交能够证明其身份的有效证件的复印件。商标注册申请人的名义应当与所提交的证件相一致。

第十五条　商品名称或者服务项目应当按照商品和服务分类表填写；商品名称或者服务项目未列入商品和服务分类表的，应当附送对该商品或者服务的说明。

商标注册申请等有关文件，应当打字或者印刷。

三、任务实施

（一）明确目标

商标注册程序包括注册申请、审查、初步审定和公告、核准注册并颁发注册证、公告。

申请商标注册，应当按商品分类表填报使用商标的商品类别和商品名称。商标注册时将所有商品及服务共划分为 45 个类别（商品 34 类，服务项目 11 类，共包含一万多个商品和服务项目），药品商标注册属商品分类中的第 5 类。（见表 12 - 1）

表 12 – 1　与医药相关商品分类表

类别	简介
第 03 类化妆品	洗衣用漂白剂及其他物料；清洁、擦亮、去渍及研磨用制剂；肥皂；香料，香精油，化妆品，洗发水；牙膏
第 05 类药品制剂	药用和兽医用制剂；医用卫生制剂；医用或兽医用营养食物和物质，婴儿食品；人用和动物用膳食补充剂；膏药，绷敷材料；填塞牙孔用料，牙科用蜡；消毒剂；消灭有害动物制剂；杀真菌剂，除莠剂
第 10 类医疗器械	外科、医疗、牙科和兽医用仪器及器械，假肢，假眼和假牙；整形用品；缝合用材料
第 44 类医疗美容	医疗服务，兽医服务，人或动物的卫生和美容服务，农业、园艺和林业服务

商标注册要求准备注册的商标具有独特性和合法性，即要求有显著特征，便于识别，并不与他人在先取得的合法权利相冲突，不与他人的注册商标相同或相似。

（二）办理资料

1. 商标注册申请材料

商标注册申请应当向商标局提交以下材料：

（1）《商标注册申请书》1 份；

（2）商标图样 5 份，有指定颜色的附上着色图样 5 份和黑白稿 1 份；

（3）申请人资格证明资料：以公司名义申请，附企业营业执照复印件；以个人名义申请，附身份证或者护照复印件，个体工商户营业执照。

（4）优先权证明：如果享有优先权，详细列出该优先权涉及的商品或服务以及相关证明。

（5）商标注册委托书：如果委托商标事务所代理商标注册业务，需要准备 1 份商标注册委托书。

2.《商标注册申请书》的填写

《商标注册申请书》的书式见表 12 – 2。申请人应当在"商标种类"栏选择所申报的商标的种类；"商标说明"栏包括商标名称、商标图样外文或少数民族文字的含义、特殊字体的文字表述、立体/颜色商标的说明、商标图样中需要放弃专用权的声明以及其他申请人认为需要说明的事项；申请人按照《类似商品和服务区分表》填写类别及"商品/服务项目"；商标图样框中粘贴一张清晰的商标图样，不得出现除商标图样以外的说明性文字、注册标记、色标说明、章戳、签字等内容，商标图样不得涂改。

表 12 – 2　商标注册申请书

商标注册申请书

申请人名称：
申请人地址：
是否共同申请：□是　□否
邮政编码：
联系人：
电话（含地区号）：
传真（含地区号）：
代理组织名称：
商标种类：□一般　□集体　□证明　□立体　□颜色
商标说明：

　类别：
商品/服务项目：
（附页：页）

申请人章戳（签字）：　　　　　　　　　　　　　　　　　　　代理组织章戳：
代理人签字：
将一张商标图样贴在下框内，另附五份商标图样。有指定颜色的附上着色图样五份和黑白稿一份。商标图样应当不大于 $10 \times 10cm$，不小于 $5 \times 5cm$。

3. 缴费标准

每份商标注册申请费 1000 元整（限 1 个类别中的 10 个商品/服务项目，每超过 1 个商品/服务项目加收 100 元）；每份集体商标注册申请费 3000 元整；每份证明商标注册申请费 3000 元整。

（三）实施程序

商标注册程序如图 12 – 1。

```
约1个月        ┌─────────────────────────────┐
              │      递交商标注册申请材料      │
              └─────────────────────────────┘
                            │
                            ▼
              ┌─────────────────────────────┐
约9~12个月     │ 形式审查通过，发放《注册受理通知书》 │
              └─────────────────────────────┘
                            │
                            ▼
              ┌─────────────────────────────┐
              │         实质审查通过          │
              └─────────────────────────────┘
                            │
                            ▼
              ┌─────────────────────────────┐
              │          初审公告            │
              └─────────────────────────────┘
                            │
约3个月                      ▼
              ┌─────────────────────────────┐
              │          公告通过            │
              └─────────────────────────────┘
                            │
                            ▼
              ┌─────────────────────────────┐
              │        下达商标注册证         │
              └─────────────────────────────┘
                            │
约1~2个月                    ▼
              ┌─────────────────────────────┐
              │        领取商标注册证         │
              └─────────────────────────────┘
```

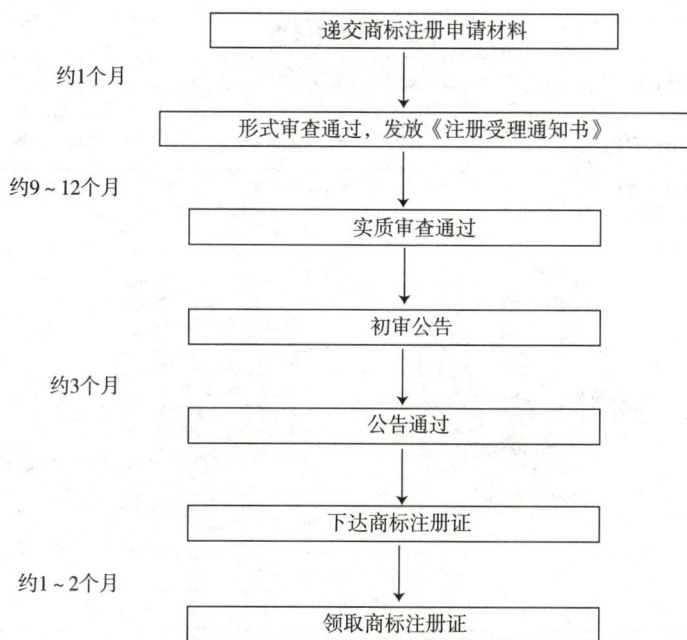

图 12 –1　商标注册流程图

1. 商标注册查询

申请人在申请注册商标前，应当了解是否存在与其申请注册的商标可能构成冲突的在先商标权利，因此有必要进行有关商标信息的查询。例如：登录中国商标网主页（http://sbcx.saic.gov.cn/），查询商标"同仁"，国际分类号"5"。

结果显示，中国北京同仁堂（集团）有限责任公司已进行"同仁堂"商标注册，享有该商标专用权（见图 12 -2），因此，"同仁堂"不能再次申请商标注册。申请人必须设计并申请新的商标注册。

2. 提交商标注册申请

将商标注册申请材料提交商标局。

3. 受理商标注册通知

商标局接到商标申请资料后，详细检视申请表格及所有附件。如符合要求，商标局出具受理通知书。

4. 审查

商标局查核申请商标是否具有显著性，是否符合商标法律法规的注册规定。如审核通过，进入初审公告阶段。

5. 初审公告

初审公告为期 3 个月，如无人提出异议，该商标就可以成功注册了。

6. 注册

商标注册申请被核准后，商标局把该商标的详细资料记入注册记录册，并向申请人发出注册证明书。注册日期由提交申请当日起计。

注册商标从申请到核准注册大约需要 14~18 个月时间。

商标的详细信息

注册号/申请号	1668456	国际分类号	5	申请日期	2000-10-31
申请人名称(中文)	中国北京同仁堂(集团)有限责任公司		申请人地址(中文)		北京崇文区东兴隆街52号
申请人名称(英文)			申请人地址(英文)		

商标图像		商品/服务列表	药茶、片剂、酊剂、水剂、油剂、原料药、中药成药、丸、散、膏、丹、贴剂、胶丸、药酒、洋参冲剂、蜂王精；查看详细信息 …	类似群	0501

初审公告期号	796	注册公告期号	808
初审公告日期		注册公告日期	
专用权期限	2011年11月21日 至 2021年11月20日	年	
后期指定日期		国际注册日期	
优先权日期		代理人名称	北京中北知识产权代理有限公司
指定颜色		商标类型	普通商标
是否共有商标	否	备注	
商标流程	变更 许可合同备案 续展		

图 12 - 2 商标查询结果

相关案例

药品通用名称与药品商标的博弈

2000 年 3 月 23 日，山东鲁南制药厂以中文文字"银黄"为标样向国家工商行政管理总局商标局提出注册申请，并于 2001 年 6 月 7 日经商标局核准，注册于第 5 类"医药制剂"商品上，注册号为 1580496。2006 年，该商标转让至山东鲁南制药厂改制后成立的鲁南制药集团股份有限公司名下。

成都地奥制药集团有限公司于 2006 年 6 月 5 日以第 1580496 号"银黄"注册商标（以下简称"争议商标"）违反《商标法》第十一条相关规定为由，向国家工商行政管理总局商标评审委员会提出注册商标争议裁定申请，请求撤销争议商标。

商标评审委员会经审理后于 2009 年 10 月 19 日作出商评字（2009）第 27532 号《关于第 1580496 号"银黄"商标争议裁定书》认为，申请人地奥集团提供的证据尚不能认定争议商标已经成为指定商品的通用名称，丧失了商标应有的显著特征，故维持了争议商标第 1580496 号"银黄"的注册。

　　地奥公司不服，将本案诉至北京市第一中级人民法院，北京市第一中级人民法院审理后认为："银黄"系指金银花及黄芩两药材名称的缩写，但"银黄"名称的含义并不等同于"银黄口服液"或"银黄颗粒""银黄胶囊"等药品名称的含义，故"银黄口服液"属于药品通用名称，但"银黄"并非药品通用名称。但在争议案件中，商标评审委员会仅就《商标法》第十一条第一款第（一）项"通用名称"相关主张给予裁定，漏审了地奥公司关于《商标法》第十一条第一款第（二）项、第（三）项的主张，一审法院判决撤销商标评审委员会的裁定，并责令其重新作出裁决。

　　地奥公司认为一审法院对于"银黄"是否构成药品通用名称这一关键事实认定有误，向北京市高级人民法院提起上诉，二审法院则认为：虽然鲁南公司早在1987年即开始生产"银黄口服液"，但在争议商标申请注册前，已有大量企业取得"银黄"类药品的生产许可，"银黄口服液""银黄颗粒""银黄胶囊"或其他含有"银黄"的药品名称已经成为该类药品通用名称。在中药领域，"银黄"是金银花及黄芩两药材名称的缩写，作为"银黄口服液""银黄颗粒""银黄胶囊"或其他含有"银黄"的药品名称中的显著部分，"银黄"的含义虽不完全等同于"银黄口服液"或"银黄颗粒""银黄胶囊"等药品名称的含义，但结合《中国药品通用名称命名原则》的相关规定，并考虑到"银黄"类药品在争议商标申请日前的广泛生产，相关公众足以通过"银黄"指代"银黄"类药品的事实，应当认定"银黄"已经构成"银黄"类药品约定俗成的通用名称。

　　商标评审委员会依据北京市高级人民法院的终审判决，重新作出商评字（2009）第27532号重审第477号《争议裁定书》，该裁定确认"银黄"为银黄类药品约定俗成的通用名称，同时，由于"银黄"是金银花及黄芩两药材名称的缩写，以此作商标使用在医药制剂商品上，直接表示了该商品的原料等特点，也难以起到区别商品来源的作用，消费者一般也不易将其作为商标加以识别，因此，也缺乏商标有的显著特征。故依照《商标法》第十一条第一款第（一）项、第（二）项、第（三）项之规定，裁定撤销第1580496号"银黄"注册商标。

　　此后，鲁南制药集团不服商评字（2009）第27532号重审第477号《争议裁定书》再次起诉，但北京市第一中级人民法院和北京市高级人民法院均判决维持了商评字（2009）第27532号重审第477号《争议裁定书》，第1580496号"银黄"注册商标被撤销的事实得到确认。

任务二　申请药品专利

任务情境

　　某大型制药企业知识产权部新入职的员工小熊，毕业于某医药高专，所学专业为食品药品监督管理专业，部门经理分配他负责药品专利申请方面的工作。他接到的第一个任务就是负责该公司某药品外观设计专利的申请。请问，小何该如何独立完成这项专利申请工作呢？

一、基础知识

　　专利是受法律规范保护的发明创造，是指一项发明创造向国家审批机关提出专利申请，经依法审查合格后向专利申请人授予的在规定的时间内对该项发明创造享有的专有权。其最基本的特征是"独占"与"公开"，"独占"是指法律授予技术发明人在一段时间内享有排他性的独占权利；"公开"是指技术发明人作为对法律授予其独占权的回报而将其技术公之于众人，使社会公众可以通过正常的渠道获得有关专利技术的信息。

（一）专利的类型

专利分发明、实用新型和外观设计三类。

1. 外观设计

　　外观设计，是指对产品的形状、图案或者其结合以及色彩与形状、图案的结合所做出的富有美感并适于工业应用的新设计。

　　医药领域可申请外观设计专利的情形主要有：①有形药品的新造型或其与图案色彩的搭配和组合；②新的盛放容器（如药瓶、药袋、药品瓶盖）；③富有美感和特色的说明书、容器等；④包装盒等。

2. 实用新型

　　实用新型是指对产品的形状、构造或者其结合所提出的适于实用的新的技术方案。

　　医药领域可申请实用新型专利的情形主要有：①医药领域中，某些与功能相关的药物剂型、形状、结构的改变，尤以避孕药及药具居多；②诊断用药的试剂盒与功能有关的形状、结构；③生产药品的专用设备；④某些药品的包装容器的形状、结构；⑤某些医疗器械的新构造等。

3. 发明

　　发明是指对产品、方法或其改进所提出的前所未有的技术方案，包括产品发明和方法发明。医药领域产品发明是指人工制造、以有形物品形式出现的发明；方法发明则是指为解决某一问题所采用的手段与步骤。

　　药品产品发明包括：①新物质，指具有一定化学结构式或物理、化学性能的单一物质，包括有一定医疗用途的新化合物；新基因工程产品；新生物制品；用于制药的新原料、新辅料、新中间体、新代谢物和新药物前体；新异构体；新的有效晶型；新分离或提取得到的天然物质等。②药物组合物，指两种或两种以上元素或化合物按一定比例组成具有一定性质和用途的混合物。包括中药新复方制剂、中药的有效部位、药物的新剂型等。③生物制品、微生物及其代谢产物，可授予专利权的微生物及其代谢产物必须是经过分离成为纯培养物，并且具有特定工业用途的。

药品方法发明包括：①制备和生产方法，如化合物的制备方法、组合物的制备方法、提取分离方法、纯化方法等；②用途发明，如化学物质的新医药用途、药物的新适应证等。药品和其生产的技术与方法可申请医药专利。

（二）授予专利权的条件

授予专利权的发明、实用新型，应当具备新颖性、创造性和实用性。新颖性，是指在申请日以前没有同样的发明或者实用新型在国内外出版物上公开发表过、在国内公开使用过或者以其他方式为公众所知，也没有同样的发明或者实用新型由他人向国务院专利行政部门提出过申请并且记载在申请日以后公布的专利申请文件中。创造性，是指同申请日以前已有的技术相比，该发明或者实用新型具有实质性特点和进步。实用性，是指该发明或者实用新型能够制造或者使用，并且能够产生积极效果。

授予专利权的外观设计，应具有新颖性、独创性和美观性。必须具备的条件：应当不属于申请日以前的设计；也没有任何单位或者个人就同样的外观设计在申请日以前向国务院专利行政部门提出过申请，并记载在申请日以后公告的专利文件中；不得与他人在申请日以前已经取得的合法权利相冲突。

（三）申请专利的原则、程序与申请文件

申请专利的原则是书面申请原则、先申请原则、优先权原则和单一性原则。

外观设计、实用新型专利申请与审批程序包括申请、受理、初步审查、授权和发证、公告。

发明专利的申请与审批程序包括申请、受理、初步审查、公布、实质审查、授权和发证、公告。

外观设计专利申请文件：专利请求书；外观设计图片或照片，要求保护色彩的，应当提交彩色图片或者照片；简要说明。

实用新型、发明专利申请文件：专利请求书；说明书；说明书附图；权利要求书；说明书摘要及其摘要附图。

（四）专利权的保护期限

外观设计、实用新型专利的保护期是 10 年，发明专利是 20 年，均自申请日起计算。

二、相关法律法规依据

（一）《中华人民共和国专利法》

（1984 年 3 月 12 日第六届全国人民代表大会常务委员会第四次会议通过；根据 1992 年 9 月 4 日第一次修正；2000 年 8 月 25 日第二次修正；2008 年 12 月 27 日第三次修正）

第二十七条　申请外观设计专利的，应当提交请求书、该外观设计的图片或者照片以及对该外观设计的简要说明等文件。

申请人提交的有关图片或者照片应当清楚地显示要求专利保护的产品的外观设计。

（二）《中华人民共和国专利法实施细则》

（2001 年 6 月 15 日中华人民共和国国务院第 306 号令，2002 年 12 月 28 日第一次修订，2010 年 1 月 9 日第二次修订）

第十六条　发明、实用新型或者外观设计专利申请的请求书应当写明下列事项：

（一）发明、实用新型或者外观设计的名称；

（二）申请人是中国单位或者个人的，其名称或者姓名、地址、邮政编码、组织机构代码或者居民身份证件号码；申请人是外国人、外国企业或者外国其他组织的，其姓名或者名称、国籍或者注册的国家或者地区；

（三）发明人或者设计人的姓名；

（四）申请人委托专利代理机构的，受托机构的名称、机构代码以及该机构指定的专利代理人的姓名、执业证号码、联系电话；

（五）要求优先权的，申请人第一次提出专利申请（以下简称在先申请）的申请日、申请号以及原受理机构的名称；

（六）申请人或者专利代理机构的签字或者盖章；

（七）申请文件清单；

（八）附加文件清单；

（九）其他需要写明的有关事项。

第二十七条　申请人请求保护色彩的，应当提交彩色图片或者照片。

申请人应当就每件外观设计产品所需要保护的内容提交有关图片或者照片。

第二十八条　外观设计的简要说明应当写明外观设计产品的名称、用途，外观设计的设计要点，并指定一幅最能表明设计要点的图片或者照片。省略视图或者请求保护色彩的，应当在简要说明中写明。

对同一产品的多项相似外观设计提出一件外观设计专利申请的，应当在简要说明中指定其中一项作为基本设计。

简要说明不得使用商业性宣传用语，也不能用来说明产品的性能。

（三）《药品注册管理办法》

第十八条 申请人应当对其申请注册的药物或者使用的处方、工艺、用途等，提供申请人或者他人在中国的专利及其权属状态的说明；他人在中国存在专利的，申请人应当提交对他人的专利不构成侵权的声明。对申请人提交的说明或者声明，药品监督管理部门应当在行政机关网站予以公示。

药品注册过程中发生专利权纠纷的，按照有关专利的法律法规解决。

第十九条 对他人已获得中国专利权的药品，申请人可以在该药品专利期届满前 2 年内提出注册申请。国家食品药品监督管理局按照本办法予以审查，符合规定的，在专利期满后核发药品批准文号、《进口药品注册证》或者《医药产品注册证》。

三、任务实施

（一）明确目标

取得外观设计专利授权。

（二）办理资料

1. 申请外观设计专利材料

应当向专利局提交以下材料：

（1）专利申请文件：外观设计专利请求书；外观设计图片或照片，要求保护色彩的，应当提交彩色图片或者照片；简要说明。以上材料各一式 2 份。

（2）申请人资格证明资料：公司申请专利的附企业法人营业执照和组织机构代码证复印件（加盖公章），发明人身份证复印件，各一式 1 份；个人申请专利的附申请人和发明人的身份证复印件，各一式 1 份，申请地址、邮编、电话等通讯方式。

（3）专利代理委托书：委托专利代理机构的，应提交委托书。

（4）费用减缓请求书及相应的证明文件：申请费用减缓的，应提交费用减缓请求书 2 份及相应的证明文件。

2. 外观设计专利申请文件的填写

（1）《外观设计专利请求书》：《外观设计专利请求书》的书式见表 12 - 3，其填写要求如下：

1）外观设计的产品名称不得超过 20 个字，应准确、简明地表明要求保护的产品的外观设计，一般应当符合国际外观设计分类表中小类列举的名称。

产品名称通常还应当避免下列情形：①含有人名、地名、国名、单位名称、商标、代码型号或以历史时代命名的产品名称。②概括不当，过于抽象的名称，例如"药品"。③描述技术效果，内部构造的名称，例如"新型药物容器"。④附有产品规格、大小、规模、数量单位的名称，例如"小药杯"。⑤以外国文字或无确定的中文意义的文字命名的名称，例如"克莱斯药瓶"，但已经众所周知并且含义确定的文字可以使用。

2）一件外观设计专利申请中的相似外观设计不得超过 10 项。

3）成套产品外观设计专利申请中不应包含某一件或者几件产品的相似外观设计。

表 12 - 3 外观设计专利请求书

请按照"注意事项"正确填写本表各栏				此框内容由国家知识产权局填写
⑥使用外观设计的产品名称				①申请号 （外观设计）
				②分案提交日
⑦设计人				③申请日
				④费减审批
⑧第一设计人国籍		居民身份证件号码		⑤挂号号码
⑨申请人	申请人（1）	姓名或名称		电话
		居民身份证件号码或组织机构代码		电子邮箱
		国籍或注册国家（地区）		经常居所地或营业所所在地
		邮政编码	详细地址	
	申请人（2）	姓名或名称		电话
		居民身份证件号码或组织机构代码		
		国籍或注册国家（地区）		经常居所地或营业所所在地
		邮政编码	详细地址	
	申请人（3）	姓名或名称		电话
		居民身份证件号码或组织机构代码		
		国籍或注册国家（地区）		经常居所地或营业所所在地
		邮政编码	详细地址	
⑩联系人	姓名	电话		电子邮箱
	邮政编码	详细地址		
⑪代表人为非第一署名申请人时声明　　特声明第　　署名申请人为代表人				
⑫专利代理机构	名称			机构代码
	代理人（1）	姓名	代理人（2）	姓名
		执业证号		执业证号
		电话		电话
⑬分案申请	原申请号	针对的分案申请号		原申请日　年　　月　　日

续表

⑭要求外国优先权声明	原受理机构名称	在先申请日	在先申请号	⑮不丧失新颖性宽限期声明	□已在中国政府主办或承认的国际展览会上首次展出 □已在规定的学术会议或技术会议上首次发表 □他人未经申请人同意而泄露其内容

⑯相似设计	本案为同一产品的相似外观设计，其所包含的项数为＿＿＿＿＿＿＿项。

⑰成套产品	本案为成套产品的多项外观设计，其所包含的项数为＿＿＿＿＿＿＿项。

⑱申请文件清单 1. 请求书＿＿＿＿＿份＿＿＿＿＿页 2. 图片或照片＿＿＿＿＿份＿＿＿＿＿页 3. 简要说明＿＿＿＿＿份＿＿＿＿＿页 图片或照片＿＿＿＿＿幅	⑲附加文件清单 □费用减缓请求书＿＿＿＿＿份共＿＿＿＿＿页 □费用减缓请求证明＿＿＿＿＿份共＿＿＿＿＿页 □优先权转让证明＿＿＿＿＿份共＿＿＿＿＿页 □专利代理委托书＿＿＿＿＿份共＿＿＿＿＿页 总委托书（编号＿＿＿＿＿＿＿＿＿＿＿＿＿＿＿＿＿） □在先申请文件副本＿＿＿＿＿份 □在先申请文件副本首页译文＿＿＿＿＿份 □其他证明文件（名称＿＿＿＿＿＿＿＿＿）＿＿＿＿＿份共＿＿＿＿＿页
⑳全体申请人或专利代理机构签字或者盖章 年　　月　　日	㉑国家知识产权局审核意见 年　　月　　日

（2）外观设计图片或照片：图片或者照片应当清楚地显示要求专利保护的产品的外观设计，请求保护色彩的，应当提交彩色图片或者照片。

就立体产品的外观设计而言，产品设计要点涉及六个面的，应当提交六面正投影视图，六面正投影视图的视图名称是指，主视图、后视图、左视图、右视图、俯视图和仰视图，其中主视图所对应的面应当是使用时通常朝向消费者的面或者最大程度反映产品整体设计的面。产品设计要点仅涉及一个或几个面的，应当至少提交所涉及面正投影视图和立体图，并应当在简要说明中写明省略视图的原因。就平面产品的设计外观而言，产品设计要点涉及一个面的，可以仅提交该面正投影视图；产品设计要点涉及两个面的，应当提供两面正投影视图。各视图的视图名称应当标注在相应视图的正下。

（3）简要说明：简要说明是为了对图片或者照片所不能准确表达的内容进行补充说明，必须包含产品名称、产品用途、设计要点以及指定一幅最能表明设计要点的图片或者照片，不得使用商业性宣传用语，也不能用来说明产品的性能和内部结构。如果有请求保护色彩或者省略视图的情况，也应当在简要说明中声明。

3. 缴费标准

外观设计专利申请费 500 元，申请费用减缓的，个人减缓 75 元，单位减缓 150 元。

（三）实施程序

外观设计专利申请与审批程序如图 12 - 4。

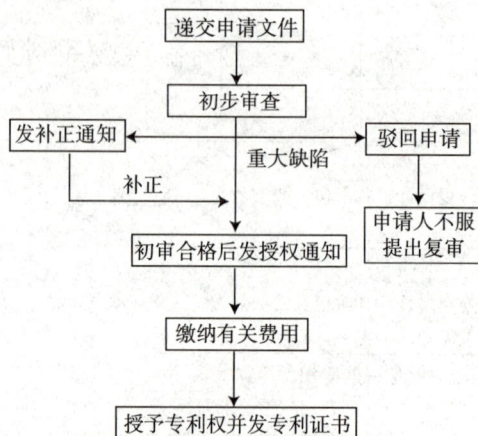

图 12 - 4　外观设计专利申请审批流程图

1. 专利检索

检索国内外专利，查阅相关专业刊物，掌握同类技术或产品的现状，进行能否获得专利的可行性分析。打开国家知识产权局网站专利检索与查询界面（http://www. sipo. gov. cn/zljsfl/），选择其中"中国专利公布公告"可进行检索与查询。见图 12 - 5。

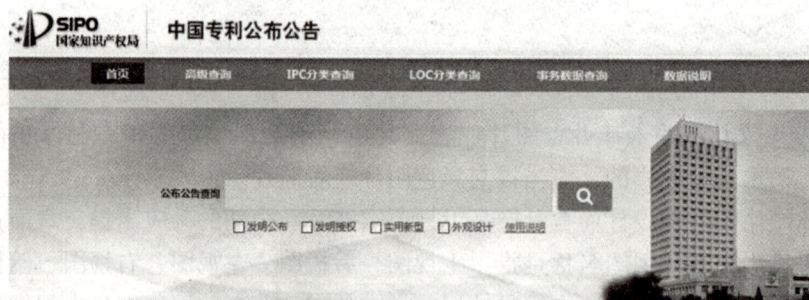

图 12 - 5　专利检索与查询

2. 申请

将专利申请文件提交专利局。

3. 受理

专利局收到专利申请后进行审查，如果符合受理条件，专利局将确定申请日，给予申请号，并且核实过文件清单后，发出受理通知书，通知申请人。

4. 初步审查

专利局受理外观设计专利申请后，进行初步审查，审查专利申请文件是否齐全，文件是否符合规定的格式，申请是否符合专利法及其实施细则的有关规定。

5. 授权

初步审查通过后，专利局发出授予专利权通知书。

6. 发证、公告

申请人接到授权通知书之日起 2 个月内缴纳专利登记费、授权当年的年费、公告印刷费以及专利证书印花税。在规定期限之内办理登记手续的，专利局将颁发外观设计专利证书，并同时予以登记和公告，专利权自公告之日起生效。

从提交专利申请到专利局发给授权通知书，一般需要 10 个月左右的时间。

四、知识拓展——外观设计与实用新型的区别

外观设计是指对产品的形状、图案或者其结合以及色彩与形状、图案的结合所作出的富有美感并适于工业应用的新设计。外观设计专利的保护对象，是产品的装饰性或艺术性外表设计，这种设计可以是平面图案，也可以是立体造型，更常见的是这二者的结合，授予外观设计专利的主要条件是新颖性。

外观设计与发明、实用新型有着明显的区别，外观设计注重的是设计人对一项产品的外观所作出的富于艺术性、具有美感的创造，但这种具有艺术性的创造，不是单纯的工艺品，它必须具有能够为产业上所应用的实用性。

外观设计专利实质上是保护美术思想的，而发明专利和实用新型专利保护的是技术思想；虽然外观设计和实用新型与产品的形状有关，但两者的目的却不相同，前者的目的在于使产品形状产生美感，而后者的目的在于使具有形态的产品能够解决某一技术问题。

例如一把雨伞，若它的形状、图案、色彩相当美观，那么应申请外观设计专利；如果雨伞的伞柄、伞骨、伞头结构设计精简合理，可以节省材料又有耐用的功能，那么应申请实用新型专利。

同步测试

（一）名词解释

商标　实用新型发明

（二）A 型题（最佳选择题）

1. 知识产权主要有

    A. 专利权、商标权、版权

    B. 专利权、商标权、工业产权

    C. 著作权、商标权、商号权

    D. 发现权、发明权、商标权

2. 授予发明和实用新型专利权的必要条件是
   A. 新颖性、时效性、创造性
   B. 新颖性、实用性、创造性
   C. 新颖性、实用性、专属性
   D. 经济性、实用性、创造性

3. 在中国，实用新型和外观专利申请
   A. 需经过实质审查后授权
   B. 经初审合格后即授权
   C. 经过形式审查和实质审查后才可授权
   D. 公告后授权

4. 用作药品辅料的新化合物可以申请
   A. 实用新型专利　　　　B. 外观设计专利
   C. 产品发明专利　　　　D. 方法发明专利

（三）X 型题（多项选择题）

5. 我国专利法规定，发明专利申请人应当提交的专利申请文件有
   A. 请求书　　　　B. 权利要求书
   C. 说明书　　　　D. 摘要
   E. 图片或照片

（四）思考题

6. 药品商标注册申请前应做好哪些准备工作？

技能训练

1. **实训项目**　了解药品专利保护范围与专利权利要求的撰写情况。
2. **实训目的**　熟悉专利权利要求的撰写要求。
3. **实训要求**　以 5 人为一组，查阅药品专利文献，讨论分析，形成实训报告，并制作报告汇报幻灯片；每组选派 1 名汇报人交流专利权利撰写注意事项。
4. **实训内容**　查阅药品外观专利、实用新型、发明专利各 5 个，讨论专利权利要求的撰写注意事项。
5. **实训评价**　评价报告质量及汇报表现。

附 录 一

中华人民共和国药品管理法

（1984 年 9 月 20 日第六届全国人民代表大会常务委员会第七次会议通过，2001 年 2 月 28 日第九届全国人民代表大会常务委员会第二十次会议修订，根据 2013 年 12 月 28 日第十二届全国人民代表大会常务委员会第六次会议《关于修改 < 中华人民共和国海洋环境保护法 > 等七部法律的决定》、2015 年 4 月 24 日第十二届全国人民代表大会常务委员会第十四次会议通过关于修改《中华人民共和国药品管理法》的决定修正）

第一章　总　则

第一条　为加强药品监督管理，保证药品质量，保障人体用药安全，维护人民身体健康和用药的合法权益，特制定本法。

第二条　在中华人民共和国境内从事药品的研制、生产、经营、使用和监督管理的单位或者个人，必须遵守本法。

第三条　国家发展现代药和传统药，充分发挥其在预防、医疗和保健中的作用。

国家保护野生药材资源，鼓励培育中药材。

第四条　国家鼓励研究和创制新药，保护公民、法人和其他组织研究、开发新药的合法权益。

第五条　国务院药品监督管理部门主管全国药品监督管理工作。国务院有关部门在各自的职责范围内负责与药品有关的监督管理工作。

省、自治区、直辖市人民政府药品监督管理部门负责本行政区域内的药品监督管理工作。省、自治区、直辖市人民政府有关部门在各自的职责范围内负责与药品有关的监督管理工作。

国务院药品监督管理部门应当配合国务院经济综合主管部门，执行国家制定的药品行业发展规划和产业政策。

第六条　药品监督管理部门设置或者确定的药品检验机构，承担依法实施药品审批和药品质量监督检查所需的药品检验工作。

第二章　药品生产企业管理

第七条　开办药品生产企业，须经企业所在地省、自治区、直辖市人民政府药品监督管理部门批准并发给《药品生产许可证》。无《药品生产许可证》的，不得生产药品。（注："凭《药品生产许可证》到工商行政管理部门办理登记注册"2015年4月24日修正后删除）

《药品生产许可证》应当标明有效期和生产范围，到期重新审查发证。

药品监督管理部门批准开办药品生产企业，除依据本法第八条规定的条件外，还应当符合国家制定的药品行业发展规划和产业政策，防止重复建设。

第八条　开办药品生产企业，必须具备以下条件：

（一）具有依法经过资格认定的药学技术人员、工程技术人员及相应的技术工人；

（二）具有与其药品生产相适应的厂房、设施和卫生环境；

（三）具有能对所生产药品进行质量管理和质量检验的机构、人员以及必要的仪器设备；

（四）具有保证药品质量的规章制度。

第九条　药品生产企业必须按照国务院药品监督管理部门依据本法制定的《药品生产质量管理规范》组织生产。药品监督管理部门按照规定对药品生产企业是否符合《药品生产质量管理规范》的要求进行认证；对认证合格的，发给认证证书。

《药品生产质量管理规范》的具体实施办法、实施步骤由国务院药品监督管理部门规定。

第十条　除中药饮片的炮制外，药品必须按照国家药品标准和国务院药品监督管理部门批准的生产工艺进行生产，生产记录必须完整准确。药品生产企业改变影响药品质量的生产工艺的，必须报原批准部门审核批准。

中药饮片必须按照国家药品标准炮制；国家药品标准没有规定的，必须按照省、自治区、直辖市人民政府药品监督管理部门制定的炮制规范炮制。省、自治区、直辖市人民政府药品监督管理部门制定的炮制规范应当报国务院药品监督管理部门备案。

第十一条　生产药品所需的原料、辅料，必须符合药用要求。

第十二条　药品生产企业必须对其生产的药品进行质量检验；不符合国家药品标准或者不按照省、自治区、直辖市人民政府药品监督管理部门制定的中药饮片炮制规范炮制的，不得出厂。

第十三条　经省、自治区、直辖市人民政府药品监督管理部门批准，药品生产企业可以接受委托生产药品。（注：2013年12月28日修正）

第三章　药品经营企业管理

第十四条　开办药品批发企业，须经企业所在地省、自治区、直辖市人民政府药品监督管理部门批准并发给《药品经营许可证》；开办药品零售企业，须经企业所在地县级以上地方药品监督管理部门批准并发给《药品经营许可证》。无《药品经营许可证》的，不得经营药品。（注："凭《药品经营许可证》到工商行政管理部门办理登记注册"2015 年 4 月 24 日修正后删除）

《药品经营许可证》应当标明有效期和经营范围，到期重新审查发证。

药品监督管理部门批准开办药品经营企业，除依据本法第十五条规定的条件外，还应当遵循合理布局和方便群众购药的原则。

第十五条 开办药品经营企业必须具备以下条件：

（一）具有依法经过资格认定的药学技术人员；

（二）具有与所经营药品相适应的营业场所、设备、仓储设施、卫生环境；

（三）具有与所经营药品相适应的质量管理机构或者人员；

（四）具有保证所经营药品质量的规章制度。

第十六条 药品经营企业必须按照国务院药品监督管理部门依据本法制定的《药品经营质量管理规范》经营药品。药品监督管理部门按照规定对药品经营企业是否符合《药品经营质量管理规范》的要求进行认证；对认证合格的，发给认证证书。

《药品经营质量管理规范》的具体实施办法、实施步骤由国务院药品监督管理部门规定。

第十七条 药品经营企业购进药品，必须建立并执行进货检查验收制度，验明药品合格证明和其他标识；不符合规定要求的，不得购进。

第十八条 药品经营企业购销药品，必须有真实完整的购销记录。购销记录必须注明药品的通用名称、剂型、规格、批号、有效期、生产厂商、购（销）货单位、购（销）货数量、购销价格、购（销）货日期及国务院药品监督管理部门规定的其他内容。

第十九条 药品经营企业销售药品必须准确无误，并正确说明用法、用量和注意事项；调配处方必须经过核对，对处方所列药品不得擅自更改或者代用。对有配伍禁忌或者超剂量的处方，应当拒绝调配；必要时，经处方医师更正或者重新签字，方可调配。

药品经营企业销售中药材，必须标明产地。

第二十条 药品经营企业必须制定和执行药品保管制度，采取必要的冷藏、防冻、防潮、防虫、防鼠等措施，保证药品质量。

药品入库和出库必须执行检查制度。

第二十一条 城乡集市贸易市场可以出售中药材，国务院另有规定的除外。

城乡集市贸易市场不得出售中药材以外的药品，但持有《药品经营许可证》的药品零售企业在规定的范围内可以在城乡集市贸易市场设点出售中药材以外的药品。具体办法由国务院规定。

第四章　医疗机构的药剂管理

第二十二条 医疗机构必须配备依法经过资格认定的药学技术人员。非药学技术人员不得直接从事药剂技术工作。

第二十三条 医疗机构配制制剂，须经所在地省、自治区、直辖市人民政府卫生行政部门审核同意，由省、自治区、直辖市人民政府药品监督管理部门批准，发给《医疗机构制剂许可证》。无《医疗机构制剂许可证》的，不得配制制剂。

《医疗机构制剂许可证》应当标明有效期，到期重新审查发证。

第二十四条 医疗机构配制制剂，必须具有能够保证制剂质量的设施、管理制度、检验仪器和卫生条件。

第二十五条 医疗机构配制的制剂，应当是本单位临床需要而市场上没有供应的品种，并须经所在地省、自治区、直辖市人民政府药品监督管理部门批准后方可配制。配制的制剂必须按照规定进行质量检验；合格的，凭医师处方在本医疗机构使用。特殊情况下，经国务院或者省、自治区、直辖市人民政府的药品监督管理部门批准，医疗机构配制的制剂可以在指定的医疗机构之间调剂使用。

医疗机构配制的制剂，不得在市场销售。

第二十六条 医疗机构购进药品，必须建立并执行进货检查验收制度，验明药品合格证明和其他标识；不符合规定要求的，不得购进和使用。

第二十七条 医疗机构的药剂人员调配处方，必须经过核对，对处方所列药品不得擅自更改或者代用。对有配伍禁忌或者超剂量的处方，应当拒绝调配；必要时，经处方医师更正或者重新签字，方可调配。

第二十八条 医疗机构必须制定和执行药品保管制度，采取必要的冷藏、防冻、防潮、防虫、防鼠等措施，保证药品质量。

第五章 药品管理

第二十九条 研制新药，必须按照国务院药品监督管理部门的规定如实报送研制方法、质量指标、药理及毒理试验结果等有关资料和样品，经国务院药品监督管理部门批准后，方可进行临床试验。药物临床试验机构资格的认定办法，由国务院药品监督管理部门、国务院卫生行政部门共同制定。

完成临床试验并通过审批的新药，由国务院药品监督管理部门批准，发给新药证书。

第三十条 药物的非临床安全性评价研究机构和临床试验机构必须分别执行药物非临床研究质量管理规范、药物临床试验质量管理规范。

药物非临床研究质量管理规范、药物临床试验质量管理规范由国务院确定的部门制定。

第三十一条 生产新药或者已有国家标准的药品的，须经国务院药品监督管理部门批准，并发给药品批准文号；但是，生产没有实施批准文号管理的中药材和中药饮片除外。实施批准文号管理的中药材、中药饮片品种目录由国务院药品监督管理部门会同国务院中医药管理部门制定。

药品生产企业在取得药品批准文号后，方可生产该药品。

第三十二条　药品必须符合国家药品标准。中药饮片依照本法第十条第二款的规定执行。

国务院药品监督管理部门颁布的《中华人民共和国药典》和药品标准为国家药品标准。

国务院药品监督管理部门组织药典委员会，负责国家药品标准的制定和修订。

国务院药品监督管理部门的药品检验机构负责标定国家药品标准品、对照品。

第三十三条　国务院药品监督管理部门组织药学、医学和其他技术人员，对新药进行审评，对已经批准生产的药品进行再评价。

第三十四条　药品生产企业、药品经营企业、医疗机构必须从具有药品生产、经营资格的企业购进药品；但是，购进没有实施批准文号管理的中药材除外。

第三十五条　国家对麻醉药品、精神药品、医疗用毒性药品、放射性药品，实行特殊管理。管理办法由国务院制定。

第三十六条　国家实行中药品种保护制度。具体办法由国务院制定。

第三十七条　国家对药品实行处方药与非处方药分类管理制度。具体办法由国务院制定。

第三十八条　禁止进口疗效不确、不良反应大或者其他原因危害人体健康的药品。

第三十九条　药品进口，须经国务院药品监督管理部门组织审查，经审查确认符合质量标准、安全有效的，方可批准进口，并发给进口药品注册证书。

医疗单位临床急需或者个人自用进口的少量药品，按照国家有关规定办理进口手续。

第四十条　药品必须从允许药品进口的口岸进口，并由进口药品的企业向口岸所在地药品监督管理部门登记备案。海关凭药品监督管理部门出具的《进口药品通关单》放行。无《进口药品通关单》的，海关不得放行。

口岸所在地药品监督管理部门应当通知药品检验机构按照国务院药品监督管理部门的规定对进口药品进行抽查检验，并依照本法第四十一条第二款的规定收取检验费。

允许药品进口的口岸由国务院药品监督管理部门会同海关总署提出，报国务院批准。

第四十一条　国务院药品监督管理部门对下列药品在销售前或者进口时，指定药品检验机构进行检验；检验不合格的，不得销售或者进口：

（一）国务院药品监督管理部门规定的生物制品；

（二）首次在中国销售的药品；

（三）国务院规定的其他药品。

前款所列药品的检验费项目和收费标准由国务院财政部门会同国务院价格主管部门核定并公告。检验费收缴办法由国务院财政部门会同国务院药品监督管理部门制定。

第四十二条　国务院药品监督管理部门对已经批准生产或者进口的药品，应当组织调查；对疗效不确、不良反应大或者其他原因危害人体健康的药品，应当撤销批准文号或者进口药品注册证书。

已被撤销批准文号或者进口药品注册证书的药品，不得生产或者进口、销售和使用；已经生产或者进口的，由当地药品监督管理部门监督销毁或者处理。

第四十三条 国家实行药品储备制度。

国内发生重大灾情、疫情及其他突发事件时，国务院规定的部门可以紧急调用企业药品。

第四十四条 对国内供应不足的药品，国务院有权限制或者禁止出口。

第四十五条 进口、出口麻醉药品和国家规定范围内的精神药品，必须持有国务院药品监督管理部门发给的《进口准许证》《出口准许证》。

第四十六条 新发现和从国外引种的药材，经国务院药品监督管理部门审核批准后，方可销售。

第四十七条 地区性民间习用药材的管理办法，由国务院药品监督管理部门会同国务院中医药管理部门制定。

第四十八条 禁止生产（包括配制，下同）、销售假药。

有下列情形之一的，为假药：

（一）药品所含成分与国家药品标准规定的成分不符的；

（二）以非药品冒充药品或者以他种药品冒充此种药品的。

有下列情形之一的药品，按假药论处：

（一）国务院药品监督管理部门规定禁止使用的；

（二）依照本法必须批准而未经批准生产、进口，或者依照本法必须检验而未经检验即销售的；

（三）变质的；

（四）被污染的；

（五）使用依照本法必须取得批准文号而未取得批准文号的原料药生产的；

（六）所标明的适应证或者功能主治超出规定范围的。

第四十九条 禁止生产、销售劣药。

药品成分的含量不符合国家药品标准的，为劣药。

有下列情形之一的药品，按劣药论处：

（一）未标明有效期或者更改有效期的；

（二）不注明或者更改生产批号的；

（三）超过有效期的；

（四）直接接触药品的包装材料和容器未经批准的；

（五）擅自添加着色剂、防腐剂、香料、矫味剂及辅料的；

（六）其他不符合药品标准规定的。

第五十条 列入国家药品标准的药品名称为药品通用名称。已经作为药品通用名称的，该名称不得作为药品商标使用。

第五十一条 药品生产企业、药品经营企业和医疗机构直接接触药品的工作人员，必须每年进行健康检查。患有传染病或者其他可能污染药品的疾病的，不得从事直接接触药品的工作。

第六章　药品包装的管理

第五十二条　直接接触药品的包装材料和容器，必须符合药用要求，符合保障人体健康、安全的标准，并由药品监督管理部门在审批药品时一并审批。

药品生产企业不得使用未经批准的直接接触药品的包装材料和容器。

对不合格的直接接触药品的包装材料和容器，由药品监督管理部门责令停止使用。

第五十三条　药品包装必须适合药品质量的要求，方便储存、运输和医疗使用。

发运中药材必须有包装。在每件包装上，必须注明品名、产地、日期、调出单位，并附有质量合格的标志。

第五十四条　药品包装必须按照规定印有或者贴有标签并附有说明书。

标签或者说明书上必须注明药品的通用名称、成分、规格、生产企业、批准文号、产品批号、生产日期、有效期、适应证或者功能主治、用法、用量、禁忌、不良反应和注意事项。

麻醉药品、精神药品、医疗用毒性药品、放射性药品、外用药品和非处方药的标签，必须印有规定的标志。

第七章　药品价格和广告的管理

第五十五条　依法实行政府定价、政府指导价的药品，政府价格主管部门应当依照《中华人民共和国价格法》规定的定价原则，依据社会平均成本、市场供求状况和社会承受能力合理制定和调整价格，做到质价相符，消除虚高价格，保护用药者的正当利益。

药品的生产企业、经营企业和医疗机构必须执行政府定价、政府指导价，不得以任何形式擅自提高价格。

药品生产企业应当依法向政府价格主管部门如实提供药品的生产经营成本，不得拒报、虚报、瞒报。（注：2015年4月24日修正后整条删除）

第五十六条　依法实行市场调节价的药品，药品的生产企业、经营企业和医疗机构应当按照公平、合理和诚实信用、质价相符的原则制定价格，为用药者提供价格合理的药品。

药品的生产企业、经营企业和医疗机构应当遵守国务院价格主管部门关于药价管理的规定，制定和标明药品零售价格，禁止暴利和损害用药者利益的价格欺诈行为。

第五十七条　药品的生产企业、经营企业、医疗机构应当依法向政府价格主管部门提供其药品的实际购销价格和购销数量等资料。

第五十八条　医疗机构应当向患者提供所用药品的价格清单；医疗保险定点医疗机

构还应当按照规定的办法如实公布其常用药品的价格，加强合理用药的管理。具体办法由国务院卫生行政部门规定。

第五十九条 禁止药品的生产企业、经营企业和医疗机构在药品购销中帐外暗中给予、收受回扣或者其他利益。

禁止药品的生产企业、经营企业或者其代理人以任何名义给予使用其药品的医疗机构的负责人、药品采购人员、医师等有关人员以财物或者其他利益。禁止医疗机构的负责人、药品采购人员、医师等有关人员以任何名义收受药品的生产企业、经营企业或者其代理人给予的财物或者其他利益。

第六十条 药品广告须经企业所在地省、自治区、直辖市人民政府药品监督管理部门批准，并发给药品广告批准文号；未取得药品广告批准文号的，不得发布。

处方药可以在国务院卫生行政部门和国务院药品监督管理部门共同指定的医学、药学专业刊物上介绍，但不得在大众传播媒介发布广告或者以其他方式进行以公众为对象的广告宣传。

第六十一条 药品广告的内容必须真实、合法，以国务院药品监督管理部门批准的说明书为准，不得含有虚假的内容。

药品广告不得含有不科学的表示功效的断言或者保证；不得利用国家机关、医药科研单位、学术机构或者专家、学者、医师、患者的名义和形象作证明。

非药品广告不得有涉及药品的宣传。

第六十二条 省、自治区、直辖市人民政府药品监督管理部门应当对其批准的药品广告进行检查，对于违反本法和《中华人民共和国广告法》的广告，应当向广告监督管理机关通报并提出处理建议，广告监督管理机关应当依法作出处理。

第六十三条 药品价格和广告，本法未规定的，适用《中华人民共和国价格法》《中华人民共和国广告法》的规定。

第八章　药品监督

第六十四条 药品监督管理部门有权按照法律、行政法规的规定对报经其审批的药品研制和药品的生产、经营以及医疗机构使用药品的事项进行监督检查，有关单位和个人不得拒绝和隐瞒。

药品监督管理部门进行监督检查时，必须出示证明文件，对监督检查中知悉的被检查人的技术秘密和业务秘密应当保密。

第六十五条 药品监督管理部门根据监督检查的需要，可以对药品质量进行抽查检验。抽查检验应当按照规定抽样，并不得收取任何费用。所需费用按照国务院规定列支。

药品监督管理部门对有证据证明可能危害人体健康的药品及其有关材料可以采取查封、扣押的行政强制措施，并在七日内作出行政处理决定；药品需要检验的，必须自检验报告书发出之日起十五日内作出行政处理决定。

第六十六条 国务院和省、自治区、直辖市人民政府的药品监督管理部门应当定期公告药品质量抽查检验的结果；公告不当的，必须在原公告范围内予以更正。

第六十七条 当事人对药品检验机构的检验结果有异议的，可以自收到药品检验结果之日起七日内向原药品检验机构或者上一级药品监督管理部门设置或者确定的药品检验机构申请复验，也可以直接向国务院药品监督管理部门设置或者确定的药品检验机构申请复验。受理复验的药品检验机构必须在国务院药品监督管理部门规定的时间内作出复验结论。

第六十八条 药品监督管理部门应当按照规定，依据《药品生产质量管理规范》《药品经营质量管理规范》，对经其认证合格的药品生产企业、药品经营企业进行认证后的跟踪检查。

第六十九条 地方人民政府和药品监督管理部门不得以要求实施药品检验、审批等手段限制或者排斥非本地区药品生产企业依照本法规定生产的药品进入本地区。

第七十条 药品监督管理部门及其设置的药品检验机构和确定的专业从事药品检验的机构不得参与药品生产经营活动，不得以其名义推荐或者监制、监销药品。

药品监督管理部门及其设置的药品检验机构和确定的专业从事药品检验的机构的工作人员不得参与药品生产经营活动。

第七十一条 国家实行药品不良反应报告制度。药品生产企业、药品经营企业和医疗机构必须经常考察本单位所生产、经营、使用的药品质量、疗效和反应。发现可能与用药有关的严重不良反应，必须及时向当地省、自治区、直辖市人民政府药品监督管理部门和卫生行政部门报告。具体办法由国务院药品监督管理部门会同国务院卫生行政部门制定。

对已确认发生严重不良反应的药品，国务院或者省、自治区、直辖市人民政府的药品监督管理部门可以采取停止生产、销售、使用的紧急控制措施，并应当在五日内组织鉴定，自鉴定结论作出之日起十五日内依法作出行政处理决定。

第七十二条 药品生产企业、药品经营企业和医疗机构的药品检验机构或者人员，应当接受当地药品监督管理部门设置的药品检验机构的业务指导。

第九章 法律责任

第七十三条 未取得《药品生产许可证》《药品经营许可证》或者《医疗机构制剂许可证》生产药品、经营药品的，依法予以取缔，没收违法生产、销售的药品和违法所得，并处违法生产、销售的药品（包括已售出的和未售出的药品，下同）货值金额二倍以上五倍以下的罚款；构成犯罪的，依法追究刑事责任。

第七十四条 生产、销售假药的，没收违法生产、销售的药品和违法所得，并处违法生产、销售药品货值金额二倍以上五倍以下的罚款；有药品批准证明文件的予以撤销，并责令停产、停业整顿；情节严重的，吊销《药品生产许可证》《药品经营许可证》或者《医疗机构制剂许可证》；构成犯罪的，依法追究刑事责任。

第七十五条 生产、销售劣药的，没收违法生产、销售的药品和违法所得，并处违法生产、销售药品货值金额一倍以上三倍以下的罚款；情节严重的，责令停产、停业整顿或者撤销药品批准证明文件、吊销《药品生产许可证》《药品经营许可证》或者《医疗机构制剂许可证》；构成犯罪的，依法追究刑事责任。

第七十六条 从事生产、销售假药及生产、销售劣药情节严重的企业或者其他单位，其直接负责的主管人员和其他直接责任人员十年内不得从事药品生产、经营活动。

对生产者专门用于生产假药、劣药的原辅材料、包装材料、生产设备，予以没收。

第七十七条 知道或者应当知道属于假劣药品而为其提供运输、保管、仓储等便利条件的，没收全部运输、保管、仓储的收入，并处违法收入百分之五十以上三倍以下的罚款；构成犯罪的，依法追究刑事责任。

第七十八条 对假药、劣药的处罚通知，必须载明药品检验机构的质量检验结果；但是，本法第四十八条第三款第（一）、（二）、（五）、（六）项和第四十九条第三款规定的情形除外。

第七十九条 药品的生产企业、经营企业、药物非临床安全性评价研究机构、药物临床试验机构未按照规定实施《药品生产质量管理规范》《药品经营质量管理规范》、药物非临床研究质量管理规范、药物临床试验质量管理规范的，给予警告，责令限期改正；逾期不改正的，责令停产、停业整顿，并处五千元以上二万元以下的罚款；情节严重的，吊销《药品生产许可证》《药品经营许可证》和药物临床试验机构的资格。

第八十条 药品的生产企业、经营企业或者医疗机构违反本法第三十四条的规定，从无《药品生产许可证》《药品经营许可证》的企业购进药品的，责令改正，没收违法购进的药品，并处违法购进药品货值金额二倍以上五倍以下的罚款；有违法所得的，没收违法所得；情节严重的，吊销《药品生产许可证》、《药品经营许可证》或者医疗机构执业许可证书。

第八十一条 进口已获得药品进口注册证书的药品，未按照本法规定向允许药品进口的口岸所在地的药品监督管理部门登记备案的，给予警告，责令限期改正；逾期不改正的，撤销进口药品注册证书。

第八十二条 伪造、变造、买卖、出租、出借许可证或者药品批准证明文件的，没收违法所得，并处违法所得一倍以上三倍以下的罚款；没有违法所得的，处二万元以上十万元以下的罚款；情节严重的，并吊销卖方、出租方、出借方的《药品生产许可证》《药品经营许可证》《医疗机构制剂许可证》或者撤销药品批准证明文件；构成犯罪的，依法追究刑事责任。

第八十三条 违反本法规定，提供虚假的证明、文件资料样品或者采取其他欺骗手段取得《药品生产许可证》《药品经营许可证》《医疗机构制剂许可证》或者药品批准证明文件的，吊销《药品生产许可证》《药品经营许可证》《医疗机构制剂许可证》或者撤销药品批准证明文件，五年内不受理其申请，并处一万元以上三万元以下的罚款。

第八十四条 医疗机构将其配制的制剂在市场销售的，责令改正，没收违法销售的制剂，并处违法销售制剂货值金额一倍以上三倍以下的罚款；有违法所得的，没收违法所得。

第八十五条　药品经营企业违反本法第十八条、第十九条规定的，责令改正，给予警告；情节严重的，吊销《药品经营许可证》。

第八十六条　药品标识不符合本法第五十四条规定的，除依法应当按照假药、劣药论处的外，责令改正，给予警告；情节严重的，撤销该药品的批准证明文件。

第八十七条　药品检验机构出具虚假检验报告，构成犯罪的，依法追究刑事责任；不构成犯罪的，责令改正，给予警告，对单位并处三万元以上五万元以下的罚款；对直接负责的主管人员和其他直接责任人员依法给予降级、撤职、开除的处分，并处三万元以下的罚款；有违法所得的，没收违法所得；情节严重的，撤销其检验资格。药品检验机构出具的检验结果不实，造成损失的，应当承担相应的赔偿责任。

第八十八条　本法第七十三条至第八十七条规定的行政处罚，由县级以上药品监督管理部门按照国务院药品监督管理部门规定的职责分工决定；吊销《药品生产许可证》《药品经营许可证》、《医疗机构制剂许可证》、医疗机构执业许可证书或者撤销药品批准证明文件的，由原发证、批准的部门决定。

第八十九条　违反本法第五十五条、第五十六条关于药品价格管理的规定的，依照《中华人民共和国价格法》的规定处罚。（注：2015 年 4 月 24 日修正后删去"第五十七条"）

第九十条　药品的生产企业、经营企业、医疗机构在药品购销中暗中给予、收受回扣或者其他利益的，药品的生产企业、经营企业或者其代理人给予使用其药品的医疗机构的负责人、药品采购人员、医师等有关人员以财物或者其他利益的，由工商行政管理部门处一万元以上二十万元以下的罚款，有违法所得的，予以没收；情节严重的，由工商行政管理部门吊销药品生产企业、药品经营企业的营业执照，并通知药品监督管理部门，由药品监督管理部门吊销其《药品生产许可证》《药品经营许可证》；构成犯罪的，依法追究刑事责任。

第九十一条　药品的生产企业、经营企业的负责人、采购人员等有关人员在药品购销中收受其他生产企业、经营企业或者其代理人给予的财物或者其他利益的，依法给予处分，没收违法所得；构成犯罪的，依法追究刑事责任。

医疗机构的负责人、药品采购人员、医师等有关人员收受药品生产企业、药品经营企业或者其代理人给予的财物或者其他利益的，由卫生行政部门或者本单位给予处分，没收违法所得；对违法行为情节严重的执业医师，由卫生行政部门吊销其执业证书；构成犯罪的，依法追究刑事责任。

第九十二条　违反本法有关药品广告的管理规定的，依照《中华人民共和国广告法》的规定处罚，并由发给广告批准文号的药品监督管理部门撤销广告批准文号，一年内不受理该品种的广告审批申请；构成犯罪的，依法追究刑事责任。

药品监督管理部门对药品广告不依法履行审查职责，批准发布的广告有虚假或者其他违反法律、行政法规的内容的，对直接负责的主管人员和其他直接责任人员依法给予行政处分；构成犯罪的，依法追究刑事责任。

第九十三条 药品的生产企业、经营企业、医疗机构违反本法规定，给药品使用者造成损害的，依法承担赔偿责任。

第九十四条 药品监督管理部门违反本法规定，有下列行为之一的，由其上级主管机关或者监察机关责令收回违法发给的证书、撤销药品批准证明文件，对直接负责的主管人员和其他直接责任人员依法给予行政处分；构成犯罪的，依法追究刑事责任：

（一）对不符合《药品生产质量管理规范》《药品经营质量管理规范》的企业发给符合有关规范的认证证书的，或者对取得认证证书的企业未按照规定履行跟踪检查的职责，对不符合认证条件的企业未依法责令其改正或者撤销其认证证书的；

（二）对不符合法定条件的单位发给《药品生产许可证》《药品经营许可证》或者《医疗机构制剂许可证》的；

（三）对不符合进口条件的药品发给进口药品注册证书的；

（四）对不具备临床试验条件或者生产条件而批准进行临床试验、发给新药证书、发给药品批准文号的。

第九十五条 药品监督管理部门或者其设置的药品检验机构或者其确定的专业从事药品检验的机构参与药品生产经营活动的，由其上级机关或者监察机关责令改正，有违法收入的予以没收；情节严重的，对直接负责的主管人员和其他直接责任人员依法给予行政处分。

药品监督管理部门或者其设置的药品检验机构或者其确定的专业从事药品检验的机构的工作人员参与药品生产经营活动的，依法给予行政处分。

第九十六条 药品监督管理部门或者其设置、确定的药品检验机构在药品监督检验中违法收取检验费用的，由政府有关部门责令退还，对直接负责的主管人员和其他直接责任人员依法给予行政处分。对违法收取检验费用情节严重的药品检验机构，撤销其检验资格。

第九十七条 药品监督管理部门应当依法履行监督检查职责，监督已取得《药品生产许可证》《药品经营许可证》的企业依照本法规定从事药品生产、经营活动。

已取得《药品生产许可证》《药品经营许可证》的企业生产、销售假药、劣药的，除依法追究该企业的法律责任外，对有失职、渎职行为的药品监督管理部门直接负责的主管人员和其他直接责任人员依法给予行政处分；构成犯罪的，依法追究刑事责任。

第九十八条 药品监督管理部门对下级药品监督管理部门违反本法的行政行为，责令限期改正；逾期不改正的，有权予以改变或者撤销。

第九十九条 药品监督管理人员滥用职权、徇私舞弊、玩忽职守，构成犯罪的，依法追究刑事责任；尚不构成犯罪的，依法给予行政处分。

第一百条 依照本法被吊销《药品生产许可证》《药品经营许可证》的，由药品监督管理部门通知工商行政管理部门办理变更或者注销登记。（注：2015 年 4 月 24 日修正后整条删除）

第一百零一条 本章规定的货值金额以违法生产、销售药品的标价计算；没有标价的，按照同类药品的市场价格计算。

第十章　附　则

第一百零二条　本法下列用语的含义是：

药品，是指用于预防、治疗、诊断人的疾病，有目的地调节人的生理机能并规定有适应证或者功能主治、用法和用量的物质，包括中药材、中药饮片、中成药、化学原料药及其制剂、抗生素、生化药品、放射性药品、血清、疫苗、血液制品和诊断药品等。

辅料，是指生产药品和调配处方时所用的赋形剂和附加剂。

药品生产企业，是指生产药品的专营企业或者兼营企业。

药品经营企业，是指经营药品的专营企业或者兼营企业。

第一百零三条　中药材的种植、采集和饲养的管理办法，由国务院另行制定。

第一百零四条　国家对预防性生物制品的流通实行特殊管理。具体办法由国务院制定。

第一百零五条　中国人民解放军执行本法的具体办法，由国务院、中央军事委员会依据本法制定。

第一百零六条　本法自 2001 年 12 月 1 日起施行。

附 录 二

中华人民共和国刑法 140~142 条及相关司法解释

(1979 年 7 月 1 日第五届全国人民代表大会第二次会议通过，1997 年 3 月 14 日第八届全国人民代表大会第五次会议修订)

第三章　破坏社会主义市场经济秩序罪

第一节　生产、销售伪劣商品罪

第一百四十条　生产者、销售者在产品中掺杂、掺假，以假充真，以次充好或者以不合格产品冒充合格产品，销售金额五万元以上不满二十万元的，处二年以下有期徒刑或者拘役，并处或者单处销售金额百分之五十以上二倍以下罚金；销售金额二十万元以上不满五十万元的，处二年以上七年以下有期徒刑，并处销售金额百分之五十以上二倍以下罚金；销售金额五十万元以上不满二百万元的，处七年以上有期徒刑，并处销售金额百分之五十以上二倍以下罚金；销售金额二百万元以上的，处十五年有期徒刑或者无期徒刑，并处销售金额百分之五十以上二倍以下罚金或者没收财产。

第一百四十一条　生产、销售假药，足以严重危害人体健康的，处三年以下有期徒刑或者拘役，并处或者单处销售金额百分之五十以上二倍以下罚金；对人体健康造成严重危害的，处三年以上十年以下有期徒刑，并处销售金额百分之五十以上二倍以下罚金；致人死亡或者对人体健康造成特别严重危害的，处十年以上有期徒刑、无期徒刑或者死刑，并处销售金额百分之五十以上二倍以下罚金或者没收财产。

本条所称假药，是指依照《中华人民共和国药品管理法》的规定属于假药和按假药处理的药品、非药品。

第一百四十二条　生产、销售劣药，对人体健康造成严重危害的，处三年以上十年以下有期徒刑，并处销售金额百分之五十以上二倍以下罚金；后果特别严重的，处十年以上有期徒刑或者无期徒刑，并处销售金额百分之五十以上二倍以下罚金或者没收财产。

本条所称劣药，是指依照《中华人民共和国药品管理法》的规定属于劣药的药品。

中华人民共和国刑法修正案（八）

（主席令第四十一号，中华人民共和国第十一届全国人民代表大会常务委员会第十九次会议于 2011 年 2 月 25 日通过，现予公布，自 2011 年 5 月 1 日起施行）

二十三、将刑法第一百四十一条第一款修改为："生产、销售假药的，处三年以下有期徒刑或者拘役，并处罚金；对人体健康造成严重危害或者有其他严重情节的，处三年以上十年以下有期徒刑，并处罚金；致人死亡或者有其他特别严重情节的，处十年以上有期徒刑、无期徒刑或者死刑，并处罚金或者没收财产。"

最高人民法院、最高人民检察院关于办理生产、销售假药、劣药刑事案件具体应用法律若干问题的解释

（2009 年 1 月 5 日最高人民法院审判委员会第 1461 次会议、2009 年 2 月 24 日最高人民检察院第十一届检察委员会第 10 次会议通过）

为依法惩治生产、销售假药、劣药犯罪，保障人民群众生命健康安全，维护药品市场秩序，根据刑法有关规定，现就办理此类刑事案件具体应用法律的若干问题解释如下：

第一条 生产、销售的假药具有下列情形之一的，应当认定为刑法第一百四十一条规定的"足以严重危害人体健康"：

（一）依照国家药品标准不应含有有毒有害物质而含有，或者含有的有毒有害物质超过国家药品标准规定的；

（二）属于麻醉药品、精神药品、医疗用毒性药品、放射性药品、避孕药品、血液制品或者疫苗的；

（三）以孕产妇、婴幼儿、儿童或者危重病人为主要使用对象的；

（四）属于注射剂药品、急救药品的；

（五）没有或者伪造药品生产许可证或者批准文号，且属于处方药的；

（六）其他足以严重危害人体健康的情形。

对前款第（一）项、第（六）项规定的情形难以确定的，可以委托省级以上药品监督管理部门设置或者确定的药品检验机构检验。司法机关根据检验结论，结合假药标明的适应病症、对人体健康可能造成的危害程度等情况认定。

第二条 生产、销售的假药被使用后，造成轻伤以上伤害，或者轻度残疾、中度残疾，或者器官组织损伤导致一般功能障碍或者严重功能障碍，或者有其他严重危害人体健康情形的，应当认定为刑法第一百四十一条规定的"对人体健康造成严重危害"。

生产、销售的假药被使用后，造成重度残疾、三人以上重伤、三人以上中度残疾或者器官组织损伤导致严重功能障碍、十人以上轻伤、五人以上轻度残疾或者器官组织损伤导致一般功能障碍，或者有其他特别严重危害人体健康情形的，应当认定为刑法第一

百四十一条规定的"对人体健康造成特别严重危害"。

第三条 生产、销售的劣药被使用后，造成轻伤以上伤害，或者轻度残疾、中度残疾，或者器官组织损伤导致一般功能障碍或者严重功能障碍，或者有其他严重危害人体健康情形的，应当认定为刑法第一百四十二条规定的"对人体健康造成严重危害"。

生产、销售的劣药被使用后，致人死亡、重度残疾、三人以上重伤、三人以上中度残疾或者器官组织损伤导致严重功能障碍、十人以上轻伤、五人以上轻度残疾或者器官组织损伤导致一般功能障碍，或者有其他特别严重危害人体健康情形的，应当认定为刑法第一百四十二条规定的"后果特别严重"。

第四条 医疗机构知道或者应当知道是假药而使用或者销售，符合本解释第一条或者第二条规定标准的，以销售假药罪追究刑事责任。

医疗机构知道或者应当知道是劣药而使用或者销售，符合本解释第三条规定标准的，以销售劣药罪追究刑事责任。

第五条 知道或者应当知道他人生产、销售假药、劣药，而有下列情形之一的，以生产、销售假药罪或者生产、销售劣药罪等犯罪的共犯论处：

（一）提供资金、贷款、账号、发票、证明、许可证件的；

（二）提供生产、经营场所、设备或者运输、仓储、保管、邮寄等便利条件的；

（三）提供生产技术，或者提供原料、辅料、包装材料的；

（四）提供广告等宣传的。

第六条 实施生产、销售假药、劣药犯罪，同时构成生产、销售伪劣产品、侵犯知识产权、非法经营、非法行医、非法采供血等犯罪的，依照处罚较重的规定定罪处罚。

第七条 在自然灾害、事故灾难、公共卫生事件、社会安全事件等突发事件发生时期，生产、销售用于应对突发事件药品的假药、劣药的，依法从重处罚。

第八条 最高人民法院、最高人民检察院以前发布的司法解释、规范性文件与本解释不一致的，以本解释为准。

附 录 三

药品流通监督管理办法

（2007 年 1 月 31 日以局令第 26 号文件予以公布，自 2007 年 5 月 1 日起施行）

第一章　总　则

第一条　为加强药品监督管理，规范药品流通秩序，保证药品质量，根据《中华人民共和国药品管理法》（以下简称《药品管理法》）、《中华人民共和国药品管理法实施条例》（以下简称《药品管理法实施条例》）和有关法律、法规的规定，制定本办法。

第二条　在中华人民共和国境内从事药品购销及监督管理的单位或者个人，应当遵守本办法。

第三条　药品生产、经营企业、医疗机构应当对其生产、经营、使用的药品质量负责。

药品生产、经营企业在确保药品质量安全的前提下，应当适应现代药品流通发展方向，进行改革和创新。

第四条　药品监督管理部门鼓励个人和组织对药品流通实施社会监督。对违反本办法的行为，任何个人和组织都有权向药品监督管理部门举报和控告。

第二章　药品生产、经营企业购销药品的监督管理

第五条　药品生产、经营企业对其药品购销行为负责，对其销售人员或设立的办事机构以本企业名义从事的药品购销行为承担法律责任。

第六条　药品生产、经营企业应当对其购销人员进行药品相关的法律、法规和专业知识培训，建立培训档案，培训档案中应当记录培训时间、地点、内容及接受培训的人员。

第七条　药品生产、经营企业应当加强对药品销售人员的管理，并对其销售行为作出具体规定。

第八条　药品生产、经营企业不得在经药品监督管理部门核准的地址以外的场所储存或者现货销售药品。

第九条　药品生产企业只能销售本企业生产的药品，不得销售本企业受委托生产的或者他人生产的药品。

第十条　药品生产企业、药品批发企业销售药品时，应当提供下列资料：

（一）加盖本企业原印章的《药品生产许可证》或《药品经营许可证》和营业执照的复印件；

（二）加盖本企业原印章的所销售药品的批准证明文件复印件；

（三）销售进口药品的，按照国家有关规定提供相关证明文件。

药品生产企业、药品批发企业派出销售人员销售药品的，除本条前款规定的资料外，还应当提供加盖本企业原印章的授权书复印件。授权书原件应当载明授权销售的品种、地域、期限，注明销售人员的身份证号码，并加盖本企业原印章和企业法定代表人印章（或者签名）。销售人员应当出示授权书原件及本人身份证原件，供药品采购方核实。

第十一条　药品生产企业、药品批发企业销售药品时，应当开具标明供货单位名称、药品名称、生产厂商、批号、数量、价格等内容的销售凭证。

药品零售企业销售药品时，应当开具标明药品名称、生产厂商、数量、价格、批号等内容的销售凭证。

第十二条　药品生产、经营企业采购药品时，应按本办法第十条规定索取、查验、留存供货企业有关证件、资料，按本办法第十一条规定索取、留存销售凭证。

药品生产、经营企业按照本条前款规定留存的资料和销售凭证，应当保存至超过药品有效期1年，但不得少于3年。

第十三条　药品生产、经营企业知道或者应当知道他人从事无证生产、经营药品行为的，不得为其提供药品。

第十四条　药品生产、经营企业不得为他人以本企业的名义经营药品提供场所，或者资质证明文件，或者票据等便利条件。

第十五条　药品生产、经营企业不得以展示会、博览会、交易会、订货会、产品宣传会等方式现货销售药品。

第十六条　药品经营企业不得购进和销售医疗机构配制的制剂。

第十七条　未经药品监督管理部门审核同意，药品经营企业不得改变经营方式。

药品经营企业应当按照《药品经营许可证》许可的经营范围经营药品。

第十八条　药品零售企业应当按照国家食品药品监督管理局药品分类管理规定的要求，凭处方销售处方药。

经营处方药和甲类非处方药的药品零售企业，执业药师或者其他依法经资格认定的药学技术人员不在岗时，应当挂牌告知，并停止销售处方药和甲类非处方药。

第十九条　药品说明书要求低温、冷藏储存的药品，药品生产、经营企业应当按照有关规定，使用低温、冷藏设施设备运输和储存。

药品监督管理部门发现药品生产、经营企业违反本条前款规定的，应当立即查封、扣押所涉药品，并依法进行处理。

第二十条　药品生产、经营企业不得以搭售、买药品赠药品、买商品赠药品等方式向公众赠送处方药或者甲类非处方药。

第二十一条　药品生产、经营企业不得采用邮售、互联网交易等方式直接向公众销售处方药。

第二十二条　禁止非法收购药品。

第三章　医疗机构购进、储存药品的监督管理

第二十三条　医疗机构设置的药房，应当具有与所使用药品相适应的场所、设备、仓储设施和卫生环境，配备相应的药学技术人员，并设立药品质量管理机构或者配备质量管理人员，建立药品保管制度。

第二十四条　医疗机构购进药品时，应当按照本办法第十二条规定，索取、查验、保存供货企业有关证件、资料、票据。

第二十五条　医疗机构购进药品，必须建立并执行进货检查验收制度，并建有真实完整的药品购进记录。药品购进记录必须注明药品的通用名称、生产厂商（中药材标明产地）、剂型、规格、批号、生产日期、有效期、批准文号、供货单位、数量、价格、购进日期。

药品购进记录必须保存至超过药品有效期 1 年，但不得少于 3 年。

第二十六条　医疗机构储存药品，应当制订和执行有关药品保管、养护的制度，并采取必要的冷藏、防冻、防潮、避光、通风、防火、防虫、防鼠等措施，保证药品质量。

医疗机构应当将药品与非药品分开存放；中药材、中药饮片、化学药品、中成药应分别储存、分类存放。

第二十七条　医疗机构和计划生育技术服务机构不得未经诊疗直接向患者提供药品。

第二十八条　医疗机构不得采用邮售、互联网交易等方式直接向公众销售处方药。

第二十九条　医疗机构以集中招标方式采购药品的，应当遵守《药品管理法》《药品管理法实施条例》及本办法的有关规定。

第四章　法律责任

第三十条　有下列情形之一的，责令限期改正，给予警告；逾期不改正的，处以五千元以上二万元以下的罚款：

（一）药品生产、经营企业违反本办法第六条规定的；

（二）药品生产、批发企业违反本办法第十一条第一款规定的；

（三）药品生产、经营企业违反本办法第十二条，未按照规定留存有关资料、销售凭证的。

第三十一条　药品生产、经营企业违反本办法第七条规定的，给予警告，责令限期改正。

第三十二条　有下列情形之一的，依照《药品管理法》第七十三条规定，没收违法销售的药品和违法所得，并处违法销售的药品货值金额二倍以上五倍以下的罚款：

（一）药品生产、经营企业违反本办法第八条规定，在经药品监督管理部门核准的地址以外的场所现货销售药品的；

（二）药品生产企业违反本办法第九条规定的；

（三）药品生产、经营企业违反本办法第十五条规定的；

（四）药品经营企业违反本办法第十七条规定的。

第三十三条　药品生产、经营企业违反本办法第八条规定，在经药品监督管理部门核准的地址以外的场所储存药品的，按照《药品管理法实施条例》第七十四条的规定予以处罚。

第三十四条　药品零售企业违反本办法第十一条第二款规定的，责令改正，给予警告；逾期不改正的，处以五百元以下的罚款。

第三十五条　违反本办法第十三条规定，药品生产、经营企业知道或者应当知道他人从事无证生产、经营药品行为而为其提供药品的，给予警告，责令改正，并处一万元以下的罚款，情节严重的，处一万元以上三万元以下的罚款。

第三十六条　药品生产、经营企业违反本办法第十四条规定的，按照《药品管理法》第八十二条的规定予以处罚。

第三十七条　违反本办法第十六条规定，药品经营企业购进或者销售医疗机构配制的制剂的，按照《药品管理法》第八十条规定予以处罚。

第三十八条　药品零售企业违反本办法第十八条第一款规定的，责令限期改正，给予警告；逾期不改正或者情节严重的，处以一千元以下的罚款。

违反本办法第十八条第二款规定，药品零售企业在执业药师或者其他依法经过资格认定的药学技术人员不在岗时销售处方药或者甲类非处方药的，责令限期改正，给予警告；逾期不改正的，处以一千元以下的罚款。

第三十九条　药品生产、批发企业违反本办法第十九条规定，未在药品说明书规定的低温、冷藏条件下运输药品的，给予警告，责令限期改正；逾期不改正的，处以五千元以上二万元以下的罚款；有关药品经依法确认属于假劣药品的，按照《药品管理法》有关规定予以处罚。

药品生产、批发企业违反本办法第十九条规定，未在药品说明书规定的低温、冷藏条件下储存药品的，按照《药品管理法》第七十九条的规定予以处罚；有关药品经依法确认属于假劣药品的，按照《药品管理法》有关规定予以处罚。

第四十条　药品生产、经营企业违反本办法第二十条规定的，限期改正，给予警告；逾期不改正或者情节严重的，处以赠送药品货值金额二倍以下的罚款，但是最高不超过三万元。

第四十一条　违反本办法第二十三条至第二十七条的，责令限期改正，情节严重的，给予通报。

第四十二条　药品生产、经营企业违反本办法第二十一条、医疗机构违反本办法第二十八条规定，以邮售、互联网交易等方式直接向公众销售处方药的，责令改正，给予警告，并处销售药品货值金额二倍以下的罚款，但是最高不超过三万元。

第四十三条　违反本办法第二十二条规定非法收购药品的，按照《药品管理法》第七十三条的规定予以处罚。

第四十四条　药品监督管理部门及其工作人员玩忽职守，对应当予以制止和处罚的违法行为不予制止、处罚的，对直接负责的主管人员和其他直接责任人员给予行政处分；构成犯罪的，依法追究刑事责任。

第五章　附　　则

第四十五条　本办法所称药品现货销售，是指药品生产、经营企业或其委派的销售人员，在药品监督管理部门核准的地址以外的其他场所，携带药品现货向不特定对象现场销售药品的行为。

第四十六条　实行特殊管理的药品、疫苗、军队用药品的流通监督管理，有关法律、法规、规章另有规定的，从其规定。

第四十七条　本办法自 2007 年 5 月 1 日起施行。自本办法施行之日起，1999 年 8 月 1 日实施的国家药品监督管理局《药品流通监督管理办法（暂行）》（国家药品监督管理局第 7 号令）同时废止。

参 考 文 献

1. 国家食品药品监督管理局执业药师资格认证中心. 药事管理与法规［M］. 第 7 版. 北京：中国医药科技出版社，2015.

2. 万仁甫，游述华. 药事管理与法规［M］. 第 2 版. 北京：中国医药科技出版社，2013.

3. 杨世民. 药事管理学［M］. 第 5 版. 北京：人民卫生出版社，2011.

4. 孟锐. 药事管理学［M］. 第 3 版. 北京：科学出版社，2012.

5. 邵蓉. 中国药事法理论与实务［M］. 北京：中国医药科技出版社，2010.

6. 刘红宁. 药事管理学［M］. 北京：高等教育出版社，2009.

7. 高明. 药事管理与法规［M］. 北京：中国中医药出版社，2011.

8. 张建平，周宇升. 药事法规［M］. 南京：江苏教育出版社，2012.

9. 梁毅. 药品经营质量管理（GSP）［M］. 北京：中国医药科技出版社，2003.

10. 梁毅. 新版 GMP 教程［M］. 北京：中国医药科技出版社，2011.

11. 杨万波. 药品经营质量管理［M］. 北京：人民卫生出版社，2009.

12. 王淑玲. 药品零售管理与实务［M］. 北京：人民军医出版社，2010.

13. 冷晓红. 中药调剂技术［M］. 南京：江苏教育出版社，2012.

14. 方宇，丁锦希. 药事管理与法规［M］. 西安：西安交通大学出版社，2012.

15. 万春艳. 药品经营质量管理规范实用教程［M］. 北京：化学工业出版社，2008.

16. 杨汉祥. 药事法规概论［M］. 北京：中国医药科技出版社，2011.

17. 杜明华. 医院与药店药品管理技能［M］. 北京：化学工业出版社，2011.

18. 孙春华，封宇飞. 医院药师调剂手册［M］. 北京：中国医药科技出版社，2011.

19. 田侃. 中国药事法［M］. 第 2 版. 南京：东南大学出版社，2011.

20. 田侃. 药事管理与法规［M］. 长沙：湖南科学技术出版社，2012.

21. 温旭民. 新版 GSP 十二大创新与补漏［N］. 医药经济报，2012 - 03 - 29